TRAITÉ

DE

PHYSIOLOGIE COMPARÉE

DE L'HOMME ET DES ANIMAUX,

PAR AN. DUGÈS,

PROFESSEUR A LA FACULTÉ DE MÉDECINE DE MONTPELLIER,
MEMBRE CORRESPONDANT DE L'ACADÉMIE ROYALE DES SCIENCES DE PARIS
ET DE CELLE DE BERLIN,
DE L'ACADÉMIE ROYALE DE MÉDECINE, ETC.

Avec planches lithographiées.

TOME III.

MONTPELLIER,
CHEZ LOUIS CASTEL, LIBRAIRE-ÉDITEUR, GRAND'-RUE 32.

PARIS,
GERMER BAILLIÈRE. | CROCHARD ET Cie.
J.-B. BAILLIÈRE. | BÉCHET JEUNE.

STRASBOURG, LEVRAULT. LYON, CH. SAVY.

1838.

IMPRIMERIE DE J. MARTEL AINÉ,
RUE DE LA PRÉFECTURE 10.

PHYSIOLOGIE COMPARÉE.

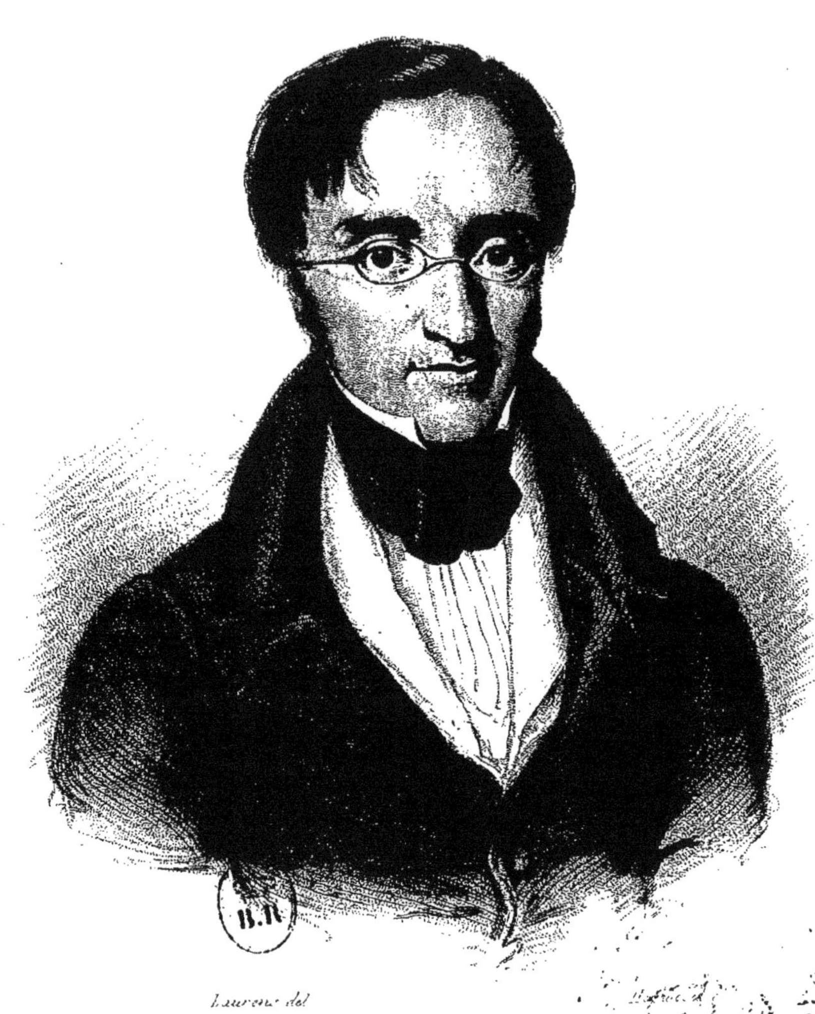

Laurens del.

DUGÈS.

TRAITÉ

DE

PHYSIOLOGIE

COMPARÉE

DE L'HOMME ET DES ANIMAUX,

PAR ANT. DUGÈS,

PROFESSEUR A LA FACULTÉ DE MÉDECINE DE MONTPELLIER,
MEMBRE CORRESPONDANT DE L'ACADÉMIE ROYALE DES SCIENCES DE PARIS
ET DE CELLE DE BERLIN,
DE L'ACADÉMIE ROYALE DE MÉDECINE, ETC.

**Avec planches lithographiées,
et portrait de l'Auteur gravé sur acier.**

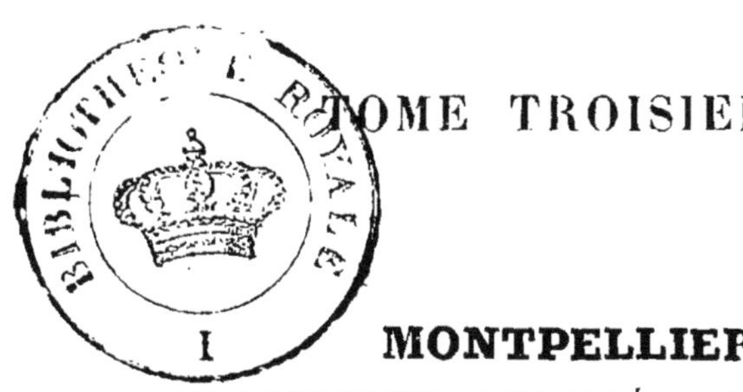

TOME TROISIEME.

MONTPELLIER,
CHEZ LOUIS CASTEL, LIBRAIRE-ÉDITEUR, GRAND'-RUE 32.

PARIS,

GERMER BAILLIÈRE.	CROCHARD ET Ce.
J.-B. BAILLIÈRE.	BÉCHET JEUNE.

STRASBOURG, LEVRAULT. LYON, CH. SAVY.

1839.

MONTPELLIER, J. MARTEL AINÉ, IMPRIMEUR DE LA FACULTÉ DE MÉDECINE,
RUE DE LA PRÉFECTURE, 10.

AVIS DE L'ÉDITEUR.

Nous livrons aujourd'hui au public le troisième volume de la *Physiologie comparée de l'homme et des animaux*, par le professeur Dugès. Cette publication termine à la fois la dernière œuvre que son célèbre auteur a laissée, et notre tâche comme éditeurs.

De même que pour les deux premiers volumes de cet ouvrage, nous nous sommes appliqués à faire imprimer avec une scrupuleuse exactitude le manuscrit autographe de Dugès. Mais si, pour l'exécution de ce dernier volume, nous avons été privés de l'active surveillance que l'auteur apportait dans l'impression du premier, les amis de Dugès, ceux qui s'intéressaient le plus au sort de cet ouvrage, ont corrigé mot à mot sur le manuscrit de l'auteur l'impression des deux derniers volumes, auxquels ils ont consacré avec un entier dévouement les soins les plus assidus et les plus éclairés.

Aussi, de difficile que l'avait rendue le décès inopiné de Dugès, notre tâche est devenue facile ; et, sans être injustes autant qu'ingrats, nous ne pouvons nous empêcher, à cette heure, de rendre un hommage reconnaissant au bienveillant et infatigable concours de MM. les professeurs Dubrueil, Rech et Fages, notamment de M. Fages et de M. Laurens, secrétaire agent comptable de la Faculté de médecine, dont le crayon a reproduit avec un rare talent sur les planches de ce livre les dessins originaux de Dugès et le portrait de l'auteur.

Ce troisième volume ne contient pas de planches; nous avons à regretter que la mort si hâtive de l'auteur ne lui ait pas donné le temps de les créer. Le manuscrit autographe de Dugès n'en indique aucune; sans doute avec un tel guide il nous eût été facile de composer des planches, mais notre devoir d'éditeur consciencieux nous astreignait à ne publier que le manuscrit que l'auteur nous a laissé.

Nous trouvons superflu, et peut-être ne nous appartient-il pas, de prôner le livre d'un auteur dont les ouvrages, depuis long-temps connus, lui ont acquis une juste célébrité. Le succès des deux premiers volumes en fait déjà l'éloge le plus réel; nous nous abstenons donc de toute autre apologie, en tirant toutefois vanité d'avoir transmis à la science et au public savant un bon livre de plus.

TABLE ANALYTIQUE

DES MATIÈRES CONTENUES DANS LE TOME III.

Suite de la Ve PARTIE. — Fonctions de nutrition.

CHAPITRE V. DES SÉCRÉTIONS.

VIe PARTIE. — Fonctions de propagation.

Fin de la Table des matières du Tome troisième.

TRAITÉ

DE

PHYSIOLOGIE COMPARÉE.

SUITE DE LA CINQUIÈME PARTIE.

FONCTIONS DE NUTRITION.

CHAPITRE V.

DES SÉCRÉTIONS.

ARTICLE Ier. – Généralités.

A. Définition. Si sous ce titre on veut confondre toute opération ayant pour but de soustraire quelque principe à la masse du sang, aux aliments ou à l'air, nul doute qu'on ne puisse dire, avec Richerand, que tout est sécrétion dans le corps vivant, surtout quand, abusant des termes au dernier degré, on va jusqu'à dire, avec d'autres écrivains, que le cerveau sécrète la pensée comme le foie sécrète la bile. Il nous paraît plus rationnel, plus conforme aux idées généralement reçues, de réserver le mot de *sécrétion* pour les actes qui *séparent* du sang quelque produit qui cesse dès-lors de participer à la vie, et qui doit être éliminé tôt ou tard, soit immédiatement, soit médiatement, soit primitivement, soit après avoir servi à quelque fonction dont il était, non l'agent, mais la matière ou le moyen. Ainsi se trouve mise à part la nutrition ou assimilation, qui n'emprunte au sang des matériaux que pour les vivifier, en les *incorporant* aux organes. Toute sécrétion suppose excrétion ou dépôt et inertie; la nutrition, au contraire, suppose conservation et vivification (1). Sans doute, il est des points où ces deux genres de fonctions se ressemblent, se touchent pour ainsi dire; mais il en est de même de presque toutes les autres, et l'on ne pourrait établir aucune division en physiologie si on la voulait absolument nette et tranchée. Ainsi, le dépôt de la substance calcaire dans le tissu osseux ressemble fort à celui des molécules nutritives de tout autre organe, de la fibrine dans les muscles, etc.; elle en diffère en ce que ses molécules calcaires ne participent point à la vie de l'organe, semblent au contraire l'entraver et la rendre moins active, comme le savent bien les pathologistes, à tel point même que son accumulation dans la trame vivante finit par la rendre tout-à-fait inerte et morte, comme le bois du cerf en offre un exemple saillant.

B. Mécanisme en général. Toute sécrétion, qu'elle s'opère au moyen d'un organe spécial, ou bien par l'office seul des vaisseaux capillaires, paraît, comme les absorptions, se faire au travers des pores dits inorganiques de ces vaisseaux; les granulations glanduleuses qui paraîtraient indispensables, du

(1) Nous verrons, en effet, plus loin, qu'on exagère beaucoup la rapidité de la rénovation des molécules constituantes du corps vivant, et que dans la plupart des cas d'amaigrissement rapide, etc., il n'y a déperdition que d'humeurs sécrétées; d'ailleurs, un état morbide ne saurait être donné comme preuve de ce qui se passe à l'état normal.

moins pour la sécrétion des humeurs complexes, ne le sont nullement, puisque l'on voit des matières fort variées soit liquides, soit solides, *s'exhaler* sans glandes, dans les tissus organiques, ce qui constitue la nutrition, puisque même, en fait de vraie sécrétion, beaucoup d'animaux très-simples et sans glandes ont pourtant des sécrétions spéciales, très-variées et très-caractérisées, les zoophytes par exemple ; et chez les animaux supérieurs, des tissus qui n'ont rien de glanduleux séparent du sang des matières importantes et à composition particulière, la synovie, le suc gastrique par exemple ; et dans l'état morbide, le pus du tissu cellulaire, la sérosité lactescente des séreuses prouvent encore que c'est moins à une structure bien compliquée qu'à une action particulière des vaisseaux capillaires, que doit se rapporter la sécrétion. Et les glandes elles-mêmes ne sont-elles pas représentées chez les insectes par des tubes aveugles, sortes de doigts de gant quelquefois ramifiés, qui le sont plus encore et déjà agglomérés en masses chez les crustacés! Müller ne les a-t-il pas vues, dans l'embryon des mammifères même, commencer par une constitution évidemment telle, et qui se complique plus tard par la multiplicité des cœcums, leur intrication, leur adhésion mutuelle? Ne voyons-nous pas d'ailleurs les follicules, ces organes sécréteurs du mucus, du sebum, etc., formés d'une poche quelquefois tubuleuse (lacunes), rameuse même chez l'homme et les animaux voisins? Or, dans ces cavités cœcales, les matières liquides ne peuvent évidemment être déposées que par des pores inorganiques, soit que ceux des vaisseaux capillaires les leur transmettent, soit que l'humeur circulatoire les baigne extérieurement par ses courants à l'état de liberté.

Toute *sécrétion* se réduit donc, en dernière analyse, à une *exhalation;* mais il y a aussi quelquefois de puissants auxiliaires à cette simple exhalation, et puisque les produits en sont si différents, il faut bien qu'il y ait aussi des différences dans le mécanisme qui leur donne naissance. C'est ce qu'il faut examiner d'abord d'une manière aussi générale que possible.

1° L'exosmose, ou cette perméabilité des tissus organisés qui leur permet de laisser sortir par leurs pores les parties les plus fluides de leur contenu, suffit sans doute pour expliquer les exhalations les plus simples, les *transpirations;* en effet, ce que nous avons dit ailleurs des absorptions en général pourrait se rappeler ici : les transsudations cadavériques; celle du sang liquéfié qui dessine en violet sur la peau les veines sous-cutanées, qui colore en rouge les viscères voisins du foie, qui teint de la même couleur la sérosité épanchée dans le péricarde et les plèvres; celle de la bile qui jaunit les alentours de la vésicule; les expériences de Foderà sur le facile passage et le mélange de liquides injectés dans l'estomac, l'intestin d'un cadavre, et même dans la poitrine et l'abdomen, séparés par conséquent par l'épaisseur du diaphragme : voilà de quoi prouver que les matières liquides peuvent se tamiser à travers des membranes minces par une simple force physique, celle de la capillarité ou de l'exosmose qui lui ressemble beaucoup. On prouve qu'il en est ainsi pour les vaisseaux capillaires, quand on produit sur le cadavre d'abondantes perspirations en injectant de l'eau dans les artères ; on le prouve sur les animaux vivants, quand remplissant d'eau chaude leur système circulatoire, par une injection dans les veines, on voit d'abondantes exhalations s'opérer à toutes les surfaces libres (Magendie); on en a la preuve encore, quand on voit des infiltrations survenir dans le tissu cellulaire d'un membre circulairement comprimé, comme par l'effet des jarretières, quand cette infiltration a lieu même sous l'influence seulement de la pesanteur et du ralentissement qu'elle amène dans la circulation, lorsqu'on se tient long-temps debout ou assis, pendant un long voyage en voiture, et bien plus encore quand l'œdème des membres, l'hydropisie même du péritoine dépendent de l'oblitération, de la compression considérable des veines (Bouillaud), d'où résulte stase du sang, accumulation de ce fluide dans les capillaires, et exhalation forcément accrue de sa partie séreuse. Au reste, on peut dire que l'exhalation simple ou complexe est favorisée toujours par le *ralentissement* que le cours du sang éprouve, ordinairement, dans sa marche à travers le réseau capillaire.

2° Il faut supposer nécessairement une force de plus, quand il y a passage du fluide non-seulement *hors* des capillaires, mais encore *dans* des utricules ou des cœcums glandulaires. Et ce n'est pas, comme l'ont cru beaucoup de physiologistes, par l'anastomose, l'abouchement des vaisseaux sanguins avec les sécréteurs mais par leur *adossement*, car les recherches des observateurs les plus récents, de Müller en particulier, ont bien prouvé que les uns et les autres sont sans communication directe. Il y a alors *endosmose* après l'exosmose. On conçoit que cette double action puisse donner naissance à des matières plus différentes de celle qui en a fourni les matériaux; mais ce moyen d'expliquer les sécrétions complexes est bien borné dans son application. Que nous démontrent, en effet, les expériences de Dutrochet? Que toute matière plus fluide transsude plus aisément qu'une plus visqueuse; mais la sécrétion du mucus, de la graise, offre l'exemple d'une matière sécrétée, plus visqueuse que le sang. Et si l'on voulait supposer qu'il y a *élaboration* dans les cœcums glandulaires, c'est-à-dire une nouvelle exosmose après l'endosmose, on opposerait que le mucus est exhalé sans glandes ni follicules chez un grand nombre d'animaux, annélides, helminthes et mollusques, comme nous le verrons plus bas; que la graisse n'est point mélangée, durant sa sécrétion, avec d'autres liquides dont elle puisse être séparée par élaboration, et elle n'est pas toujours contenue dans des utricules qui puissent l'élaborer.

3° Sans en revenir aux filtres préalablement et sans doute *originairement* imbibés de la liqueur qu'ils doivent séparer du sang, on peut croire que les *affinités chimiques* jouent ici un rôle assez important, et les physiciens n'ignorent pas combien elles modifient les phénomènes de l'endosmose et de l'exosmose. Si, d'après l'opinion assez généralement accueillie de Davy, l'affinité chimique est assimilable à l'électricité développée par contact, on sera donc fondé à dire, avec plusieurs modernes, que l'électricité joue dans les sécrétions un rôle essentiel. Foderà a prouvé combien l'électricité activait la transsudation cadavérique ; Wollaston a, le premier, expliqué les sécrétions par une action électro-chimique semblable à celle qui détermine la décomposition de l'eau, des sels, etc., en présence des deux pôles d'une pile galvanique : un courant très-faible lui a suffi pour décomposer le sel marin et en faire passer les éléments à travers les pores d'une membrane ; Matteucci a obtenu, par l'action de la pile, des humeurs qu'il dit analogues à la bile et à l'urine, et il pense qu'il se passe quelque chose de tout semblable pendant la vie, les sels du sang étant décomposés par l'électricité, de façon que les oxides passent dans la bile et les acides dans l'urine; mais cette électricité quelle est-elle? Quelle en est la source ? Ce serait selon Prévost et Dumas une électricité résultant de la polarité ou opposition des vaisseaux et de leur contenu; ce sera toujours du moins une électricité étrangère aux fluides, une *électricité vitale*, soit qu'on la regarde comme disséminée dans tout le corps, et y établissant des courants non-coercés, soit qu'on la croie restreinte et coercée dans le système nerveux.

4° On se rapproche beaucoup de cette dernière opinion, sans en encourir les difficultés, en admettant que, dans les sécrétions complexes, la perméabilité des tissus et les affinités particulières des matériaux du sang sont simultanément *activées et modifiées par l'influence de l'innervation*, agissant probablement à la manière des impondérables. Ici l'agent nerveux ou vital remplit les fonctions rapportées par Grimaud à sa force digestive ou altérante, le *blas alterativum* de Van-Helmont, et par Broussais à sa chimie vivante. Cette action de l'agent vital, sans doute bien obscure quant à son mode, si l'on voulait entrer dans les détails, est du moins incontestable quand on voit des organes si simples donner des produits si composés, des organes si semblables donner des produits si différents. Pourquoi les larmes, ordinairement alcalines, deviennent-elles acides quand l'œil est irrité? Pourquoi coulent-elles avec profusion dans certaines affections morales? Pourquoi une séreuse enflammée donne-t-elle une couenne fibrineuse? Pourquoi l'urine change-t-elle dans un même individu selon l'état de son système nerveux: limpide, aqueuse, abondante durant le spasme; concentrée, rouge et peu copieuse dans l'état fébrile? Pourquoi la sueur est-elle excitée par tel degré de fièvre, supprimée par tel autre? Pourquoi enfin la salive du crotale est-elle si venimeuse, et celle de la couleuvre si innocente? La structure des organes ne change certes pas dans les premiers exemples; et dans ce dernier, comment expliquerait-elle des différences de produits si singulières, en supposant qu'il n'y a que transsudation d'humeurs et réaction chimique des principes du sang l'un sur l'autre? Certes, on a raison de dire que le foie n'est pas organisé comme le rein, et qu'en conséquence il peut y avoir entre eux différence d'action comme d'organisation; mais on vient de voir que ce genre de différence est loin de suffire. Il faut donc placer en première ligne les différences de vitalité, différences peu connues dans leur nature mais réelles; car la vitalité, prise si l'on veut dans ce sens, *manière d'être de l'agent nerveux*, n'est pas la même dans un genre de maladie et dans un autre, dans un même animal et dans un autre. Bordeu connaissait bien cette influence de l'innervation sur les sécrétions, et il a particulièrement insisté, pour les glandes, sur leur activité et leur repos, leur turgescence, leur goût ou choix de matériaux, que Bichat reconnaissait aussi lorsqu'il accordait à chaque organe sécréteur une *sensibilité* spéciale ; le mot seul était mauvais, le fond de l'idée était juste.

C. Source. « Quand bien même, dit Berzelius, toutes les sécrétions et excrétions ne consisteraient qu'en une séparation de quelques-unes des parties constituantes dissoutes dans le sang avec une portion de l'eau que contient celui-ci, les autres rentrant toutes, avec l'eau restante, dans la masse du sang, cette séparation n'en serait pas pour cela moins incompréhensible. » C'est à peu près ce que nous avons précédemment fait entendre ; mais ce serait une circonstance bien intéressante que celle de la préexistence en nature, dans le sang, de toutes les substances qui doivent être sécrétées par divers organes ; je dis *en nature*, car on ne révoque pas en doute qu'elles n'y résident *en éléments*. La théorie malheureusement n'est pas favorable à cette opinion soutenue par des hommes distingués en physiologie et en chimie, car, à moins qu'on ne veuille aussi supposer que le chyle contient toutes les humeurs sécrétoires, et que la digestion les a produites par un travail général et spécial à la fois, on ne voit pas comment elles se seraient *formées* dans le sang durant la circulation ; l'hématose, la respiration ne suffiraient guère mieux à cette théorie, et tout ce que l'on peut conclure de plus raisonnable des faits cités à l'appui, c'est que le sang contient *un certain nombre* de principes *marquants* qu'on retrouvera dans la matière sécrétée. Avant de tirer, des faits chimiques, des conséquences physiologiques positives, ne faudrait-il pas être un peu plus solidement arrêté sur la nature et l'essence des principes dont la chimie s'occupe? Segalas et Vauquelin, Prévost et Dumas, trouvent l'urée dans le sang après la ligature des artères émulgentes ou l'ablation des reins; donc, dit-on, l'urée existe dans le sang artériel et ne se forme pas dans les reins. Mais qu'est-ce que l'urée? Est-ce un principe fixe, indépendant, réellement existant même avant l'action des réactifs qu'on croit propres à le déceler, puisque d'après les observations de Wœhler on peut fabriquer pour ainsi dire l'urée de toutes pièces (1). Que de substances la chimie organique ne *crée-t-elle pas* en croyant seulement les découvrir! On peut élever les mêmes doutes sur la cholestérine trouvée dans le sang par Boudet. La bile, l'urine peuvent exister dans le sang d'une manière manifeste, mais alors il y a maladie, il y a jaunisse, fièvre urineuse, et rien de semblable se montre-t-il à l'état normal? Que le sang devienne plus azoté, plus propre à produire de l'urée quand on annihile l'action des reins, c'est donc là, à la

(1) « L'urée peut être obtenue artificiellement, soit en mettant le cyanogène en contact avec l'ammoniaque, soit en chauffant le cyanate d'ammoniaque cristallisé, etc. »

« L'urée peut être représentée par les éléments du carbonate neutre d'ammoniaque, moins un atome d'eau, ou bien par de l'acide cyanorique et de l'ammoniaque, ou bien par du cyanate d'ammoniaque hydraté, ou bien encore par de l'acide de carbone et un azoture d'hydrogène particulier. »

(Thénard.)

rigueur tout ce que l'on pourrait conclure des expériences susdites; que tel ou tel principe universellement reconnu dans le sang se *transforme* plus aisément que tel autre en telle humeur sécrétoire ou en telle partie d'une humeur donnée, cela se peut, cela même est assez raisonnable à penser, mais ne peut être établi que pour des sécrétions assez simples : ainsi l'eau du sang, sa sérosité se retrouveront dans la transpiration cutanée et séreuse, l'albumine pourra se convertir aisément en mucus, la fibrine se retrouvera dans les concrétions inflammatoires des membranes séreuses, etc. ; mais faire du sang le réceptacle de toutes les matières sécrétoires, ce serait s'engager à en faire aussi celui de toutes les molécules destinées à la nutrition des organes; ce serait, en faire un organisme entier en mixtion, en chaos, mélange informe, incompatible, et dont, comme l'observe Berzelius, le triage serait tout aussi incompréhensible et peut-être plus que ne peut l'être la formation de toutes pièces dans des organes destinés à cet usage. Voici même encore à ce sujet quelques réflexions propres à prouver qu'il y a réellement élaboration et non-seulement séparation, dans ces organes sécréteurs à humeurs composées, les glandes : l'ail, la térébenthine, absorbés par une voie quelconque, sont exhalés en nature, avec leur odeur caractéristique du moins, par la transpiration pulmonaire et cutanée, donc ils existaient sans altération dans les fluides circulatoires ; mais dans les urines on ne retrouve leur arome qu'avec une modification considérable, une véritable transformation : l'ail leur donne une odeur piquante, la térébenthine celle de violette (1) ; il en est de même des asperges qui donnent à l'urine une odeur fétide fort différente de la leur, et qui se rapproche de celle du *sysimbrium tenuifolium* ou fausse roquette. Wœhler a trouvé que les sels végétaux à base de potasse et de soude, ingérés dans l'estomac, ne se retrouvent pas dans l'urine, mais sont remplacés par des carbonates qui rendent les urines alcalines.

Il suit de ces réflexions, que si le sang porté à divers organes sécrétoires s'y présente avec des qualités particulières, comme on l'a supposé plutôt que prouvé, ce ne peut être qu'avec des qualités préparatoires et non définitives, ou plutôt avec quelques conditions physiologiques (et non chimiques) hâtant ou ralentissant l'impulsion et l'afflux du sang (Adelon), et favorisant aussi d'une ou d'autre façon la fonction qui va s'opérer ; parmi ces dernières, on peut signaler le gros volume et la brièveté des artères rénales, comparés à la ténuité et à la longueur des artères testiculaires; parmi les premières, il faut mettre en première ligne la circulation du foie qui reçoit du sang veineux pour opérer la sécrétion de la bile chez tous les vertébrés, et celle des reins qui est dans le même cas pour les oiseaux, les reptiles et les poissons, comme nous l'avons vu ailleurs (*Circulations particulières*).

D. Division des sécrétions. Il ne sera pas difficile de comprendre, en réfléchissant à ce qui précède, combien est peu valable la division des sécrétions, adoptée par plusieurs professeurs de physiologie

(1) Le simple mélange de l'essence de térébenthine avec l'urine ne dénature point l'odeur de cette essence, comme nous l'avons directement expérimenté.

humaine, tels que Chaussier, Richerand, Magendie, Adelon, d'après l'organe qui les fournit. Les distinguer en perspiratoires, folliculaires, glandulaires, c'est établir des distinctions qui disparaissent en physiologie comparée, et qui même chez l'homme établissent des distances entre choses bien voisines, par exemple la transpiration, la sueur, l'urine, et rapprochent des choses fort différentes, comme le lait et la bile, la graisse, la sérosité et les sels calcaires, etc.

Pour nous, commençant par mettre à part toutes les sécrétions relatives à la digestion qui nous a déjà occupé, ou à la génération qui nous occupera plus loin, voici, quant au reste, l'ordre que nous croyons devoir adopter. La consistance des produits ayant une grande influence sur leur destination ultérieure, ce sera notre première base; s'il y a des sécrétions de matières gazeuses dans l'intestin, dans les poumons ou à la peau, c'est à l'histoire de la digestion que se rattachent les premières, à la respiration les deux autres; restent donc les sécrétions de matières *liquides* et de matières *solides*. Les premières, partagées d'abord à peu près comme dans les anciennes classifications, en *excrémentitielles* et *récrémentitielles*, recevront quelques divisions de plus; car si la première expression est juste, la seconde est tout-à-fait insignifiante et souvent fausse dans l'application, si l'on veut y rapporter autre chose que la graisse proprement dite. Il y a, en effet, beaucoup d'humeurs *lubrifiantes* qui sont tantôt éliminées, tantôt résorbées, puis des humeurs *spéciales* qui sont dans le même cas.

Quant aux matières solides, il en est dont la sécrétion se fait *en masses* repoussées à l'extérieur et le plus ordinairement caduques, bien qu'elles aient servi pendant quelque temps à la protection, à la défense même du corps, qu'elles aient par conséquent constitué des instruments sinon des organes. Cette dénomination serait appliquée avec plus de vraisemblance encore aux produits *incorporés* molécule à molécule dans certains tissus, et dont la sécrétion ne diffère de la nutrition qu'à cause de l'*hétérogénéité* des matériaux déposés et de la trame qui les reçoit, et de leur *nulle participation à la vie* de cette trame qu'elles semblent même effacer ou engourdir, comme il a été dit plus haut; aussi, en raison de cette proximité de phénomènes, placerons-nous ces sécrétions, et particulièrement l'ostéose, sur les confins de ce chapitre et comme servant de transition au suivant, celui de la nutrition proprement dite, dans lequel se retrouveront même quelques détails applicables aux organes qui, sous un autre point de vue, nous auront occupé dans celui-ci.

E. Revue des sécrétions dans l'échelle organique. Si nous voulions entrer à ce sujet dans quelques détails, les végétaux à eux seuls nous entraîneraient bien loin ; il suffit, en effet, d'avoir quelques notions de botanique, pour savoir combien sont diversifiées leurs sécrétions, même en mettant de côté ce qui concerne la solidification du bois, la formation de l'épiderme, des poils, des épines et aiguillons, sur la nature et la formation desquels il resterait des doutes dont l'élucidation n'est pas de notre ressort. Des liquides excrémentitiels sont fournis en abondance et par les feuilles et par les racines; Hales a prouvé que par la première voie une énorme quantité d'eau est exhalée par les parties vertes ou herbacées des plantes, et l'on peut voir dans la *Physiologie végétale* de de Candolle comment on est porté à croire à l'existence d'une sécrétion excrémentitielle souterraine, qui le plus souvent fertilise le sol pour d'autres plantes que celle qui l'en a imprégné, et le rend au contraire délétère pour sa propre espèce, comme les excréments de la plupart des animaux; d'où la théorie des assolements. Une matière récrémentitielle, analogue à la graisse des animaux, paraît constituée par la fécule dont on trouve des réservoirs dans les tubercules des racines, les cotylédons, le périsperme des graines, pour servir à la nourriture des bourgeons destinés à reproduire la plante, et qui s'accumule aussi dans certains nœuds destinés à favoriser l'accroissement des bourgeons axillaires, dans certaines parties de la fleur pour celle de l'ovaire, etc. etc.

N'étant pas douées de la locomotilité, les plantes avaient peu besoin d'humeurs lubrifiantes, mais elles offrent d'innombrables exemples de sécrétions spéciales dont les produits sont souvent mis à profit par l'homme ou par les animaux, et parfois aussi leur sont funestes; contentons-nous de citer, outre les matières circulantes dont il a été question ailleurs, le miel sécrété par des nectaires glanduliformes ou bursiformes, les huiles essentielles formées dans des vésicules bien distinctes en raison de leur pellucidité, comme on le voit sur l'écorce d'une orange, les feuilles du millepertuis, du myrte, etc., le venin de l'ortie sécrété à la base de ses poils tubuleux et piquants, les perspirations âcres et vénéneuses du sumac traçant, du mancenilier, etc. etc. Dans la formation de plusieurs de ces produits, la réalité d'un travail chimico-vital devient assez évidente pour mériter d'être rappelée ; c'est ainsi que, selon Dunal, c'est à l'absorption bien constatée de l'oxigène et à sa combinaison avec la fécule, non sans un développement souvent manifeste de chaleur, qu'il faut attribuer la formation du miel dans les parties succulentes et comme charnues des fleurs, des arums en particulier.

Les zoophytes, c'est-à-dire les monadaires, les radiaires, les diphyaires, les helminthes et beaucoup d'annélides et de mollusques, sécrètent une abondante masse de mucus et quelquefois des matières âcres, vénéneuses, un pigment coloré, sans qu'on leur reconnaisse aucune glande ou follicule destinée à cet objet, mais on leur trouve quelques corps vésiculeux, tubuleux, granuleux même ou en grappe, destinés à des sécrétions digestives ou génitales. Les follicules se prononcent déjà dans quelques parties de la peau d'un certain nombre de mollusques, et chez eux les humeurs composées sont produites par des glandes qui diffèrent peu des corps parenchymateux des vertébrés supérieurs. Les insectes offrent, au contraire, dans leurs organes de sécrétions spéciales, une disposition fort intéressante par sa simplicité même : ce sont souvent de longs tubes cylindriques, fermés à un bout, ouverts à l'autre; le fond représente la glande, l'orifice le canal excréteur, les cœcums se renflent en vésicules, se divisent en rameaux simples, ou ramifiés, ou vésiculeux eux-mêmes, tantôt libres, flottants, tantôt groupés, réunis par des adhérences et formant une glande. Ce dernier état, cette agrégation de rameaux terminés en cul-de-sac se voit plus communément chez les crustacés et les arachnides, et assez constamment même le testicule n'est formé que d'un seul tube très-long mais très-tortueux, et dont les sinuosités s'agglomèrent en masse anfractueuse d'aspect parenchymateux, bien que formée d'un seul filament continu. Ce long filament dont les immenses replis sont souvent difficiles à développer, l'ascaride lombricoïde nous l'offre libre quoique très-considérable, et il suffit d'ouvrir sous l'eau le corps de l'animal pour le voir flotter sans entraves. Chez les animaux supérieurs le canal déférent conserve encore cet aspect sinueux, et même dans le testicule la texture tubuleuse se montre avec évidence, toutefois le tube principal s'est divisé en beaucoup d'autres pour former le prétendu parenchyme de cet organe. C'est ainsi qu'il faut concevoir la structure des glandes les plus compactes en apparence, comme les reins, le foie, les mamelles, les salivaires des vertébrés; et effectivement Müller les examinant chez l'embryon, les a trouvées formées de cœcum à peine rameux et se compliquant, s'agglomérant de plus en plus à mesure que l'organe se perfectionne. Au reste, le pancréas, les salivaires, les mamelles peuvent encore, avec quelque attention, même chez l'adulte, être divisées à l'aide du scalpel en rameaux ayant pour tronc le canal excréteur, et pour terminaison des grains ou vésicules qui leur donnent l'aspect finement lobulé qu'on leur connaît. Ainsi donc la différence entre les organes sécréteurs les plus disparates ne serait pas fondamentale, elle consisterait surtout dans leur degré d'ampliation, de subdivision; une surface unie pourrait donner avec moins d'abondance et moins de concentration peut-être, moins de complexité même encore, le même produit que le follicule ou le cœcum, et celui-ci opérer le même résultat qu'une glande conglomérée. C'est ce dont on ne saurait douter, si l'on accorde aux insectes la bile et l'urine dont la présence chez eux semble prouvée par la couleur et la saveur du contenu des tubes annexés à leur intestin, et par la nature chimique du contenu de cet intestin même, comme nous l'avons expliqué au sujet de la digestion. Toutefois, il n'est pas déraisonnable de penser qu'aux différences de structure se lient quelques différences d'usages, et que les vertébrés doivent à la diversité de leurs organes de sécrétion, ce grand nombre d'humeurs que nous aurons à étudier chez eux.

ARTICLE II. — Des sécrétions en particulier.

§ Ier. *Sécrétions de matières liquides ou d'humeurs.*

A. Humeurs excrémentitielles. C'est un peu à la légère que les chimistes ont dit que toutes les humeurs excrémentitielles étaient acides, les récrémentitielles alcalines; l'urine des mammifères herbivores d'une part, la graisse et les humeurs sébacées, le suc gastrique, le lait d'autre part, font des exceptions notables à cette prétendue règle. Sans établir des généralités si susceptibles de contestation, occupons-nous des spécialités; elles ne laisseront pas aussi que de nous présenter matière à contestation; c'est de la sueur et de l'urine que nous nous occuperons ici d'abord.

Nous réunirons et confondrons ensemble, à l'imitation de la plupart des physiologistes et des chimistes modernes, *la sueur et la transpiration insensible;* mais avec une opinion différente de celle qui est le plus généralement en faveur encore. Pour le plus grand nombre des modernes (Richerand, Magendie, W. Edwards, etc.), c'est le résultat d'une *exhalation* pure et simple par des pores inorganiques ou de prétendus pores exhalants; pour quelques écrivains plus récents, c'est une *sécrétion* véritable, du moins dans les animaux supérieurs et l'homme.

Par cela même que cette opinion est en discordance avec celle qui règne encore dans la science, il faut commencer par la justifier; ce sera d'ailleurs une manière d'étudier dans presque tous ses détails la fonction dont il est ici question. Dans la théorie ordinaire de l'exhalation, on suppose, avec Leeuwenhœck, que l'épiderme est perforé de milliers de pores sous l'aire d'un grain de sable, et que c'est par ces ouvertures microscopiques que sort, par exosmose, la matière de la transpiration insensible. Ces pores sont hypothétiques; l'inspection la plus minutieuse ne les fait pas découvrir à quelque grossissement que ce soit, et l'on doit croire qu'il y a eu illusion dans les observations du célèbre micrographe; il est vrai qu'on ne les voit pas davantage aux membranes séreuses, à celles des vaisseaux; mais ces parties sont souples, flexibles, et non cornées; ces pores peuvent donc s'effacer à l'inspection, et même en les supposant invisibles, tout-à-fait *intermoléculaires*, le peu d'épaisseur de ces membranes fait que les affinités, les attractions, en un mot, les phénomènes d'endosmose et d'exosmose peuvent aisément s'opérer par leur seule entremise. Il n'en saurait être ainsi de l'épiderme, vu son épaisseur et sa compacité. L'absorption seule peut s'opérer par des porosités de ce genre, parce que les ramifications vasculaires qui en sont chargées rampent dans l'épaisseur même de l'épiderme et fort près de sa surface libre (Breschet et Roussel de Vauzème).

Ce que l'inspection démontre, le voici : qu'on examine, avec une forte loupe, l'extrémité des doigts; sur les cannelures parallèles que l'épiderme y présente, on verra de petits enfoncements fort rapprochés; ce sont des ouvertures déjà bien décrites par Prochaska, très-bien figurées dans le travail de Breschet et Roussel de Vauzème; avec un peu de patience on observe que, d'instant à autre, ces orifices se remplissent d'une humeur limpide qui peut s'élever en gouttelette si l'on comprime le doigt, mais qui, si on le laisse libre, s'étale, s'affaisse et disparaît pour se remontrer un peu plus tard. D'après les observations de Eichhorn, celles plus récentes de Purkinje et des anatomistes français déjà cités, mais surtout d'après ces derniers qui ont opéré sur les téguments de l'homme et sur ceux de la baleine, à ces orifices extérieurs répondent des canaux en hélice, qui, traversant sinueusement l'épaisseur de la peau, se terminent dans ses couches profondes par un renflement parenchymateux; ce sont là les vraies glandes sudorifiques, bien différentes de ces prétendues glandes miliaires que les anciens croyaient voir dans les saillies de la chair de poule, dues seulement à l'étranglement des paquets graisseux entre les fibres maillées de la face profonde du derme, lorsque celui-ci se contracte sous l'impression du froid. Ces orifices et partant leurs conduits existent aussi partout ailleurs, et très-nombreux, mais moins régulièrement disposés et moins faciles à reconnaître.

C'est indubitablement par là, d'après ce que nous venons de dire, que s'échappe la sueur sous forme liquide, quand elle est trop abondante pour se vaporiser en totalité, et la vapeur transpiratoire dans le cas contraire; on n'en saurait douter puisqu'*on voit* cette évaporation s'opérer. Et non-seulement, au contraire, on ne voit pas les autres prétendus pores, mais on démontre aisément qu'ils n'existent point, que l'épiderme n'est nullement disposé à la transsudation, et c'est ce qu'avait déjà noté Béclard. En effet, sur le vivant on ne voit pas que l'épiderme se laisse traverser en aucune façon par les liquides qui le soulèvent ou qui en sont tout voisins, comme dans l'anasarque, les phlyctènes de la brûlure ou des vésicatoires; sur le cadavre, on a beaucoup de peine à dessécher la peau revêtue de son épiderme, tandis que les parties excoriées se parcheminent en très-peu de temps. Les transsudations cadavériques qui colorent la peau vis-à-vis des veines par l'exosmose du sang ne traversent pas l'épiderme, et les transsudations produites par des injections aqueuses durant la vie ou après la mort ne se font pas jour à travers cette membrane.

La vaporisation rapide de la sueur, déposée ainsi en gouttelettes excessivement fines et aussitôt même étalées, est bien facile à concevoir, et rend raison, mieux qu'une transsudation à travers des pores ou conduits, de l'influence de l'état de l'atmosphère sur sa rapidité, qu'on a toutefois exagérée, à ce qu'il nous semble, en confondant ces augmentations et identifiant leurs causes chez des animaux différents, comme nous le verrons plus loin. On conçoit, en effet, que plus il y a d'évaporation, plus aisément les organes sudorifères remplaceront ce qui manque; plus on crache et plus les glandes salivaires sécrètent de salive; il en est de même des testicules, etc. Cette vaporisation est prouvée par le nuage qui ternit les corps polis dont on approche le doigt, surtout en été : si l'on applique le doigt sur ces corps, on obtient une autre démonstration; les orifices sudorifères s'y impriment sous forme d'une gouttelette liquide, et les saillies voisines s'y tracent par une tache dépolie. Il y a entre cette tache et le nuage susdit une grande différence; le nuage se dissipe par évaporation dès qu'on éloigne le doigt, la tache subsiste au contraire. Le premier est donc composé de principes volatils, le second de principes fixes; c'est une chose facile à concevoir : l'eau, l'arome sont presque les seules substances qui doivent composer la prétendue transpiration; les sels, l'albumine doivent rester à la surface de la peau, ce sont eux qui l'enduisent de cette couche qui ternit une glace, un acier poli, qui constitue la crasse qui salit notre linge, là même où il n'y a pas de sécrétion sébacée suffisante; sécrétion qui, pour le dire en passant, devrait, là où elle enduit la peau d'une couche huileuse, supprimer la transpiration si elle n'avait lieu que par des pores aussi ténus qu'on l'imagine. On pourrait en dire autant des onctions huileuses, qui passent au contraire pour favoriser la transpiration.

Toute la différence est, ai-je dit, non dans la source, mais dans le départ ultérieur; et en effet l'identité ressort de reste : 1° même odeur *sui generis* de la transpiration et de la sueur, dans leurs spécialités d'espèces, d'individus, de parties. Le chien qui suit la piste du gibier, celle de son maître, nous prouve que la transpiration volatilisée emporte un arome, et il n'est pas difficile de s'assurer, quand cet arome est très-prononcé, qu'il est inhérent aussi à la sueur. La sueur des pieds, des parties génitales, des aisselles, a souvent une fétidité facile à constater, et qui, en se répandant au loin, indique assez sa volatilité, son inhérence à la transpiration. On peut aussi s'assurer par le tact, par la vue, par l'expérience de la glace, que la sueur et la transpiration sont plus ou moins abondantes l'une et l'autre dans les mêmes régions (comparez la face palmaire et la face dorsale de la main sous l'un et l'autre rapport); on sait qu'elles se suivent et se suppléent l'une l'autre, que, par exemple, à un certain degré de chaleur, on sue moins au soleil qu'à l'ombre, dans un lieu sec que dans un lieu humide, parce que, si l'évaporation est plus active, la partie liquide diminue proportionnellement d'autant. C'est pour cela aussi qu'une forte fièvre, une vive chaleur du corps ne produit pas ou peu de sueur, parce que la transpiration est excessivement activée (Darwin). Si la sueur est plus souvent produite par des causes internes, par une augmentation du mouvement circulatoire du sang; si, au contraire, la transpiration suit plutôt les variations atmosphériques: cela n'a rien d'étonnant, puisque la seconde n'est qu'un changement de forme de la première, changement qui, tout entier, peut se ranger parmi les phénomènes physiques de la vaporisation. Remarquons toutefois que l'influence de ces variations, savoir, des courants d'air, de la sécheresse et de la chaleur externe, a peut-être été exagérée par W. Edwards, qui ne l'a, ce semble, bien constatée que sur des reptiles batraciens: or, il n'y a point parité entre eux et les oiseaux ou les mammifères. En effet, chez les animaux aquatiques, poissons, reptiles batraciens, mollusques, annélides, l'épiderme est mince, muqueux, presque nul, remplacé quelquefois par une matière glutineuse; aussi le dessèchement est rapide et ne tarde pas à devenir mortel; chez eux, effectivement, il n'existe probablement point d'orifices sudorifères distincts, ni d'organes sécréteurs; l'humidité n'est entretenue que par une exhalation comparable à celle des membranes séreuses et muqueuses des animaux supérieurs, comme le mucus est produit aussi chez eux sans glandes. Si une abondante provision intérieure de liquide ou le contact d'un sol humide leur permet de suffire à la déperdition extérieure, ils supportent plus longtemps le contact de l'air; les lombrics se couvrent d'une couche de liquide rejetée hors de leurs cavités intérieures par les pores dorsaux; les limaces excrètent une surabondance de mucus; c'est de la même manière que les salamandres résistent un moment, même à l'action du feu. Il n'est donc pas étonnant que les variations atmosphériques susdites puissent, chez les animaux, faire augmenter de six ou sept fois la quantité des matières perdues par vaporisation, sans qu'on puisse appliquer les mêmes raisonnements aux animaux à peau sèche. Les causes internes auront sur ces derniers plus d'influence que les externes.

La sécheresse est nuisible aussi à des animaux dont la surface n'est point humide et n'est pas même perméable, très-probablement du moins, à la transpiration; mais, chez les insectes, crustacés, arachnides, auxquels l'humidité de l'air est si nécessaire, il y a une abondante transpiration pulmonaire qui peut les épuiser aussi rapidement que la cutanée chez les précédents, si la sécheresse les entoure : cette exception n'en est donc pas une aux principes ci-dessus établis.

Ajoutons quelques preuves encore à celles que nous avons déjà exposées. L'identité peut devenir même appréciable à la vue chez certains animaux, le cheval par exemple, dans un jour d'hiver; la sueur qui le couvre alors se vaporise en forme de fumée; chez l'homme il est rare qu'il en soit ainsi, mais on a cru pouvoir démontrer par son ombre au soleil cette fumée invisible directement; toutefois il ne faut pas oublier que la chaleur seule d'un corps suffit pour exciter à sa surface des courants ascensionnels qui, réfractant inégalement la lumière, figurent à l'ombre le mouvement d'une vapeur. Autre preuve : non-seulement la sueur et la transpiration se suppléent mutuellement, mais encore elles peuvent être suppléées par la transpiration pulmonaire. Nous venons de le voir pour des animaux invertébrés; il en est, dit-on, de même du chien et du chat, du renard, du loup; du moins est-il certain qu'ils ne suent jamais, et que le premier accélère sa respiration, ouvre sa gueule et étend sa langue quand il est échauffé, comme pour augmenter sa transpiration intérieure; nous avons vu quelquefois, ce semble, un chat long-temps poursuivi activer beaucoup sa respiration et ouvrir la gueule sans haleter toutefois comme le chien. C'est sans doute pour des raisons toutes semblables que les oiseaux ouvrent le bec quand ils ont fait un exercice forcé, ou quand ils ressentent une chaleur excessive, car on ne leur connaît point de sueur.

Nous compléterons notre sujet par quelques mots sur la quantité approximative de cette excrétion chez l'homme, et sur les principes que les chimistes y ont reconnus. Sanctorius, le premier, chercha à déterminer par la pondération comparative de son corps, de celle des aliments et des matières sensiblement excrétées, les pertes qu'il faisait par la transpiration insensible; mais il confondait ainsi nécessairement ce qui s'exhale par la peau et par les poumons. Les expériences de Seguin furent bien plus positives; enveloppé d'un sac imperméable, ouvert seulement dans un point correspondant à la bouche, il pouvait apprécier la perte produite par la transpiration pulmonaire; puis, se dépouillant du sac, il reconnaissait ce que la transpiration cutanée lui avait fait perdre en sus. Thénard observe avec raison que la transpiration cutanée devait alors être gênée par la soustraction du contact de l'air libre avec le corps. Quoi qu'il en soit, Seguin trouvait, terme moyen, pour l'homme adulte, une déperdition de 11 grains par minute pour la transpiration cutanée, de 7 pour la pulmonaire, total 18. Hales et Menzies n'avaient pas estimé si haut cette dernière; elle n'était, selon eux, que de 2 grains par minute. Au reste Seguin lui-même avait observé sur l'homme, et W. Edwards a reconnu depuis, sur des oiseaux et des mammifères, que la quantité de la transpiration cutanée est sujette à des fluctuations considérables (de 4 à 25 grains par minute); et ce dernier physiologiste, en attribuant ces fluctuations à l'agitation de l'air et à la variabilité de ses courants, s'est peut-être, avons-nous dit déjà, trop laissé entraîner par l'analogie de ce que lui offraient les animaux à peau humide et susceptible de dessèchement. Une pareille explication ne saurait convenir aux observations de Seguin; et si l'on examine à la loupe les orifices sudorifères, on reconnaîtra que ces alternatives capricieuses d'augmentation et de diminution sont toutes vitales et dues sans doute aux irrégularités de la circulation capillaire; on voit, en effet, ces ouvertures se remplir de liquide, puis *rester vides* par intervalles irréguliers.

En ce qui concerne la composition de la sueur et de la transpiration qui n'en est que la vapeur, nous nous sommes déjà expliqué quant à cet arome, sorte d'huile essentielle que n'ont pas encore saisie les chimistes. Il y a sans doute de plus, même dans les parties volatiles, une matière animale putrescible, de même que dans la transpiration pulmonaire;

et l'on peut attribuer à l'une aussi bien qu'à l'autre la viciation de l'air, qui produit les typhus dans les lieux où beaucoup d'hommes sains ou malades sont entassés à la fois. Sans doute aussi c'est avec la sueur volatilisée que s'échappent l'acide carbonique et quelques autres gaz dont nous avons parlé au sujet de la respiration cutanée.

Quant à la sueur liquide, il est évident, par sa saveur même, que ce qui y domine après l'eau c'est le muriate de soude; ce même alcali s'y trouve aussi, dit-on, à l'état de carbonate, de sulfate et de phosphate; il y a aussi quelques sels de chaux, de potasse, d'ammoniaque et même de fer; plus une matière animale comparée à l'extrait de viande, et un acide en partie libre, acétique ou lactique (Thénard, Berzélius, Anselmino). A la présence de cet acide est due la propriété qu'a la sueur de rougir les bleus végétaux, propriété qui, selon Donné, ne serait pas constante, puisque ces couleurs seraient verdies par la sueur des aisselles, des organes génitaux, des pieds, qui est souvent désagréablement odorante, et qui doit peut-être quelquefois cette particularité à un excès d'ammoniaque.

2° L'*urine* est une humeur éliminatoire, dont les organes sécréteurs se ressemblent assez chez tous les vertébrés, pour qu'il ne reste pas de doute sur la réalité de sa production, même quand il n'y a, pour la retenir, aucun réservoir, même quand elle perd presque entièrement la liquidité que nous sommes accoutumés à lui reconnaître d'après ce qui se passe dans notre espèce et celles qui lui ressemblent le plus. Les reins, malgré quelque différence de forme et de situation, se font aisément reconnaître, aussi bien que leurs canaux de décharge (les uretères), chez les mammifères, les oiseaux, les reptiles et les poissons. Rien de pareil n'existe chez les invertébrés, et ce n'est que par une analogie assez rationnelle, mais non pas irréfragable, qu'on peut, avec de Blainville, assimiler aux organes urinaires des vertébrés la bourse du noir des mollusques céphalopodes, celles de la liqueur pourprée et de la viscosité chez divers gastéropodes, bien que Jacobson y ait trouvé quelques-uns des principes de l'urine de l'homme. C'est plus dubitativement encore que de Blainville attribue aux mollusques bivalves des organes urinaires, et qu'il regarde comme tel un organe brun situé près de l'anus, mais dont il n'a pu voir le canal excréteur, et que Bojanus prenait pour un poumon. Les bourses du noir, de la pourpre, de la viscosité, qui paraissent être les mêmes avec des sécrétions un peu différentes, ont un orifice excréteur voisin de l'anus et non équivoque; et il est bien positif que la première ne saurait être considérée comme une vésicule biliaire, puisqu'elle est souvent sans connexion avec le foie : la détermination susdite est donc inadmissible. Il reste également quelques doutes sur la nature des tubes présumés urinaires chez les insectes, les arachnides, et dont nous avons parlé à l'occasion de la digestion et de la sécrétion biliaire en particulier. Rappelons seulement que deux vaisseaux tortueux et blancs se jettent dans le gros intestin des araignées, quatre dans celui des scorpions qui ont pourtant des organes biliaires très-considérables; ajoutons que Brugnatelli a trouvé de l'urate d'ammoniaque dans les liquides épanchés par l'anus des phalènes du ver-à-soie; qu'Audouin a reconnu un calcul d'acide urique dans les tubes cœcaux postérieurs d'un lucane, et que des produits analogues à ceux de l'urine des vertébrés ont été trouvés dans l'intestin de divers insectes. Si l'on admet cette analogie, il n'est plus possible de regarder comme urinaire la sécrétion du venin des hyménoptères ou celle de la matière explosive des brachynes: nous verrons plus loin à quoi on peut les rattacher.

L'urine des poissons n'a pas été suffisamment examinée pour en pouvoir dire autre chose, sinon qu'elle est roussâtre (de Blainville); Berzélius dit, en passant, qu'elle contient de l'acide urique. Cette humeur est également très-limpide et incolore dans la large vessie des batraciens; chez les lézards elle se sépare en deux parties, l'une concrète, graveleuse qui reste dans le cloaque, l'autre assez limpide et qui passe dans la vessie; celle des vipères reste tout entière dans le cloaque mais contient peu de liquide, elle est presque toute formée par un dépôt semblable à du sable humide, à du mortier blanc ou jaunâtre. Selon J. Davy, les urines limpides des batraciens contiennent de l'urée, du muriate de soude et un peu de phosphate de chaux, mais pas d'acide urique; tandis que cet acide se trouve en grande quantité, selon Vauquelin, dans l'urine liquide des tortues, à en juger du moins par l'analyse d'une concrétion calculeuse. L'acide urique forme aussi la masse principale des urines concrètes des serpents, ainsi que l'ont également constaté Prout et

Vauquelin; il s'y joint des urates de potasse et de soude, et des traces de phosphate de chaux.

Chez les oiseaux, l'urine forme la partie blanche et comme crayeuse des excréments, et c'est l'acide urique, combiné à l'ammoniaque principalement, qui en fait également la partie la plus considérable, surtout chez les oiseaux carnivores (Wollaston): c'est à Fourcroy et Vauquelin qu'on doit les premières notions précises à ce sujet. On sait que cet excrément solidifié forme des couches et masses énormes dans certaines îles de la mer du Sud habitées seulement par les oiseaux aquatiques : c'est ce qu'on nomme le *guano*.

Quant aux mammifères, nous renverrons, pour les détails, à la physiologie générale de Blainville, et aux traités de chimie, ceux de Thénard ou de Berzélius en particulier; nous leur emprunterons seulement les conclusions suivantes: l'urine humaine rougit le papier de tournesol, contient de l'urée, de l'acide urique, des phosphates acides, de l'acide lactique libre. Il en est de même de celle des mammifères carnassiers; toutefois l'acide urique, admis par Hieronymi, avait été reconnu par Vauquelin. L'urine des mammifères herbivores ramène en bleu le papier de tournesol rougi par les acides, contient de l'urée, des carbonates, souvent des hippurates (urobenzoates), jamais de phosphates ni d'acide urique.

L'urine des carnivores est généralement fétide, ou le devient promptement; elle est ordinairement claire quand elle vient d'être rendue; celle des herbivores, d'une odeur peu désagréable, mais trouble et *jumenteuse*.

Ce qui doit frapper surtout dans leur comparaison, c'est la putrescibilité de la première, qui devient en très-peu de temps ammoniacale, en raison de la grande quantité d'azote qu'elle contient; en effet, cette composition est, comme on voit, en rapport avec le genre de nourriture de ces animaux. Selon Chaussat, les $^{10}/_{11}$ de l'azote contenu dans les aliments seraient rendus par les urines, de sorte que leur principal usage ; au moins chez l'homme et les carnivores, serait de désazotiser le sang. Magendie a fait remarquer qu'un régime animal disposait l'homme à la gravelle, en augmentant la quantité de l'acide urique. D'après Wollaston, une poule nourrie d'aliments exclusivement végétaux n'offre dans ses excréments que très-peu d'acide urique ($^{2}/_{100}$); ceux d'un oiseau de proie vivant de poisson en étaient exclusivement composés.

Ces vérités semblent en établir une plus générale, savoir, que l'urine dépouille le sang des principes qui y surabondent; aussi est-elle très-aqueuse chez les batraciens, qui absorbent beaucoup d'eau; presque concrète et très-azotée chez les reptiles, qui mangent exclusivement des substances animales, des insectes, etc., ne boivent que fort peu et fort rarement, et habitent les lieux secs; chargée de carbone chez les animaux herbivores. On y retrouve aussi les substances réfractaires à l'action des organes digestifs; les principes colorants et odorants des écorces dont se nourrit le castor, se rencontrent dans son urine (Vauquelin); Darwin y a retrouvé le nitre, Brande le prussiate de potasse, Cantu le mercure ingérés dans l'estomac ou par la peau, et que l'on ne pouvait même pas découvrir dans le sang. Cette dernière circonstance semble indiquer, que les principes réfractaires se déposent en totalité dans l'urine(1), s'y concentrent par conséquent ; ils s'y décèlent d'ailleurs plus aisément que dans le sang même, mélangés en proportions égales, ainsi que le prouvent des essais directs de Magendie. On était donc mal fondé à en conclure que l'urine, pour arriver dans la vessie de l'homme, ne traverse pas le torrent circulatoire (2). Une particularité, qui servait encore à autoriser cette conjecture, n'est pourtant pas mieux fondée : souvent, lorsqu'on vient de boire, on rend presque instantanément une quantité notable d'urine claire et pâle; il semblait impossible qu'en si peu de temps la boisson eût traversé tout le système circulatoire pour arriver dans les reins; rien n'est pourtant plus probable. Haller a fait observer judicieusement, à cet effet, combien les artères rénales étaient larges; Richerand les estime ensemble d'un calibre égal au quart de celui de l'aorte; ajoutons que, dans les circonstances favorables, la sueur suit tout aussi rapidement l'ingestion d'une boisson aqueuse , quand on a très-chaud par exemple.

Ces remarques sur les principes contenus dans l'urine et sa concentration nous conduisent à dire un mot de ses variations chez l'homme, dans diffé-

(1) Une multitude d'autres sels, d'acides végétaux, de couleurs végétales, passent aussi dans l'urine selon Woehler ; au contraire, les acides minéraux, les sels de fer, de bismuth, de plomb, l'alcool, l'éther, le musc, le tournesol, le carmin, l'orcanette, n'y passent point ; la règle établie dans le texte n'est donc pas sans exception.

(2) Foderà avait d'ailleurs retrouvé ces sels, et dans le sang, et dans l'urine.

rentes circonstances. On conçoit qu'elles doivent suivre celles du sang ; aussi l'urine, claire dans le cas dont il était question tout-à-l'heure (urine de la boisson), devient-elle plus jaune et plus chargée quand la digestion est complète (urine du sang), après le sommeil surtout. Chaussat a fait connaître, dans un mémoire spécial, toutes les différences de quantité et de nature qu'impriment à l'urine, et l'alimentation, et l'exercice, etc. ; d'autres ont cherché des différences dues à l'âge, aux maladies : ainsi l'urine du fœtus de vache s'est montrée chargée de mucus, et renfermant du muriate de soude et quelques autres sels (Lassaigne); on a trouvé de l'acide urobenzoïque dans celle des enfants (Schéele), du phosphate de chaux dans celle des vieillards (Fourcroy), de la bile dans celle des ictériques (Woodward), du phosphate de chaux chez les rachitiques (Fourcroy), de l'ammoniaque chez les hydropiques (Nysten), du sucre chez les diabétiques (Rollo, Thénard, Chevreul); Berthollet l'a trouvée privée, en tout ou en partie, d'acide urique chez les goutteux, dont les articulations présentent si souvent des tophus d'urate de soude ; enfin, on connaît assez les changements que l'état fébrile amène dans les urines, et l'on peut consulter, à ce sujet, les recherches de Nysten qui les a trouvées albumineuses ; il faudrait y joindre l'acide rosacique de Proust, si cet acide était bien réellement distinct de l'urique. Il faut bien aussi qu'elles changent de nature, pour produire certaines concrétions dont les principes ne font pas partie de leurs éléments habituels, l'oxalate de chaux par exemple.

La *sécrétion* de l'urine paraît s'opérer dans des canaux vermiculés, entremêlés de vaisseaux sanguins et constituant la substance dite corticale; ces canaux se rassemblent en faisceaux coniques composant la substance tubuleuse ou mamelonnée, dans les tubes de laquelle nous avons vu quelquefois l'acide urique déposé sous forme pulvérulente ; elle suinte des mamelons par des ouvertures petites, mais rendues aisément sensibles par les gouttelettes que la compression en fait sortir. L'*excrétion* est ordinairement précédée d'un séjour plus ou moins prolongé dans des passages ou des réservoirs plus ou moins considérables : les calices qui enveloppent chaque mamelon, le bassinet qui commence les uretères, la vessie qui les reçoit, l'urètre qui sert à l'émission définitive, voilà pour les mammifères. Chez eux les uretères et l'urètre n'ont pas généralement des fibres charnues, mais se montrent pourtant contractiles, comme le prouvent les resserrements spasmodiques de l'urètre humain; pour les uretères, ils peuvent être aidés, dans leur action, par les pressions périodiques qu'éprouvent les viscères abdominaux de la part du diaphragme dans les mouvements inspiratoires (Magendie), et des muscles abdominaux dans ceux de l'expiration ; quant à la vessie, les faisceaux musculaires suffisent à l'expulsion du contenu. Le chien, qui l'éjacule à volonté et pour ainsi dire à tout propos, n'a pas besoin pour cela du concours des muscles abdominaux; car il urine, même quand le ventre est ouvert, et la vessie expulse encore son contenu, quoique séparée du corps avec l'urètre et la verge (Magendie). Le chat lance son urine en arrière avec une singulière rapidité; mais, comme l'homme, il paraît s'aider des contractions abdominales, au moins pour vaincre la résistance du sphincter charnu (1) ou fibrillaire qui entoure le col de la vessie et empêche l'écoulement perpétuel du liquide. Presque tous les mammifères, au reste, se donnent dans cet acte une attitude contractée, écartant et souvent fléchissant les membres postérieurs, tant pour se rapprocher du sol que pour éviter de se mouiller, et relevant souvent aussi la queue (les femelles surtout) dans le même but (2). Chez les autres vertébrés, il n'y a plus de bassinet, et les uretères s'ouvrent constamment, ou dans un cloaque, ou directement à l'extérieur; ce dernier cas est celui des poissons qui offrent de plus cette particularité, que l'ouverture est placée derrière l'anus; les uretères partis de leurs reins, aussi longs que le tronc tout entier, se renflent quelquefois en vessie, par conséquent double avant de s'ouvrir au-dehors.

Les oiseaux n'ont pas de vessie, mais le casoar et l'autruche peuvent conserver quelque temps l'urine dans une dilatation particulière du cloaque et l'éjaculer isolément. Il n'y a point de vessie non plus chez les serpents, et le cloaque seul en fait l'office. Le cloaque reçoit seulement la partie concrète de

(1) Parsons, Amussat admettent, pour la vessie de l'homme, un sphincter musculaire; Magendie pense que c'est le releveur de l'anus qui en fait l'office. Quant à la vessie même, Parsons y figure un plan musculeux longitudinal à l'extérieur (*detrusor urinæ*), et une couche interne à fibre oblique et circulaire. C'est donc la même disposition que dans presque tous les viscères musculeux.

(2) Le chat se rehausse, au contraire, en faisant le gros dos; la queue est agitée de petits mouvements comme convulsifs: circonstances qui tendent à démontrer une *synergie* particulière, et qui facilite un peu l'intelligence de celle des actes vénériens dont il sera question ailleurs.

l'urine chez les lézards et les tortues; la portion liquide passe dans une vessie, dont l'orifice est tout vis-à-vis de celui des uretères; il en est de même des batraciens, dont l'urine n'a d'ailleurs aucune partie concrète. C'est principalement à l'aide des muscles abdominaux que les grenouilles, rainettes et crapauds éjaculent si vivement leur urine, soit involontairement dans leurs sauts, soit volontairement contre l'ennemi qui les poursuit : moyen de défense bien faible et bien innocent, comme nous en avons eu mainte et mainte fois personnellement la preuve.

Les deux liquides excrémentitiels dont nous venons de nous occuper ont de nombreuses analogies, comme on peut s'en convaincre d'après la quantité d'eau et même la nature des sels qu'ils contiennent; aussi leur destination est-elle la même, et ces deux sécrétions peuvent-elles se suppléer mutuellement, comme la physiologie et la pathologie humaine en donnent chaque jour des preuves manifestes, selon, par exemple, qu'on est exposé au contact d'un air froid ou chaud, sec ou humide; avons-nous besoin d'ajouter que le froid et l'humidité rendent l'urine plus abondante, et que les conditions contraires favorisent l'excrétion et par suite la sécrétion de la sueur ou de la transpiration insensible.

B. Humeurs récrémentitielles. Nous ne ferons rentrer dans ce titre que la graisse, parce que c'est la seule matière dont la destination évidente soit de servir de provision nutritive, ainsi que le prouvent les alternatives d'embonpoint et de maigreur suivant l'abondance ou la rareté de l'alimentation, la diminution ou l'augmentation des pertes, soit accidentellement, soit à des périodes normales de la vie des animaux. Qu'elle concoure à l'agrément des formes quand elle n'est ni trop ni trop peu abondante, c'est là une circonstance, comme on voit, bien éventuelle, et qu'on peut dire d'ailleurs idéale et sans autre valeur que celle qu'y attache l'imagination de l'homme avec tous ses caprices. On ne doit donc point faire entrer cette matière parmi les humeurs *constituantes*, ou qui entrent comme conditions essentielles dans la composition des tissus, quoiqu'un savant du premier ordre en ait jugé ainsi.

La graisse est une matière onctueuse, très-fusible, très-hydrogénée et privée d'oxigène comme les huiles végétales, très-inflammable comme elles, mais qni ne présente pas partout la même apparence, la même fluidité, soit en raison des proportions différentes de la partie coulante (oleine) et de la partie concrète (stéarine, margarine, cétine) découvertes par Chevreul dans toutes les graisses et dans toutes les huiles, soit en raison de propriétés essentiellement distinctives. Ainsi, quant au premier point de vue, on remarque que la graisse est très-fluide, coulante même à une température voisine de 0° chez les animaux aquatiques, dont sans cela elle eût gêné les mouvements en se concrétant (surtout chez ceux à sang froid) par la fraîcheur habituelle du milieu où ils vivent; la graisse du phoque à trompe, des cétacés, des poissons est connue dans le commerce sous le nom d'huile et en a effectivement l'apparence. Parmi les animaux terrestres ou aériens, on observe plus de fluidité dans la graisse des carnivores et omnivores que dans celle des herbivores. Chez l'homme la graisse qui environne les reins se fond à + 25°, celle des mollets est encore fluide à + 15°; la graisse du porc commence à fondre à + 26°, quelquefois seulement à + 31 ; celle du jaguar à + 29° 5; celle du bœuf à + 37°, du mouton à + 37° et quelquefois seulement + 40°. Toutefois, durant la vie, elle n'est certainement jamais concrète, bien qu'elle ait plus ou moins d'onctuosité, et il est probable que, de même que chez l'homme, on lui trouverait toujours moins de consistance aux membres, c'est-à-dire aux parties très-mobiles, qu'au tronc, autour des viscères. La graisse paraît aussi plus consistante chez les oiseaux de basse-cour que chez les aquatiques et les carnassiers. On n'a pas constaté comparativement ces faits d'une manière exacte, tout ce qu'on en dit c'est que la graisse de l'oie est fusible à + 27°; celle du canard à + 25°. On dit que celle de l'autruche est assez fluide pour pouvoir couler en forme d'huile immédiatement après la mort de l'animal, si on l'a suffisamment malaxé et sassé auparavant, mais c'est peut-être là un conte de voyageur.

Les différences offertes par la graisse, relativement à la couleur, sont peu importantes; celle de l'homme et de plusieurs animaux et surtout des carnivores est jaune-paille; elle est blanche chez beaucoup d'autres comme le cochon, le mouton, le bœuf que nous nourrissons de matières végétales, mais qui surtout ont peu d'activité musculaire, condition qui peut être valable sous ce rapport, car celle du cheval est bien plus jaune; elle est verte dans plusieurs tortues marines. L'odeur de la graisse offre plus d'intérêt, en ce qu'elle paraît tenir à des principes particuliers (phocénine, hircine) qui supposeraient des différences de nature ou constitution chimique. Sous ce dernier point de vue, les travaux de Chevreul ont prouvé que les différences d'animal à animal ne sont pas aussi nombreuses qu'on aurait pu s'y attendre ; huile, saindoux, suif, tout cela ne diffère guère que par les proportions de l'oléine et de la stéarine. Il est toutefois un produit fort singulier et qui diffère beaucoup de la graisse ordinaire sous le rapport chimique et physiologique, je veux parler du blanc de baleine, vulgairement *sperma ceti :* cette matière, partie fluide, partie concrescible, se trouve rassemblée en masses considérables dans le tissu cellulaire de l'extérieur du crâne, et surtout dans le vaste enfoncement qui creuse la région supérieure de la face du cachalot et d'autres cétacés; ce qui est plus remarquable, c'est que de là part un tronc volumineux, sous-divisé ensuite en de nombreux canaux qui disséminent dans le reste du corps ce produit onctueux, et dont l'usage quant à présent nous reste encore inconnu (Lacépède).

La *sécrétion* de la graisse ordinaire est encore un problème physiologique non complétement résolu. Halles la croyait transsudée du sang artériel par les pores des artères, et se fondait sur sa disposition en tractus parallèles aux vaisseaux dans l'épiploon. De Blainville s'appuie du même fait pour accorder aux veines cette exhalation, et de plus, il ajoute avoir vu la graisse se séparer spontanément du sang veineux de l'éléphant. Cette théorie serait d'accord avec celle de Tiedemann et Gmelin, qui croient que la graisse n'est que le dépôt des huiles absorbées *en nature* dans l'intestin grêle, et transportées au loin sans altération, opinion que semble démentir l'usage nutritif dont il sera question ci-après. Les chimistes ont bien trouvé de la graisse dans le sang, mais elle leur a paru analogue à celle qui constitue en partie le tissu nerveux, et que de Blainville nomme *neurine*. Au reste, en admettant dans le sang la graisse en nature, resterait encore à savoir si elle peut transsuder hors des gros vaisseaux, ce qui paraît peu probable; s'il en était ainsi, ne s'accumulerait-elle pas en cordons autour des veines sous-cutanées au lieu de s'y étaler en pannicule?

Qu'il y ait véritable sécrétion ou simple exhalation, il ne nous en paraît pas moins certain que cette opération a ses organes particuliers, chez les vertébrés du moins. L'exhalation simple peut, à la vérité, être autorisée par des faits bien positifs; ainsi, la graisse huileuse des poissons imprègne tous leurs tissus, et semble interstitiellement déposée partout; chez l'homme même et chez quelques oiseaux (oie, canard), la graisse semble parfois comme infiltrée dans le tissu du foie, auquel elle donne un volume et une consistance singulière; mais dans le tissu cellulaire sous-cutané, ou intermusculaire, ou périsplanchnique (1) des poissons même, la graisse est emprisonnée dans des utricules (Béclard) qui peuvent en être regardées aussi comme les organes producteurs. Si elle était sim-

(1) Il y a de ce tissu cellulaire graisseux jusque dans le crâne des poissons, et l'encéphale y est enseveli. Il n'en saurait être ainsi chez les mammifères dont le crâne ne laisse aucun espace libre autour de l'encéphale.

plement exhalée dans le tissu cellulaire, ainsi que l'affirme de Blainville, sa viscosité ne l'empêcherait pas de descendre comme la sérosité vers les parties les plus déclives. D'après nos observations, elle est contenue non pas seulement dans des vésicules de largeur variée, et dont on a cru pouvoir déterminer la forme d'après celle des grumeaux figés de la graisse refroidie autour des reins du mouton, etc.; nous nous sommes assuré que ces utricules sont divisées intérieurement par d'innombrables cloisons qui leur donnent un aspect spongieux, et empêchent la graisse fluide de couler autrement qu'en gouttelettes menues quand on les coupe en travers. Ceci n'a rien de commun avec la manière de voir de Raspail qui, un peu hypothétiquement peut-être, et se fondant sur des analogies un peu forcées entre la graisse et la fécule, veut voir dans celle-là des vésicules attachées par un hile au tissu cellulaire, et composées d'une enveloppe de stéarine contenant intérieurement l'oléine, opinion qui au reste a été réfutée par Chevreul. On nomme lard, un tissu ferme et d'apparence homogène, contenant la graisse; il paraît que cette consistance est due à la petitesse des cellules et de leurs compartiments, à la fermeté de leurs parois et de leurs nombreuses cloisons; le suif est aussi une graisse ferme, mais qui doit sa consistance à sa facile concrescibilité; le refroidissement profond qui endurcit quelquefois la graisse des enfants nouveau-nés (sclérème concret) lui donne en quelques endroits l'aspect du suif.

Chez le plus grand nombre des animaux vertébrés, c'est sous la peau que s'amasse la plus grande quantité de graisse, et c'est là ce qui donne tant de volume à certains individus atteints de ce qu'on nomme polysarcie ou obésité. Chez l'homme la constitution lymphatique prédispose à cet embonpoint; les femmes, les enfants présentent aussi, terme moyen, plus d'embonpoint que les hommes; dans les animaux vertébrés, c'est chez les espèces aquatiques (phoques, cétacés, hippopotames) qu'on observe plus souvent cette énorme production de graisse, qui leur nuit peu et qui même sert à diminuer leur pesanteur spécifique. Pour les animaux terrestres, au contraire, en augmentant le poids absolu, elle nuit beaucoup à l'agilité; aussi n'est elle bien marquée que chez des animaux lourds ou réduits en domesticité, des pachydermes, des ruminants, des oiseaux pesants, dont l'homme produit ou accroît souvent artificiellement l'obésité par la sagination, c'est-à-dire, par l'ingestion d'une nourriture substantielle et abondante, des fécules, des huiles, et par le défaut d'exercice musculaire. Rarement voit-on beaucoup d'embonpoint chez les animaux sauvages et surtout chez les carnivores, même quand ils ont à leur portée des ressources faciles. Il est aussi quelques régions privilégiées, pour ainsi dire, sous le rapport de l'afflux de la matière qui nous occupe; tel est, chez les mammifères, le pourtour des reins; telle est, pour l'homme, la région fessière qui, même chez certaines races (Boschismans), acquiert d'énormes dimensions, comme on l'a vu chez cette femme dite la *Vénus hottentote*. D'autres animaux montrent dans d'autres régions cette même affluence; les épiploons, chez les animaux dormeurs ou hibernants, se chargent d'une graisse copieuse; les têtards de batraciens anoures, et même les animaux parfaits, ont aussi dans l'abdomen des lanières graisseuses, sortes d'épiploons laciniés; les grenouilles adultes ont des paquets de graisse entre la mâchoire et les épaules; le bison, le chameau portent sur le dos une énorme loupe graisseuse, dont la rigidité et la grosseur suivent les variations de l'embonpoint; certaines races de moutons africains ont la queue formée comme une énorme massue de graisse, qu'il faut quelquefois faire poser sur une sorte de brouette pour soulager l'animal qui la traîne.

Chez tous les vertébrés, au reste, la graisse affecte encore un autre siége remarquable : c'est l'intérieur des os où elle constitue la *moelle*. Là, sans doute, elle ne peut s'accumuler que dans certaines limites, et il semblerait aussi qu'elle ne dût point pouvoir en être tirée par l'absorption pour les besoins ultérieurs, quand l'amaigrissement frappe les autres régions cellulaires ; mais il n'en est pas ainsi : dans un surcroît d'embonpoint, les canaux médullaires des os longs et les moindres interstices de la spongiosité des os courts et plats se farcissent de graisse ; le tissu même de l'os en paraît imbibé, de sorte que jamais de pareils os ne peuvent être conservés secs et propres sans l'emploi de quelque procédé chimique qui détruise cette graisse presque combinée au tissu ; dans l'amaigrissement, cette graisse disparaît en tout ou en partie, et le vide est comblé par de la sérosité plus ou moins pure.

Chez les animaux invertébrés, l'absence assez générale d'un tissu cellulaire tel que celui des vertébrés ne permet plus à la graisse de se déposer de la même manière. Par l'effet des mêmes causes et pour la même destination la graisse s'accumule sous forme d'une couche granuleuse et fendillée, blanche ou jaune, immédiatement sous la peau des aranéides; elle forme une sorte d'enduit crêmeux, blanc et qui entoure les cavités splanchniques, remplit même beaucoup d'espaces intermusculaires des membres et du tronc chez les crustacés, épaissit, blanchit le manteau et les branchies des moules et des huîtres où elle est comme infiltrée, disséminée par fines molécules; enfin, chez beaucoup d'insectes, notamment les larves et les chrysalides, elle se montre aussi comme une couche pulpeuse, ordinairement blanche et parfois disposée en membrane ou en réseau comparable à un épiploon épais et opaque, mais toujours d'une excessive mollesse, toujours réduit en crême à la moindre pression et se suspendant en forme d'*émulsion* dans l'eau qui en est troublée, au point de forcer l'anatomiste à la renouveler fort souvent dans ses recherches délicates. Selon de Blainville, il y aurait là des vésicules contenant une huile qui vient, quand on les ouvre, former des yeux à la surface de l'eau; pour nous, c'est une véritable crême ou émulsion épaissie, c'est-à-dire un amas de molécules de graisse, séparées par de l'eau et soutenues seulement par des filaments trachéaux. Ces agglomérations graisseuses sont, comme chez les animaux dormeurs, des réserves de matière nutritive pour le sommeil hibernal ou le long jeûne de l'état de nymphe; aussi est-ce dans les chenilles et les larves de coléoptères ou autres gros insectes qu'on en trouve de fortes proportions, tellement même qu'elle constitue un mets très-estimé de quelques peuplades américaines. Auguste de Saint-Hilaire nous a dit avoir goûté la pulpe intérieure du ver palmiste, larve d'un grand charanson, dont on enlève la tête et l'intestin avant de humer le reste de son contenu; il l'a trouvée fort délicate et il paraît que c'était la même substance qui faisait chez les Romains rechercher les cossus, quelles que fussent d'ailleurs les larves auxquelles ce nom était par eux appliqué.

C. Humeurs lubrifiantes. S'il s'agissait ici de tracer un tableau complet des humeurs sécrétées dans les corps vivants, et non de donner à nos lecteurs des notions suffisantes pour compléter celles que leur ont données déjà d'autres parties de cet ouvrage, nous devrions, sans doute, établir une division de plus dans les sécrétions, celle des humeurs constituantes. Nous y ferions rentrer les humeurs aqueuse et vitrée de l'œil, la lymphe et la vitrine de l'oreille, objets qui ont été décrits ailleurs et qui ne doivent par conséquent pas trouver une seconde fois ici leur place. Nous y pourrions placer aussi l'air qui est enfermé dans la vésicule des poissons et des acalèphes hydrostatiques, l'eau qui soutient et constitue les hydatides; déjà nous avons parlé ailleurs aussi des gaz intérieurs (*Respiration*), et quant à l'eau contenue en masse dans certains helminthes, tout serait dit en ajoutant que cette eau est très-légèrement salée et un peu albumineuse (Gœbel, Collard de Martigny). Pour l'eau qui assouplit tous les organes mous des animaux, quels qu'ils soient, on ne saurait la regarder comme un produit de sécrétion, car elle est combinée aux tissus (1); mais si l'on voulait la considérer comme telle, elle rentrerait parmi les humeurs lubrifiantes et s'assimilerait à la sérosité du tissu cellulaire dont il va être d'abord question. Nous en dirions autant de cette eau combinée dont la proportion est si considérable relativement aux parties molles chez les méduses, les béroès, les diphyes et autres animaux gélatineux et transparents ; si l'on voulait se faire une idée précise des conditions chimiques dans lesquelles elle existe, selon nous, en pareil cas, ce n'est pas sans doute à l'eau des hydrates, mais à l'eau de cristallisation des sels que nous croirions pouvoir la comparer.

1° *Sérosité*. Liquide aqueux contenant en dissolution un peu d'albumine, de muriate de soude et de soude libre, etc., c'est-à-dire à peu près les principes du sérum du sang, mais très-étendus, et qui suinte à travers les porosités des capillaires les plus fins, de ceux qui ne contiennent que des liquides incolores, et dont l'entrelacement forme en grande partie le tissu des membranes séreuses et des lames du tissu cellulaire. On a dit que cette sérosité s'exhalait en *vapeurs* dans ces cavités fermées ; les sels et l'albumine qu'elle contient prouvent assez le contraire. Il n'y a formation de vapeur que quand, chez les animaux à sang chaud, on ouvre ces cavités à l'air libre : c'est alors une vaporisation accidentelle. On sait que, dans quelques cas, elle s'accumule dans les espaces qu'elle lubrifie d'ordinaire

(1) « L'eau est tellement importante pour les êtres organisés, qu'on ne saurait les concevoir dépourvus de ce liquide. » de Blainville.

(hydropisie, anasarque), et change souvent alors de nature ; tantôt la proportion d'albumine diminue encore, surtout pour celle de l'hydrocéphalie (1) (Lassaigne); tantôt elle s'accroît au point de donner à la matière une consistance de sirop ou de gelée, témoin les hydropisies de l'ovaire.

La sérosité existe chez tous les vertébrés ; les batraciens anoures ont sous la peau des poches qui en contiennent beaucoup; Müller la regarde comme de la lymphe pure, il en a été question déjà (*Circulation*). Chez les raies, les squales, les mollusques céphalopodes, celle du péritoine est remplacée par l'eau de mer, qui pénètre dans le bas-ventre à travers des ouvertures naturelles; enfin, chez les insectes et les autres animaux sans circulation complète en vaisseaux fermés, l'humidité qui baigne et assouplit toutes les fibres se confond avec les humeurs circulatoires, dont elle se montre ainsi directement, non plus une émanation, mais une dépendance immédiate.

2° La *synovie* est une matière lubrifiante exclusivement propre aux vertébrés, puisque c'est à la facilité du mouvement des os les uns sur les autres qu'elle est surtout affectée; bien que fort dense, fort visqueuse, elle n'a pas, pour sa préparation, d'organe sécréteur autre que la membrane qui la renferme, et qui forme, seulement dans les grandes

(1) Nous avons constaté nous-même qu'elle ne fait que se troubler légèrement par l'action d'une chaleur suffisante pour coaguler l'albumine; Magendie a donné beaucoup d'importance au *liquide cérébro-spinal* ou sérosité de l'arachnoïde inter-ventriculaire ; c'est ce qu'avait déjà fait en partie Sœmmerring. Il ne nous paraît pas que cette sérosité ait d'autre valeur que celle d'entretenir la liberté et l'intégrité des surfaces que tapisse sa membrane sécrétrice.

articulations, quelques saillies soutenues par du tissu cellulaire graisseux. Il y a donc exhalation directe, fait remarquable qui pourrait toutefois se ranger assez bien parmi ceux de simple exosmose, si, comme le pensent Lassaigne et Boissel, la synovie ne contenait que les principes du sérum du sang avec une moindre proportion d'eau. Mais Vauquelin y admet une substance animale particulière qu'il compare à la fibrine, et Marguerou y a reconnu des filaments qui sont du moins constitués par une *modification* particulière de l'albumine. Toujours est-il que c'est à ce dernier principe qu'elle doit son onctuosité, et qu'elle n'a rien de commun avec la moelle que les anciens croyaient transsuder, sous cette forme, à travers les extrémités spongieuses des os longs.

3° Les *larmes*, quoique plus simples dans leur composition, sont pourtant sécrétées chez tous les vertébrés aussi (à part quelques exceptions) par une glande particulière, granuleuse et pourvue de canaux multiples ouverts sur la conjonctive derrière la commissure externe des paupières, comme il est facile de s'en assurer sur le bœuf ou le mouton. On sait qu'elles facilitent les mouvements du globe de l'œil et des paupières, et entretiennent le poli et la transparence de là cornée. Quelques sous-sels de soude et de chaux, du mucus et de l'eau en abondance, constituent la matière des larmes, selon Fourcroy et Vauquelin : alcalines dans l'état ordinaire, elles deviennent, dit-on, acides quand l'œil est irrité.

4° La *mucosité* est une substance visqueuse qui

lubrifie seulement les cavités internes en communication avec l'extérieur (organes digestifs, respiratoires, génitaux, urinaires), chez les animaux qui vivent à l'air, et la peau même chez ceux qui vivent habituellement ou fréquemment dans l'eau, comme les poissons, les grenouilles et les cétacés. Elle se présente sous forme glaireuse, incolore ou teinte en jaune; au microscope, on y voit des globules à peu près égaux en volume à ceux du sang, mais la matière glutineuse qui en forme la masse principale est homogène. Identique partout selon Fourcroy et Vauquelin, elle diffère, au contraire, d'une région à une autre selon Berzélius, opinion qui devient surtout incontestable quand on l'applique à l'ensemble du règne animal. Le principe essentiel de cette humeur est désigné sous le nom de mucus, qui appartient aussi à la matière même prise dans sa totalité : le mucus est une substance spéciale, presque insoluble dans l'eau, soluble dans les acides, précipitée par l'acétate de plomb, et différant par conséquent et de l'albumine et de la gélatine, auxquelles il ressemble du reste beaucoup; principe que les chimistes ont retrouvé dans plusieurs produits ou tissus solides des corps vivants. Le mucus fait quelquefois plus de la moitié de l'humeur muqueuse ou mucosité proprement dite ; le reste est de l'eau avec des sels dans lesquels la soude prédomine, aussi le mucus est-il alcalescent. Le plus souvent il est sécrété par des follicules ou cryptes en forme de petite poche simple ou rameuse; quelquefois ces follicules s'agrègent en plaques (plexus de Peyer), ou en masses (tonsilles, prostate, etc.)

à ouvertures multipliées ; dans certains cas, ils prennent un développement notable comme ceux de la ligne latérale des poissons, du myxine glutineux, qui forment de chaque côté une rangée de pores assez larges ; ils semblent même se cloisonner intérieurement, devenir des organes de sécrétion plus complexe dans le museau des raies, des squales, etc. C'est alors surtout que le mucus est produit avec abondance et avec une consistance très-marquée, tantôt immiscible à l'eau au milieu de laquelle il constitue des glaires ou se conserve en couches continues à la surface de l'animal, tantôt susceptible de s'y combiner incomplétement et de la transformer en un mucilage comparable à celui de la gomme adragant ; un myxine glutineux, mis dans un grand baquet plein d'eau de mer, la convertit à deux reprises successives en une sorte de colle claire et transparente (Kalm) : tout le monde connaît la viscosité de l'anguille, et la densité de la mucosité qu'elle abandonne dans les mains ou sur les vêtements de ceux qui la saisissent.

La mucosité peut aussi se former sans follicules ni organes particuliers. Ces organes sont quelquefois fort petits, mais visibles néanmoins au microscope comme dans le tube digestif des insectes, ou bien ils sont remplacés par des villosités creuses ; mais quelquefois aussi on n'aperçoit rien qui la rappelle, et la membrane muqueuse ou la peau en paraissent les seuls organes sécréteurs : tel est le cas même des poissons, dont certainement toute la mucosité n'est pas fournie par les pores latéraux ; tel est celui d'une foule d'annélides, de mollusques, d'helminthes, de zoophytes, etc. Ce que nous avons dit plus haut de la synovie, rend ce fait moins surprenant; mais il ne s'ensuit pas que la sécrétion de cette matière soit toute mécanique, et nous pensons même que quelque cause d'erreur en a imposé à Magendie, quand il a cru voir le mucus se sécréter encore après la mort chez les mammifères.

Nous ne pensons pas non plus qu'il faille, avec un autre savant, séparer tout-à-fait comme choses hétérogènes, le produit muqueux de l'*exhalation* ou perspiration cutanée (mucosine de Blainville) et celui de la sécrétion folliculaire (cryptosine (1)), à moins qu'on ne veuille établir aussi autant d'espèces de mucus qu'il y a d'organes ou de régions principales où il s'en sécrète : c'est en partie ce qu'a fait ce célèbre zoologiste, en consacrant de nouveaux noms aux produits de la prostate et des follicules ou cryptes agglomérés de Cowper. Mais si le mucus gélatineux de la prostate diffère des autres, le mucus lactescent du ventricule succenturié des oiseaux n'en diffère pas moins, celui même des amygdales de l'homme a des qualités particulières, et, comme l'a dit Berzélius, celui des fosses nasales, des voies urinaires, etc., devraient aussi constituer des espèces à part. D'un autre côté, quelle distinction établir entre la mucosité cutanée et la mucosité crypteuse des poissons, entre celle que fournissent des pores évidents ou collier des mollusques gastéropodes, et

(1) De ce que le mucus épais de la pituitaire peut devenir aqueux dans le coryza, on ne peut pas déduire une distinction entre la mucosine et la cryptosine; car il y a tout lieu de croire que ce sont ces mêmes organes qui fournissent l'une et l'autre, c'est-à-dire les cryptes excessivement nombreux et petits de la membrane susdite

celle qui est exhalée ou mieux transsudée par le reste de leur peau?

5° *Sébacine* (de Blainville). Une grande analogie rapproche le mucus et la sébacine, puisque nous les voyons produits par des organes entièrement semblables, c'est-à-dire des cryptes ou follicules, et si l'on en croit le zoologiste à qui nous empruntons le titre de cet alinéa, les porosités mêmes de la membrane cutanée. Nous ne partageons pas cette dernière opinion, et nous ne croyons pas nécessaire de donner à la matière sébacée des noms particuliers pour les lieux différents où on l'observe et où elle offre quelques propriétés particulières. La sébacine ne se forme généralement qu'à la surface de la peau; mais l'analogie dont nous venons de parler est si grande, que nous la voyons remplacée par le mucus chez les animaux qui vivent dans l'eau ou les lieux humides; que, chez les cétacés dont la peau est toujours lisse et pourvue de pores larges et nombreux, il y a, à la surface cutanée, une sorte de mélange d'huile et de mucus, si nous prenons pour positives les assertions de Lacépède; et qu'enfin, les follicules qui occupent les confins des régions cutanées et des régions muqueuses, donnent naissance à des produits doués de qualités intermédiaires à celles du mucus et de la sébacine, comme nous l'allons voir. Les amygdales même qui produisent ordinairement un mucus épais, donnent quelquefois une matière blanche, graisseuse, concrète, odorante, une vraie sébacine qui alarme bien mal-à-propos ceux qui la crachent par grumeaux.

Or, la matière sébacée est généralement grasse;

elle se répand sous forme huileuse à la surface de la peau; mais souvent aussi, mêlée à de la sérosité, elle prend une couleur blanche et une consistance crêmeuse; c'est ainsi même qu'elle est habituellement enfermée dans les cryptes de la face de l'homme d'où on la fait sortir en vermisseaux blancs par la compression; elle est alors sujette à se dessécher comme le mucus, et peut boucher l'orifice des follicules : de là, ces points noirs si communs au nez, aux oreilles, et dans bien d'autres endroits, car ces follicules sont universellement répandus; de là encore ces tumeurs nommées *tannes*, et dues à l'accumulation de la sébacine dans les follicules distendus. Ces follicules ont été pris souvent pour des glandes; ils sont rassemblés, en effet, quelquefois en groupes d'aspect granuleux, surtout à la racine des poils; on les voit et on les sent dans la peau fine de la verge, en forme de grains miliaires; en dedans des paupières, ils sont en grappes nommées glandes de Meïbomius; à l'angle de l'œil, ils forment la caroncule lacrymale : on les confond aussi quelquefois avec des papilles, comme sur le gland du pénis, etc.

Nous avons rejeté la filtration de la matière sébacée par les porosités de la peau, soit que, avec de Blainville, on l'assimile à la sueur que nous avons déjà vue résulter d'une sécrétion particulière, et non d'une exhalation directe; soit qu'on veuille, avec d'autres, comme Desmoulins même l'a cru pour les cétacés, admettre la transsudation mécanique de la graisse sous-cutanée à travers les téguments extérieurs. Si l'on voit quelquefois chez l'Européen, et davantage encore chez le Nègre, la peau se recouvrir en entier d'une légère couche huileuse qui salit le linge, graisse le papier et lui donne de la transparence; si, chez le mouton, la laine toute entière s'imprègne de l'huile sébacée connue sous le nom de *suint;* si, chez le fœtus humain naissant, on trouve toute la peau recouverte d'une couche de graisse blanche et plus ou moins émulsionnée, ou convertie en une sorte de cérat par l'interposition de l'eau entre ses molécules, la peau de ce fœtus même peut, en raison de sa nudité, donner directement la clef de ce phénomène; car, chez les sujets surtout qui l'ont un peu rouge et pourtant fine et lisse, on la voit universellement marquée de très-petits points blancs qui ne sont autre chose que des cryptes sébacés universellement répandus.

La sébacine des follicules de Meïbomius ou glandes palpébrales, de la caroncule lacrymale et du larmier des ruminants, est connue sous le nom de *chassie* (Meïbomius, de Blainville); et l'on sait qu'elle n'est pas exclusivement graisseuse, mais en grande partie muqueuse, puisqu'elle se dessèche à l'air comme le mucus du nez. On n'en trouve point chez les animaux décidément aquatiques (cétacés, etc.); elle semble destinée à donner aux larmes plus d'onctuosité, à favoriser les mouvements des paupières. Celle des follicules du conduit auditif externe est plus graisseuse; d'abord déposée en forme de pommade blanche, elle se montre ensuite plus grasse et devient jaune, brune même, en perdant par évaporation l'eau qui lui donnait l'aspect de cérat. On connaît son amertume, et l'on sait qu'elle existe chez tous les mammifères; les oiseaux la doivent à un paquet de follicules agrégés (Scarpa).

De pareils follicules réunis en masses variables se voient au pourtour de l'anus chez beaucoup d'animaux, et leur produit ordinairement odorant (*proctacine*, de Blainville) se mêle aux excréments, ou peut être isolément expulsé. Les chiens ont deux masses latérales de cryptes ouverts à la marge de l'anus; ils paraissent se reconnaître à ce caractère, bien que leur habitude de se flairer mutuellement la région anale puisse aussi être rapportée, du moins pour les mâles, à la recherche d'un sexe pour l'autre. Les mêmes cryptes se retrouvent chez les chats; ils sont réunis en une seule masse, et s'ouvrent dans une poche commune qui débouche à la marge de l'anus par un orifice médian chez les putois, les martes, dont les excréments ont une odeur musquée, chez les moufettes (*mephytis*), dont le produit a au contraire une odeur suffocante par sa fétidité et son intensité, odeur qui repousse les animaux les plus voraces et se répand à des distances considérables; aussi l'animal s'en sert-il, en l'éjaculant au besoin, comme de moyen de défense. La civette, au contraire, procure à l'homme un parfum qu'on extrait d'une poche cutanée située entre l'anus et les organes génitaux, et dans laquelle s'ouvre la masse glandulaire de ses nombreux follicules anaux. La même poche existe chez les hyènes, mais sans produire une matière aussi odorante.

Le musc et le castoréum sont aussi des produits odorants (*prépucine*, de Blainville), fournis par des follicules ouverts dans des poches cutanées chez le *moschus moschiferus* et le *castor fiber ;* mais ces poches, que le rat offre aussi avec le même développement proportionnel, sont des dépendances du prépuce, et leur produit n'est qu'une exagération de cette sécrétion blanche, mucoso-graisseuse, susceptible de dessiccation plutôt que de fusion, qui s'observe chez l'homme et beaucoup de mammifères entre le gland et le prépuce, et qui même, selon de Blainville, constituerait la matière puriforme que les chiens laissent quelquefois voir en gouttes assez abondantes à l'extrémité de la verge, état de choses qui nous avait toujours paru morbide, quoique sans gravité.

Des produits spéciaux et ordinairement odorants sont dus à d'autres agrégations de follicules sous-cutanés chez quelques mammifères : telle est la matière onctueuse qui s'écoule au voisinage des oreilles chez l'éléphant, le chameau, dans le temps du rut; telle est celle que le pécari produit, d'un agrégat de follicules versant dans une poche dorsale ouverte à l'extérieur par un orifice en forme de fente. Le rat musqué ou ondatra porte, sur les côtés de la queue, des cryptes sécréteurs d'une matière odorante; on en retrouve de pareils, mais à produit presque inodore, à la queue du desman, aux flancs de la musaraigne (Geoffroy Saint-Hilaire).

Le croupion des oiseaux porte aussi de gros follicules, d'où leur bec exprime une huile propre à lustrer leurs plumes, et utile surtout aux palmipèdes qui passent souvent des heures entières à la mettre à profit. On connaît moins bien l'usage de l'humeur épaisse et siccative sécrétée par les cryptes fémoraux des sauriens, et dans laquelle Vogel a trouvé, chez l'iguane, de la stéarine unie à une matière azotée. Sous la gorge des crocodiles, on trouve, dit Cuvier, deux petits trous, orifices de glandes d'où sort une humeur musquée. Les batraciens, surtout les salamandres terrestres, les crapauds, les sonneurs ont la peau comme verruqueuse, en raison des gros follicules agminés dont elle est parsemée, et qui sécrètent une humeur lactescente, âcre et amère, vénéneuse pour les lézards, comme l'a reconnu Laurenti, laquelle cause aux chiens une salivation passagère et même des vomissements. Cette matière sort surtout abondamment et en jet subit, par la compression, des deux gros amas de cryptes situés à la partie postérieure et latérale de la tête, qu'on nomme parotides. Il paraît que cette matière contient une huile volatile âcre, qui pourrait être exhalée jusqu'à un certain point à la volonté de l'animal; toujours est-il que chacun d'eux a son odeur particulière. Celle de l'ail, de la poudre à canon, a servi de comparaison pour plusieurs, et l'âcreté de celle du sonneur igné est telle que plusieurs fois elle nous a occasionné un coryza de plusieurs heures. On dit que l'acrochorde de Java, serpent à peau tuberculeuse, laisse exsuder une humeur semblable et plus âcre encore, puisqu'elle pourrait causer des éruptions érythémateuses; mais on en a dit autant du contact des geckos, et sans fondement à ce qu'il paraît.

D. Sécrétions spécifiques. Je range ici toutes les productions d'humeurs à destination, en rapport seulement avec les mœurs, les habitudes, en un mot, l'histoire naturelle d'une espèce ou d'un nombre très-limité d'espèces. Je les divise en humeurs défensives, offensives et industrielles. Sans doute, un certain nombre des sécrétions précédemment énoncées aurait pu trouver place dans celles dont nous allons parler, et elles y seront naturellement rappelées; mais nous n'avons pas cru devoir rompre la liaison qui les unit à celles qui constituent les types principaux, et nous n'avons cru devoir rejeter à part que celles dont le rapprochement avec les précédentes aurait été fondé sur des analogies trop hasardeuses.

1° *Humeurs défensives*, c'est-à-dire servant à la défense des individus. Nous avons vu comment des sécrétions odorantes ou âcres pouvaient servir à chasser l'ennemi des moufettes, des crapauds, de l'acrochorde; nous en retrouvons d'analogues chez divers invertébrés: les méduses, les actinies causent des cuissons à ceux qui les touchent, sans doute en vertu de quelque humeur âcre mais peu connue, dont les effets à la vérité ne se font pas toujours sentir, du moins ne les avons-nous jamais éprouvés. On connaît depuis long-temps la matière caustique et d'une excessive volatilité que les brachyns lancent par l'anus, et qui sort d'une vésicule particulière; une espèce d'Orient (*B. bimaculatus*) cause même ainsi, dit-on, des plaies difficiles à guérir : de là le nom de *bombardiers* donné à ces insectes. Plusieurs carabiques (Procruste) lancent de même une humeur âcre, mais moins volatile, de la partie postérieure de leur corps; d'après Latreille, les blapsides ont deux vessies qui lancent, sur les côtés, à quatre ou cinq pouces de distance, une humeur particulière. Celle que les meloés (1), les coccinelles font sortir de l'articulation de la cuisse avec la jambe à toutes les pattes, est jaune, âcre et amère; nous n'avons pu trouver en cet endroit aucun canal excréteur apparent, ni d'organe sécréteur au voisinage, sans doute faute de recherches assez minutieuses. Léon Dufour a été plus heureux chez divers hémiptères; il leur a reconnu un organe *odorifique* vésiculeux, situé dans le thorax, sécrétant une matière huileuse qui s'échappe par des pores latéraux. Les fausses chenilles ou larves de tenthrèdes, etc., font aussi sortir de leur peau, mais par une multitude de points différents, une liqueur âcre et lactescente; les lombrics terrestres font également ainsi sortir de leurs pores dorsaux une eau souvent chargée de principes colorés et odorants; la chenille du machaon projette une odeur très-forte, en même temps qu'elle pousse au-dehors son singulier appendice nuchal. Les blattes ont deux vésicules ouvertes sur les côtés du dernier segment abdominal (delle Chiaje), et lancent jusqu'à

(1) La proche parenté des meloés avec les mylabres et les cantharides doit faire penser que c'est à une sécrétion du même genre que tient l'âcreté de ces insectes, bien qu'on les emploie en totalité comme si leur principe actif était généralement répandu. Il y a même certaines cantharides (*C. erythrocephala*) qui répandent ainsi cette humeur par l'extrémité de leurs cuisses. Audouin, dans sa thèse sur la cantharide, laisse soupçonner que la sécrétion de cette matière jaune appartient à un organe particulier, masqué par le corps adipeux et situé immédiatement sous les téguments; ceci explique pourquoi on a observé que l'enveloppe extérieure de la cantharide en est la partie la plus active. Sans doute c'est dans cette humeur que siége principalement la cantharidine, principe actif essentiel que la chimie a tiré de la poudre de ces coléoptères, et qui est blanc, cristallisable, insoluble dans l'eau, soluble dans l'alcool et les huiles.

huit pouces de distance une humeur brune, âcre et fétide.

Ce secours singulier, ce moyen d'écarter le danger par le dégoût que la proie inspire au ravisseur, sont empruntés par d'autres animaux à des produits moins spéciaux. On dit que le renard asperge de son urine, répandue sur sa queue, les chiens qui le serrent de trop près; on en dit autant du porc-épic, dont la queue armée de tubes creux recevrait le liquide en assez grande abondance; diverses couleuvres, le *C. natrix* en particulier, lâchent des excréments et une urine demi-concrète et fétide lorsqu'on les saisit; c'est par une ruse tout-à-fait analogue que les mollusques céphalopodes troublent l'eau en y répandant le contenu de leur bourse à noir, dont le canal excréteur s'ouvre dans l'entonnoir tout près de l'anus. Les aplysies troublent également l'eau quand on les touche, et répandent alors par les pores de leur manteau, suivant les conjectures de Cuvier, une humeur de couleur vineuse, sécrétée par une glande volumineuse; un autre produit défensif est fourni, chez les mêmes mollusques, par un organe en forme de grappe : c'est une matière blanchâtre, âcre et d'une odeur nauséeuse, mais qui n'a point les qualités venimeuses que divers anciens écrivains lui ont attribuées, et ne produit pas même la dépilation, comme le ferait croire le nom donné par Linné à l'une des espèces de ce genre. Les clios répandent aussi autour d'elles une humeur blanchâtre, d'après les observations de Rang. C'est aussi pour rebuter le ravisseur, que les bouziers, les boucliers lâchent leurs excréments boueux; les sauterelles,

les grillons et quelques chenilles, le contenu de leur estomac dont ils souillent les doigts qui les saisissent; les cigales, en s'envolant, rejettent une humeur limpide, sécrétée dans le rectum par une glande granuleuse (Léon Dufour); et les grenouilles, les crapauds éjaculent, dans leurs sauts ou dans leurs efforts pour échapper, une urine sans âcreté. Dans ces derniers cas, sans doute, l'émission est souvent involontaire et produite par la frayeur, comme chez bien d'autres animaux et l'homme même. Mais il est des circonstances où l'intention défensive est bien marquée, sinon intellectuellement, du moins par l'emploi instinctif de ces matières dégoûtantes : c'est ainsi que les larves de criocère, en particulier, soutiennent et poussent sur leur dos, au moyen d'une sorte de fourche caudale, leurs excréments accumulés sous lesquels ils sont entièrement cachés. La larve de quelques cercopes s'entoure de ses excréments liquides, ou plutôt de la sève rendue aussitôt qu'avalée, et qu'elle sait rendre spumeuse par un mécanisme déjà expliqué ailleurs (*Respiration*). Une véritable sécrétion cutanée produit un effet analogue, celui de protéger et de cacher l'animal sur certaines larves, de même que sur certains aphidiens, tels que le puceron lanigère : cette matière se dispose en flocons légers, comme cotonneux, et qui dissimulent totalement les formes du petit animal qui les a excrétées.

2° *Humeurs offensives.* Quelques-uns des produits dont il vient d'être question se rangeraient également ici à certains égards, car on a pu croire que les mollusques céphalopodes se servaient de leur encre pour empêcher leur proie de fuir en l'environnant d'obscurité; mais il doit être ici question seulement des *venins*.

Ce sont des liqueurs sécrétées toujours par un organe spécial, accompagné d'une arme propre à l'*inoculation* et produisant des effets morbides souvent graves, mortels même et toujours hors de proportion avec leurs qualités chimiques connues. On a quelquefois supposé l'existence d'un venin, pour expliquer la puissance de certains animaux en apparence peu robustes, mais qui avaient l'avantage d'être bien armés; on l'a dit des hydres ou polypes d'eau douce, parce que dans leurs nombreux tentacules ils peuvent enlacer une proie faible, au point de la rendre immobile. On a dit qu'ils tuaient instantanément de petites annélides, de petits crustacés, par le seul contact de leur bouche; nous pouvons affirmer le contraire d'après de fréquentes observations, pour avoir vu de petites naïdes remuer vivement encore pendant plusieurs heures une partie de leur individu, tandis que la majeure partie de leur corps était déjà avalée et contenue dans la cavité gastrique. On a aussi prêté des qualités venimeuses à des armes qui n'avaient de dangereux que leur forme et le genre de blessure qu'elles causaient; les morsures des lézards, des musaraignes, les piqûres produites par les aiguillons dorsaux des vives, des silures, celles du dard caudal des pastenagues, ne sont fâcheuses qu'en raison de la meurtrissure qui accompagne les unes, de l'étroitesse et de la profondeur des autres, des dilacérations internes que causent les dentelures de l'instrument vulnérant dans les dernières. C'est bien plus injustement encore qu'on a attribué des effets redoutables à la morsure des orvets, des salamandres, dont les mâchoires sont trop faibles pour entamer l'épiderme, des crapauds qui n'ont point de dents.

Parmi les vrais venins, on peut établir plusieurs divisions relatives principalement au lieu où ils sont sécrétés et excrétés. Beaucoup d'animaux venimeux ne doivent cette prérogative qu'à une modification des organes et des produits salivaires, d'autres à ceux du voisinage de l'anus (*proctacine*, de Blainville). Il ne reste plus pour une troisième division que le cas de l'ornithorhynque qui porte aux pattes postérieures un ergot corné, un peu crochu, percé d'une ouverture par laquelle peut couler le liquide sécrété par deux glandes situées à la face interne des cuisses; on dit qu'il résulte des blessures de cet animal des inflammations douloureuses, mais sans danger.

Les *venins salivaires* sont nombreux en espèces et bien différents entre eux quant à l'intensité, depuis la puce jusqu'au trigonocéphale. Il est à remarquer que la salive même ordinairement innocente de certains animaux peut se changer quelquefois en un venin des plus dangereux : c'est ce qui a lieu dans la rage des chiens, des loups et des chats. Toutefois, nous ne pensons pas que la colère suffise pour donner à ce liquide de pareilles propriétés, et si la morsure d'un homme irrité a pu produire des accidents mortels (Scultet), c'est, sans doute, tout autrement que par une intoxication dont on aurait de bien plus fréquents exemples.

La plupart des insectes suceurs laissent un peu

de prurit et même d'inflammation après leurs piqûres; est-ce l'effet de la blessure même, ou celui d'une salive destinée à fluidifier le sang avalé par le parasite? De ces deux opinions la dernière est prouvée pour quelques cas seulement. La piqûre sanglante du taon n'est point envenimée comme l'imperceptible blessure du cousin; celle-ci laisse pendant plusieurs jours un prurit et un gonflement bien connus; les réduves, les nèpes occasionnent par leurs piqûres une douleur plus cuisante mais plus passagère, cependant j'ai vu une larve de libellule piquée à la patte par une nèpe cendrée, moins grande qu'elle, périr en une ou deux minutes.

Il est possible que la larve du fourmilion dégorge dans les blessures de sa victime une salive vénéneuse; cela peut être encore pour la larve aquatique des dytisques dont les mandibules sont perforées près de leur pointe; mais c'est un fait plus positif encore en ce qui concerne les scolopendres ou mille-pieds et les aranéides.

Tréviranus a trouvé dans la scolopendre blonde une paire d'organes salivaires pareils à ceux des arachnides; ces organes vont s'ouvrir vers l'extrémité des robustes crochets situés derrière la bouche des myriapodes; la fente terminale est sur leur convexité près de la pointe.

C'est là aussi qu'on la trouve chez les aranéides, dont la glande venimeuse est formée par un sac allongé qui s'étend jusque dans le corselet et qu'entourent de forts faisceaux musculaires disposés en spirale. Aussi assure-t-on que la grande scolopendre mordante produit en Amérique des morsures dangereuses, mais dont on a peut-être exagéré les conséquences, comme on l'a fait pour les araignées; en effet, la scolopendre mordante du midi de la France est fort grande aussi et assez souvent mise à découvert dans l'opération du labour; personne ne connaît ici les effets de sa morsure, bien que l'animal ne soit vu qu'avec horreur en raison de sa forme et de la célérité de sa marche. Quant aux araignées, on a dit mortelle la morsure du théridion ou latrodecte à treize gouttes, vulgairement nommé malmignatte en Italie, et qui se trouve aussi chez nous, que nous avons manié souvent, sans même qu'il ait cherché à mordre. Les grandes araignées d'Amérique, qu'on a dit aussi capables de tuer un homme, n'ont pas à leurs vésicules venimeuses plus de trois fois la masse de quelques-unes des grandes espèces de nos pays, dont la morsure, comme je l'ai expérimenté sur moi-même, ne produit qu'une cuisson passagère et une rougeur érythémateuse fort restreinte et qui se dissipe en peu d'heures. Il y a lieu de croire qu'on a exagéré de même les suites de la piqûre effectuée par la tarentule; toutefois, nous avons reçu d'Afrique, par les soins du chirurgien en chef Guyon, un individu de si grande taille que ses vésicules venimeuses devaient être du double de celles des mygales d'Amérique : nous pourrions donc conjecturalement comparer aux effets de la piqûre du frelon, ceux qu'une pareille araignée peut produire, à moins qu'on ne veuille supposer à son venin plus d'activité qu'aux autres, ce que rien ne prouve; car les ridicules symptômes attribués au tarentisme ne peuvent être pris au sérieux.

Mais c'est surtout chez les *serpents* qu'on trouve des venins salivaires capables de produire de formidables effets. Ces reptiles ont tous des glandes salivaires assez développées, granuleuses et entourant la mâchoire inférieure d'une part, la supérieure de l'autre, versant autour des arcades dentaires le produit visqueux de leurs sécrétions par des orifices multipliés. Cette salive est innocente chez les couleuvres, les pythons, les boas, et les dents sont simplement crochues, nombreuses et de médiocre grandeur, même à la mâchoire supérieure où elles forment, comme sur le palatin et le maxillaire inférieur, une sorte de peigne. Chez un certain nombre de serpents, même le *coluber natrix*, la dent la plus postérieure du peigne sus-maxillaire est plus grande que celles qui la précèdent, mais tantôt comme chez cette couleuvre sans autre différence, tantôt au contraire avec une cannelure sur sa convexité, comme l'a signalé Duvernoy dans un travail des plus intéressants sur le sujet qui nous occupe ; nous-même avons retrouvé cette cannelure à la dent postérieure de la couleuvre de Montpellier, bien qu'elle n'aît jamais produit d'accidents propres à faire croire que sa morsure est venimeuse, nous l'avons plus d'une fois involontairement éprouvé. Il n'en est pas ainsi des genres *dipsas* (Lin.), *cerberus* (Cuv.), *ophis* (Wagler), *erythrolamprus* (Boié), *dispholidus* (Duv.), qui, avec cette disposition cannelée des crochets postérieurs (à l'exception des ophis), ont une glande venimeuse, c'est-à-dire une portion de salivaire, non granuleuse et ferme, mais lisse, lobulée, spongieuse et molle ; ce sont les *serpents à crochets venimeux postérieurs*, circonstance soupçonnée par Cuvier et positivement démontrée par Duvernoy. Toutefois, les plus dangereux de tous les serpents sont assurément ceux *à crochets venimeux antérieurs ;* ce sont aussi les plus généralement connus, quoique l'on ait eu à diverses reprises des indécisions ou des opinions particulières et fondées sur la source de leur venin (Charras, Desmoulins, etc.) si bien établi par Redi, Tyson, Ranby, Mead, Fontane, Everard Home, et confirmées de nos jours par Meckel, Tiedemann, Rudolphi, et enfin par Duvernoy, dont les dessins surpassent en précision, en clarté et en nombre tous ceux qui en avaient été donnés jusqu'ici. De ces serpents, il en est qui, comme les bongares et les hydres (pélamides et hydrophis), ont derrière les crochets venimeux une rangée pectiniforme de dents fixées sur un maxillaire allongé ; d'autres, comme les crotales, le trigonocéphale, les vipères, les najas, les élaps, ont l'os maxillaire très-court et armé seulement d'un ou deux crochets très-grands, accompagnés de plus petits qui en prennent la place en cas de fracture. Ces crochets commencent effectivement à se former par un petit cône osseux attaché au maxillaire par la gencive seulement ; en grandissant, ce cône renforce en avant sa paroi antérieure, d'où résulte une gouttière dont les bords ne tardent pas à se toucher, de sorte que quand la dent est complète et qu'elle se *soude* au maxillaire, il existe, outre la cavité du cône osseux qui reçoit la pulpe dentaire, plus antérieurement un conduit ouvert en avant à la base par une boutonnière arrondie, et vers la pointe de la dent par une boutonnière étroite, tandis que dans toute sa longueur se voit encore une fente presque imperceptible et imperméable : c'est ce conduit qui reçoit le venin par l'ouverture de la base et qui l'inocule par celle de la pointe. Nous avons parfaitement observé ces détails sur le trigonocéphale fer de lance, dont les crochets sont extrêmement longs et forts, et sur le naja à lunettes, qui les a beaucoup plus petits. On sait que les crochets dont il vient d'être question sont susceptibles de se redresser pour agir, et de se coucher le long du palais dans le repos : ceci doit être impossible aux élaps et aux hydres, dont les crochets sont, il est vrai, peu allongés. En effet, ce sont les bascules d'un maxillaire sub-globuleux, poussé en avant ou retiré en arrière par des os ptérygoïdiens fort allongés et fort mobiles, qui produit les mouvements auxquels l'os lacrymal sert de point d'appui ; des muscles spéciaux sont affectés à cet office, que rend facile la mobilité générale de l'appareil masticateur dont il a déjà été question, et que ces animaux augmentent encore en écartant horizontalement au préalable les pièces dont il se compose : on sait, en effet, que dans la colère et la menace leur tête s'aplatit et s'élargit considérablement en arrière.

En se couchant le long du palaìs, les crochets se cachent sous un rideau membraneux et élastique, qu'ils soulèvent et poussent en avant quand ils se redressent; c'est dans le pli de ce rideau que débouche le conduit salivaire chargé du produit venimeux, c'est là qu'il le dépose et le laisse pénétrer dans l'ouverture basilaire de la dent, c'est là aussi qu'on l'a recueilli quand on a voulu l'examiner chimiquement ou s'en servir pour des expériences. La glande à laquelle appartient ce conduit est allongée au-dessous et derrière l'orbite, mais sans pénétrer dans la cavité qu'occupe en partie la glande lacrymale, et recouverte seulement par la peau et une partie des muscles élévateurs de la mâchoire inférieure; d'où il suit que, quand l'animal ferme la bouche, il comprime la glande et en excrète plus abondamment le produit. Cette glande est assez lisse, comme aponévrotique, extérieurement cloisonnée ou spongieuse à l'intérieur; c'est une partie modifiée de la glande salivaire supérieure, dont il ne reste plus, à part cela, que quelques rudiments.

Quant au venin même, c'est une substance visqueuse, transparente, verte dans les crotales, jaune dans la vipère, presque sans saveur et sans odeur, soluble dans l'eau, ne rougissant ni ne verdissant les bleus végétaux dans la vipère, selon Méad et Fontana, les rougissant légèrement dans le crotale, selon Hipp. Cloquet, d'après les expériences de Em. Rousseau; n'offrant point de qualités vénéneuses (Redi), sinon à une dose très-considérable (Fontana) quand c'est dans l'estomac qu'on l'introduit, ou si on l'applique seulement sur une membrane muqueuse ou la peau sans entamure; agissant au contraire avec violence si elle est entamée par la moindre écorchure et principalement s'il est déposé dans quelque veine, parce qu'alors il est rapidement porté vers les organes centraux.

Le microscope n'y fait rien voir qu'une solution gummiforme, qui se solidifie par le desséchement sans perdre sa transparence, mais en se fendillant de manière à faire croire qu'il s'y forme des cristaux (Méad); la chimie n'en a pas encore décelé les principes, et les expériences physiologiques même n'ont pas encore appris en quoi consistent les altérations qu'il produit. On ne saurait croire, avec Fontana, que son effet se borne à la coagulation du sang, car il se développe, après son inoculation, des douleurs, un gonflement local, un état gangréneux qui ne sauraient s'expliquer ainsi : ces symptômes locaux nous empêchent aussi d'assimiler l'action du venin à celle de la strychnine et autres poisons qui n'agissent que sur les centres nerveux. S'il ne s'agissait que des symptômes généraux (oppression, prostration, vomissement, ictère, convulsions, etc.), la théorie de Fontana pourrait être admise; car, dans les expériences récentes de Dupuy, on a vu une émulsion de substance cérébrale injectée en petite quantité dans les veines des chevaux les tuer promptement, et c'est à la coagulation du sang par cet agent que ce savant attribue, d'après ce qu'il nous a dit lui-même, ces terribles effets.

Ceux du venin se produisent également lorsqu'on l'a inoculé avec un instrument quelconque, soit qu'on l'ait fait jaillir des gaînes, des dents de l'animal vivant, soit qu'on l'ait recueilli sur le mort, soit même qu'on l'ait laissé sécher à l'air libre. Toutefois, nous ne pensons pas qu'il résiste au lessivage des linges qui le portent : ce sont, sans doute, des anecdotes peu authentiques que celles sur lesquelles on appuie cette assertion, de même que cette histoire d'une botte successivement fatale à plusieurs de ses possesseurs, parce qu'un crochet de crotale était resté engagé dans son cuir. Duvernoy a inoculé sans aucun effet, à plusieurs animaux, le venin du crotale *durissus* conservé dans l'alcool. J'ai moi-même été blessé dans la dissection d'un naja à lunettes (*cobra di capello*) d'assez grande taille et conservé de la même manière; un des crochets pénétra profondément dans la pulpe du doigt indicateur au moment où je faisais effort de l'autre main pour arracher la peau du cou; la plaie fut cautérisée seulement avec le nitrate d'argent, et il ne s'ensuivit rien de fâcheux. Le venin, coagulé en pulpe grisâtre, fut ensuite inoculé sans accident aucun à plusieurs petits oiseaux.

Les najas, les crotales, le trigonocéphale sont les plus dangereux des serpents, tant à cause de la subtilité de leur venin que de la quantité qu'ils en possèdent en raison de leur taille. Le nommé Drake, blessé par un des crotales qu'il montrait au public, est mort en quelques heures; il en a été ainsi de plusieurs individus mordus par le trigonocéphale (Guyon). La vipère ne tue que rarement un homme, et alors même les accidents durent plusieurs jours. La rapidité de la mort et sa certitude sont, au reste, pour une espèce donnée, en grande partie proportionnelles à la quantité de venin inoculé, et par conséquent aussi à la profondeur et à la violence des morsures, à leur nombre, à l'âge et à la taille du serpent, à la saison, etc.; pour des espèces différentes, c'est en général avec la masse de l'animal blessé que la proportion s'établit. Un 100e de grain du venin de la vipère fait périr une fauvette, un serin (Fontana); il en faut six fois plus pour un pigeon, et d'après ses calculs, ce savant estime qu'il en faudrait douze grains pour tuer un bœuf, trois pour tuer un homme. Or, comme une vipère n'en a guère que deux grains de disponibles, la mort pour notre espèce ne devrait jamais s'ensuivre. Il est certain du moins que cela est rare, et l'on en a fait honneur bien gratuitement à de prétendus spécifiques, dont plusieurs sont certainement plus nuisibles qu'utiles, surtout si l'on en abuse, comme on l'a fait si souvent de l'ammoniaque; mais il faut aussi faire la part de l'*idiosyncrasie* de l'espèce et de l'individu blessé. La vipère même n'est point sensible à l'action de son propre venin; l'orvet, les sangsues, les limaçons y résistent également (Fontana); le crotale, au contraire, meurt, dit-on, de ses propres blessures; le chien y résiste mieux que le cheval, et le cochon mieux encore, assure-t-on, au point que ce mammifère dévore le crotale. Mais tout cela d'ailleurs est subordonné à une autre condition, celle de la région mordue; car Fontana a prouvé que des piqûres à l'oreille, au nez, étaient souvent sans danger, tandis que celles de la langue étaient fréquemment mortelles, etc.

Les *venins post-abdominaux* ne se rencontrent que dans la classe des arachnides et des insectes, à moins qu'on ne voulût en rapprocher celui de l'ornithorhynque; on a vu dans l'appareil qui les sécrète un analogue des voies urinaires des vertébrés, mais il est évident qu'il n'en saurait être ainsi dans le scorpion qui a quatre cœcums urinaires *(vasa varicosa)* comparables aux deux des aranéides, indépendamment d'un foie vésiculeux bien distinct; la chose eût été plus douteuse pour l'abeille, dont les *vasa varicosa* sont moins nettement séparés en biliaires et en urinaires. Il est donc bien plus rationnel de comparer ces produits à ceux des organes sécréteurs que nous avons dit se trouver autour de l'anus ou des organes génitaux chez la civette, le castor, le musc, etc.

Les deux sexes sont pourvus de venin chez les scorpions; l'organe qui le sécrète est une glande ou vésicule enfermée dans le dernier article de l'abdomen, vulgairement nommé la queue (1). Cet article est renflé pour loger la glande et terminé en griffe recourbée et très-aiguë, percée d'une boutonnière de chaque côté vers sa pointe (ce qui semblerait indiquer que la glande est double); on en voit quelquefois suinter une gouttelette de liquide incolore et limpide (Redi). C'est en enfonçant ce dard dans une peau molle, ordinairement après avoir recourbé la queue en avant par-dessus le dos, que les scorpions blessent leur ennemi ou empoisonnent la proie trop robuste qu'ils ont saisie entre les robustes pinces de leurs palpes. Pour une proie faible, ils dédaignent le secours de leur arme empoisonnée; leurs mains (*chelæ*) suffisent pour la contenir et même l'écraser. Les effets de ce venin varient, comme pour les serpents, suivant la taille de l'animal blessant et du blessé; nos scorpions bruns d'Europe ne causent guère plus de mal qu'un frêlon; pourtant on nous a parlé

(1) Véritable abdomen selon nous, tandis que ce qu'on nomme ventre est en réalité le thorax où siègent les organes respiratoires, et que le prétendu thorax ou corselet n'est que la région cervicale, ou dère, portant les appendices locomoteurs.

de l'enflure de tout un membre supérieur par suite d'une piqûre au doigt; l'occitanique paraît plus venimeux, mais les symptômes graves décrits par Maccary nous paraissent devoir être en partie attribués à l'ammoniaque dont il avait abusé. Redi a vu périr en quelques heures des pigeons qu'il faisait piquer par un scorpion de Barbarie beaucoup plus gros que les nôtres (*buthus*); et l'on peut croire qu'il n'y a pas d'exagération à dire que le grand scorpion des Indes peut tuer un homme par sa piqûre. Toutefois de pareils accidents sont rares, parce que ces animaux n'attaquent point l'homme et ne le blessent que quand ils ne peuvent échapper autrement à ses poursuites.

Le venin des insectes est moins dangereux, à moins que, réunis en grand nombre, comme ils le sont souvent dans leurs peuplades, les hyménoptères porte-aiguillons ne multiplient considérablement leurs piqûres qui peuvent alors faire périr l'homme et même des animaux plus volumineux. On connaît la douleur brûlante, le gonflement inflammatoire qui résultent immédiatement de ces blessures, et qu'on soulage et dissipe par des embrocations huileuses. On sait que celles du frêlon, des scolies, sont très-redoutables à cause de la grosseur de ces insectes; que celle de la guêpe est plus douloureuse encore que celle de l'abeille et surtout du bourdon, quoique celui-ci l'emporte beaucoup pour la taille. L'organe sécréteur bien connu de Swammerdam est une vésicule garnie de deux longs cœcums et terminée par un conduit membraneux. Ce conduit s'ouvre dans une gaîne cornée où glissent les deux tiges aiguës et barbelées de l'aiguillon : ce sont celles qui pénètrent dans les chairs, et leurs barbelures les y retiennent quelquefois assez pour que l'insecte ne puisse fuir qu'en se privant par arrachement de cette arme offensive et de ses annexes ; les abeilles sont pourtant à peu près seules dans ce cas. Les femelles seules, ou les neutres qui sont des femelles imparfaites, sont pourvues de cet aiguillon, et il n'est pas bien difficile de voir qu'il a la plus complète analogie avec les tarrières des femelles de plusieurs hyménoptères, des tenthrèdes ou mouches à scie, des cinips, de ichneumons. Ces dernières même ressemblent considérablement aux sphex avec lesquels on les a souvent confondues, et les uns et les autres se servent de cette arme en faveur de leur progéniture ; les ichneumons perforent la peau de divers insectes pour y insinuer leurs œufs ; les sphex piquent de leur aiguillon des insectes, des arachnides qu'ils engourdissent ainsi sans les tuer, et qu'ils enferment ensuite avec leurs œufs pour que les jeunes larves trouvent à leur portée une victime fraîche et pourtant incapable de leur nuire. Nous avons gardé pendant un mois une jeune tarentule narbonaise ainsi piquée par un sphex, et il lui a fallu tout ce temps pour sortir complétement de la torpeur où elle était plongée.

Cet aiguillon, qui existe chez les mutilles, manque aux fourmis qui leur ressemblent si fort ; celles-ci n'ont plus, à ce qu'il paraît, que la vésicule anale sécrétant une humeur âcre : c'est avec leurs mandibules qu'elles tâchent d'entamer la peau, et quand elles y sont parvenues, on les voit s'efforcer d'approcher l'anus de la piqûre comme pour y répandre leur faible venin.

3° *Humeurs industrielles.* Nous nommons ainsi celles qui servent à quelque usage qui n'est point directement relatif à la vie organique et qui ressemble davantage aux industries de l'homme. On pourrait rappeler ici sans doute le dégorgement de salive qui, chez les hirondelles, les abeilles maçonnes, etc., sert à gâcher la terre pour en bâtir des habitations; qui, chez les guêpes, sert à la confection du carton dont le guêpier se compose, etc.; mais il n'y a là qu'un emploi particulier d'humeurs destinées aussi à des usages de vie organique. Il est inutile aussi de revenir sur les sécrétions phosphorescentes qui servent à l'appel réciproque des individus, à l'exsudation d'acide phosphoreux (Fleuriau de Bellevue) qui sert aux pholades et modioles à creuser les pierres calcaires où elles se logent. Nous avons ailleurs aussi parlé des moyens de suspension que fournit à divers animaux, soit dans l'air comme la limace filante, soit dans l'eau comme le litiope (Rang) et certaines larves de tipule, la bave dont leur corps est habituellement recouvert. Arrêtons-nous un moment sur un produit qui paraît être sécrété par quelques points de la peau pour servir à des usages éminemment industriels, je veux parler de la cire.

Comme la *cire*, sorte d'huile concrète, se retrouve dans un certain nombre de végétaux et dans plusieurs de leurs parties, on a pu croire que les abeilles ne faisaient que la leur emprunter; mais Huber a vu la production de la cire être très-abondante chez des abeilles qu'il nourrissait exclusivement de sucre, et c'est entre les arceaux inférieurs de l'abdomen qu'il a vu (après Hunter) se former ce produit; c'est là que nous l'avons trouvé nous-même en forme de lamelles quadrangulaires, trois ou quatre de chaque côté, et qui paraissaient avoir transsudé à travers des espaces membraneux de même forme, ménagés dans la partie cachée des arceaux qui sont imbriqués l'un sur l'autre; cette cire était blanche, et nous en avons fait un globule qu'on eût cru emprunté à nos bougies. Latreille pense qu'en dedans de ces aires membraneuses se trouvent des organes sécréteurs, des espèces de vaisseaux jaunes et contractiles.

Une *matière rouge, très-gluante* et assez promptement siccative est sécrétée par une ligne crypteuse tout le long de la face inférieure du corps chez le *géophile sesqui pédal* de L. Dufour, sorte de mille-pied très-long et très-étroit, très-faible par conséquent comparativement à sa longue taille; un pore médian à chaque segment permet à cette humeur de sortir à la volonté de l'animal, et nous l'avons vu s'en servir pour engluer les insectes que nous mettions en rapport avec lui; il la répandait sur nos doigts quand nous voulions le saisir. Cette humeur n'a ni âcreté, ni qualité vénéneuse appréciable; l'alcool la coagule.

C'est par une semblable viscosité autant que par la finesse de ses filaments, que la *toile des araignées* arrête les insectes qui s'y précipitent; quelques fils lâches suffisent à cet effet pour certaines espèces: ce sont comme autant de gluaux, et l'on peut rencontrer encore, dans quelques-uns des plus gros, la matière de la soie sous forme d'un filament comme gommeux et parsemé de renflements en forme de gouttelettes. Toute la soie excrétée ne conserve pas ainsi sa viscosité pendant plusieurs jours ; la plupart du temps même la matière se concrète et se sèche aussitôt qu'elle est mise en contact avec l'air ; les innombrables filaments qui sortent des filières ont à peine le temps de se réunir en un seul cordon, et souvent même ils restent distincts en écheveaux ou en duvet crêpé, comme quand les araignées emmaillottent une proie, ou quand elles construisent le cocon de leurs œufs. Cette matière visqueuse paraît peu azotée, elle brûle à la manière des substances végétales, c'est-à-dire sans boursoufflement, sans odeur d'empyreume ; l'eau en dissout une partie, peut-être la moitié ; l'alcool lui en enlève une moindre quantité, ce qui semble y supposer beaucoup de matière de nature gommeuse et un peu de matière résinoïde ; le reste renferme des sels calcaires (Berzelius).

La *sécrétion* est opérée par des vésicules à parois épaisses, demi-transparentes, terminées chacune par un canal particulier. Ces vésicules et leurs canaux sont de diverses grosseurs, et chacun de ceux-ci va s'ouvrir à la surface des filières par un orifice particulier. Mais ces orifices ne sont pas de simples trous, ils sont saillants en forme de canule percée au bout et de grosseur proportionnée à celle du canal excréteur. On nomme *filières*, des mamelons plus ou moins allongés, quelquefois caudiformes, situés à l'extrémité postérieure ou à la face inférieure de l'abdomen des araignées, disposés en un groupe assez serré, au nombre de quatre au moins, de six au plus. Les filières sont de grandeur inégale; les plus longues composées de quatre articles, les plus courtes d'un seul; toutes sont très-mobiles et mues par des muscles assez forts qui peuvent les diriger en tous sens, ouvrir et fermer à volonté les canules innombrables dont elles sont garnies, les épanouir ou les rapprocher. Les petites filières ont ordinairement de grosses canules, et produisent en conséquence des fils plus grossiers et moins nombreux; ils sont aussi quelquefois de couleur différente dans des filières différentes, et l'araignée sait très-bien disposer, selon le besoin, des unes ou des autres.

La *soie du bombyce du mûrier* brûle à la manière des substances animales, c'est-à-dire avec l'odeur et le boursoufflement qui leur est propre; aussi les chimistes la regardent-ils comme assez analogue à la corne, à l'épiderme, aux poils; elle est de même soluble dans la potasse caustique, et l'eau chaude ou savonneuse ne lui enlève qu'un peu de matière gommeuse et graisseuse. Beaucoup de chenilles sécrètent cette matière, qui, de visqueuse et diaphane qu'elle était d'abord, devient bientôt sèche et opaque ou demi-transparente. Les chenilles de papillons diurnes ne s'en font qu'une ceinture ou même seulement une sorte d'empâtement où s'accrochent les épines terminales de leurs chrysalides; parmi les nocturnes il en est qui filent dès leur naissance, soit pour vivre en commun sous des abris de soie, soit pour s'envelopper isolément dans un fourreau (teignes), etc. La plupart ne filent qu'aux approches de la métamorphose et se fabriquent un cocon;

celui du ver-à-soie devient un objet important de commerce, en raison de l'abondance de la matière et surtout de la régularité avec laquelle le tissu a été ourdi; ce qui fait qu'il est possible d'en dévider le fil dès qu'il a été dégommé par l'eau chaude, et même quelquefois sans cette précaution, mais avec moins de facilité et de plus fréquentes ruptures. Beaucoup d'autres lépidoptères, au contraire, semblent se complaire à feutrer le tissu de leur cocon, plusieurs même étalent leur soie en couche continue, luisante et parcheminée à l'intérieur de cette habitation temporaire, comme pour rendre moins rudes les frottements qu'ils pourront éprouver contre ses parois; certains encore (*bombyx Neustriæ*) les saupoudrent d'une matière jaune et pulvérulente dont on n'a pu encore déterminer la vraie source.

La matière soyeuse est sécrétée par deux longs boyaux cylindriques, flottants dans le corps de la chenille, terminés d'une part en cœcum, et de l'autre par un canal rétréci. Leurs parois ont deux tuniques, une granuleuse, sécrétoire, l'autre probablement contractile. On emploie dans les arts ces deux boyaux desséchés avec la matière qu'ils contiennent, et l'on s'en sert principalement pour obtenir des fils très-forts et surtout incorruptibles par l'eau (mord-à-pêche). Les deux canaux terminaux se réunissent en un seul, qui s'ouvre au sommet d'un mamelon ou filière situé immédiatement au-dessous de la bouche. On a donc ici dans la soie une sécrétion salivaire, une sécrétion folliculaire abdominale dans celle des araignées.

Les chenilles et les araignées ne sont pas les seuls

animaux articulés doués de ces sécrétions ; les larves des hyménoptères, d'abeilles, celles de plusieurs ichneumons, etc., ont aussi une filière céphalique qui leur sert à s'enfermer au moment de la métamorphose. C'est, sans doute, de la même manière que plusieurs larves de névroptères rassemblent, par des fils de soie, des corps étrangers dont elles se font une sorte de vêtement et s'y emprisonnent plus exactement encore avant de passer à l'état de nymphe (friganes, etc.). Les tétranyques, les bdelles, parmi les acariens, se font des tentes sous lesquelles ils vivent en famille, soit sous les feuilles (*acarus telarius* Lin.), soit sous les pierres, et c'est à l'anus que sont situées leurs filières, au nombre de deux à ce qu'il nous a paru. C'est aussi avec une filière anale que se file une coque la larve du fourmilion, et que la femelle de l'hydrophile construit sous l'eau même une enveloppe à ses œufs.

Enfin, il est encore une autre sorte de soie qu'on a cru long-temps être le produit d'une sécrétion opérée aussi sous les eaux ; je veux parler du *byssus* au moyen duquel divers mollusques bivalves se fixent aux corps submergés ; c'est surtout le byssus de la pinne marine, si souple, si fin qu'on en peut fabriquer des tissus précieux, qui a été regardé comme sécrété par une glande située à la base du pied, et dont le produit saisi par une cannelure de ce même pied serait porté par lui au-dehors et étiré en filaments. Poli, conduit par l'analogie du faisceau tendineux des tridacnes du byssus fibreux des arches, des moules, pense qu'il s'agit là de fibres musculaires peu à peu transformées, dissociées par leur séjour au-dehors, où elles éprouvent une sorte de dessèchement, si l'on pouvait parler ainsi de corps toujours mouillés par l'eau. Cette opinion a été adoptée par delle Chiaje, son élève, et par de Blainville.

§ II. *Sécrétions de matières solides déposées en masses continues.*

Les produits qui vont nous occuper remplissent ordinairement dans l'économie des fonctions protectrices, quoique pouvant être considérés comme séquestrés des parties vivantes qui les ont sécrétés, et avec lesquelles ils restent seulement contigus et plus ou moins adhérents pendant un temps variable; après lequel ils se détachent définitivement pour la plupart, entraînant même souvent dans leur chute l'organe qui leur avait donné naissance. Nous diviserons ces produits et les sécrétions dont ils dépendent, en trois groupes fondés sur leur nature même : les uns sont principalement formés de mucus concret, ils constituent toutes les matières cornées; d'autres sont pierreux ou du moins calcaires; certains sont d'une nature plus combustible, spéciale, essentiellement colorés et colorants.

A. Produits cornés. Tous ont une certaine rigidité et en même temps une souplesse, une élasticité, une diaphanéité bien connues, et qui varient selon leur épaisseur et surtout en raison du degré de condensation même de leurs molécules, qui, toujours fortement agrégées, constituent par leur réunion une sorte de *tissu*, nom sous lequel on les a assez généralement désignés depuis Bichat. Les chimistes leur trouvent à tous une grande analogie et même une identité réelle avec du mucus animal concrété, ils ne se dissolvent bien effectivement que dans les alcalis caustiques, et brûlent tous avec fusion, boursoufflement, odeur empyreumatique et ammoniacale. On trouve dans le règne animal un assez grand nombre de parties qui peuvent se ranger dans cette catégorie, mais la plupart peuvent être regardées comme dépendant des téguments et dérivant de l'épiderme. Il ne faut pas cependant prendre pour un dépôt de matière cornée tout produit élastique, même extérieur; car les téguments des insectes, par exemple, doivent être considérés comme une peau complète, organisée, endurcie par une matière particulière, mais non pas avec l'homogénéité d'une couche de mucus desséché: à plus forte raison en est-il ainsi des parties intérieures de même consistance. Les cartilages des mammifères, les tendons des crustacés, ont aussi des *trames* organiques; mais un véritable dépôt de matière cornée paraît constituer le tronc de certains polypiers, des antipathes et des gorgones en particulier. Nous ne nous occuperons avec détail que des formes les plus répandues de ce genre de produit.

1° L'*épiderme* est la plus extérieure des enveloppes du corps; il est remplacé par de la mucosité dans beaucoup d'animaux mous et aquatiques, tels que les méduses, les actinies, la partie nue des mollusques; il se retrouve, au contraire, et parfois avec beaucoup d'épaisseur, pourvu même de filaments piliformes à l'extérieur de leurs coquilles, comme nous le verrons plus loin. Les annélides en ont un assez coriace, mince, transparent, et souvent irisé par les réfractions qu'il fait subir à la lumière; il est aussi fort mince, mais en même temps mou et presque muqueux, chez la plupart des poissons. Il semble, chez les reptiles batraciens, être d'abord fluide et muqueux, puis se condenser par degrés, se dessécher quelquefois de manière à former des saillies aiguës (crapaud épineux), et bientôt être éliminé par une *mue*, durant laquelle il se détache en lambeaux considérables, en fourreaux presque complets (anoures) ou même absolument complets, de sorte que la dépouille flottante semble être un fantôme de l'animal qu'elle revêtait naguère (salamandres). Ces mues sont fréquentes, à peu près hebdomadaires; elles sont annuelles ou bisannuelles chez les serpents, les lézards, dont la dépouille est entière ordinairement chez les premiers, lacérée chez les seconds. Ces reptiles à peau sèche ont, peu avant la mue, un épiderme bien plus épais que celui des batraciens; par-delà le bord des saillies et des plis cutanés qui constituent la base, le corps même des granules ou des écailles, il forme un prolongement variable et de consistance dure, et en s'épaississant ainsi à la longue, il ternit, salit les couleurs dont la peau est ornée et qui brillent si vivement après la mue. Toutefois il n'empêche point la transpiration cutanée, car il nous a paru criblé d'une multitude d'ouvertures microscopiques dans les points amincis intermédiaires aux écailles; ce n'est qu'au moment où il est arrivé à son *summum* de densité, et où le nouvel épiderme s'est formé sous l'ancien, que les pores de celui-ci ne peuvent plus transmettre la transpiration au-dehors; alors l'humidité s'accumule entre les deux épidermes (du moins chez les serpents), et aide beaucoup au dépouillement complet. Détachée d'abord de la circonférence de la bouche, renversée par les frottements de l'animal qui glisse sa tête entre les herbes, les racines, ou même dans un anneau de son propre corps, la vieille cuticule se retourne à mesure que le serpent en sort comme d'un fourreau, y laissant même attachée la vitre oculaire, qui, pendant quelques jours auparavant, déjà séparée de l'ancienne par la transpiration, troublait la vue au point de produire une sorte de cécité temporaire.

Les vertébrés à sang chaud ne nous offrent plus de véritable mue d'épiderme : s'il tombe, c'est en écailles farineuses, à moins de causes morbides, d'inflammations, de vésications; mais il se présente encore chez quelques-uns d'entre eux avec la dureté de la corne et avec une grande épaisseur. La peau ossifiée des tatous partagée en bandes et en boucliers, celle des pangolins divisée en squames larges et imbriquées, sont revêtues et l'on peut dire armées d'un épiderme dur et quelquefois tranchant : celui des cétacés a plusieurs lignes d'épaisseur, et le lamantin offre extérieurement, selon Steller, une sorte d'écorce épaisse d'un pouce, extrêmement dure et formée de filaments agglutinés, parallèles entre eux et perpendiculaires à la surface du corps.

Chez le même animal, l'épiderme varie beaucoup en épaisseur et en souplesse : réduit à une mince et molle pellicule sur les membranes muqueuses voisines du dehors et sur la peau voisine des ouvertures viscérales, sur celle des régions tournées en-dedans, il a plus d'épaisseur aux régions externes, au dos et surtout là où des pressions fortes sont fréquemment exercées, à la plante des pieds, à la paume des mains, là enfin où la peau elle-même acquiert plus de force et d'épaisseur; des pressions accidentelles mais fréquentes l'épaississent en durillons, en cors, tout en changeant aussi à un certain degré la texture de la peau.

Le cor par exemple (*clavus* en latin) montre extérieurement un épanouissement en tête de clou, et intérieurement un pédicule souvent fistuleux qui s'enfonce jusque dans la profondeur du derme. Cette hypertrophie accidentelle nous confirme dans l'adoption des idées récemment émises par Breschet et Roussel de Vauzème sur la production de l'épiderme. D'après ces anatomistes, des follicules situés à la face profonde du derme, et munis d'un canal excréteur qui traverse cette membrane épaisse, sécrètent le mucus cutané; ce mucus se dépose en couches à l'extérieur, s'organise à un faible degré, à la manière des fausses membranes, et se condense (1) d'autant plus que ses couches sont plus extérieures, plus anciennes, plus comprimées; les plus profondes, qui sont aussi les plus nouvelles et qui logent les papilles, constituent le réseau muqueux de Malpighi, réseau factice comme l'a tout récemment démontré Flourens. Ce que nous dirons plus loin de la production et de la structure des autres productions cornées, servira à corroborer

(1) Je dis se condense et non se dessèche, car l'épiderme se forme chez le fœtus entouré d'eau et se retrouve chez beaucoup d'animaux aquatiques; rappelons que le mucus est insoluble dans l'eau.

cette manière de voir. Remarquons seulement ici combien l'analogie lui est favorable : 1° en ce qui concerne les membranes muqueuses où l'épithélium même a disparu, comme dans l'estomac, pour faire place à une couche de mucus sécrété par des follicules bien évidents ; 2° quant aux follicules sébacés, organes identiques avec ceux que Breschet nomme blennogènes, qui n'en diffèrent guère que par la nature de leur produit, et qui se trouvent en plus grande abondance là où l'épiderme a le moins d'épaisseur et réciproquement (plante des pieds) ; 3° eu égard aux poils même, car ce n'est pas sans raison que Breschet compare leurs bulbes aux follicules blennogènes et leur produit à l'épiderme, ressemblance si réelle dans quelques cas, qu'on peut hésiter entre son opinion sur la nature de la couche cutanée externe du lamantin qu'il croit épidermique, et celle de Steller qui la croit formée de poils agglutinés.

Comme dernier argument en faveur de cette théorie, nous ajouterons les effets du tatouage. On concevrait difficilement comment une matière colorante, introduite dans le réseau muqueux de la peau, ne serait pas éliminée ou absorbée, si cette couche cutanée n'était pas un produit presque inorganisé et méritant à peine le nom de *tissu*.

Cette théorie, en ce qui concerne les animaux à peau mince et sans follicules, ne présente pas du reste plus de difficultés que celle de la sécrétion de la mucosité ; et c'est au contraire un point d'analogie de plus.

2° *Endurcissements spéciaux de l'épiderme.* Ce

sont les parties qu'on a plus spécialement désignées sous les noms d'*écaille* et de *corne*. Nous ne reviendrons pas sur les *écailles* des lézards, des serpents, des pangolins et phatagins (1), constituées par des saillies épidermiques revêtues d'un étui d'épiderme seulement, plus dur et plus épais que le reste; nous avons vu qu'il mérite souvent alors l'épithète de *corné*. Ce n'est qu'un degré de plus en épaisseur et en dureté que nous trouvons dans les tortues marines, et notamment dans celle qui fournit la matière nommée commercialement *écaille :* cette matière dure, cassante, demi-transparente, susceptible de moulage après avoir été ramollie dans l'eau chaude, n'est autre que la substance des plaques épidermiques qui revêtent en divers compartiments la carapace du caret, et qui se prolongent même en arrière de manière à s'imbriquer un peu. Chez les tortues d'eau douce, ces mêmes compartiments sont couverts d'une plaque épidermique beaucoup plus mince, membraneuse et à peine plus épaisse au milieu qu'au pourtour. Il n'en est plus ainsi chez les tortues terrestres; leurs plaques d'écailles sont régulièrement sillonnées de stries et de reliefs parallèles, concentriques et fort intéressantes à observer, par rapport aux données qu'elles fournissent au sujet du mode d'accroissement de ces animaux, et surtout de leur système osseux. Ce sont, en effet, des stries d'accroissement, et elles dénotent dans chaque compartiment une stratification décroissante de la circonférence au centre, comme de raison, et de

(1) Celles-ci, s'allongeant pendant toute la vie, ressemblent bien plus à des ongles humains; aussi la comparaison en a-t-elle été faite par Cuvier.

l'intérieur à l'extérieur. Le milieu de chaque plaque offre un espace qui a en petit la même figure que la plaque tout entière : c'est le représentant de cette plaque au premier âge. Les premières cannelures qui circonscrivent cet espace ont été le bord de la plaque agrandie plus tard par une nouvelle couche déposée sous la première, et ainsi de suite. Donc la plaque, chez l'adulte, doit avoir plus d'épaisseur au centre qu'à la circonférence, et c'est ce qui a lieu, ce qui est surtout très-sensible chez la tortue géométrique, dont les plaques rachidiennes représentent une pyramide tronquée. Toutefois, chacun de ces bords nouveaux s'épaissit plus que la couche à laquelle il appartient, et forme ainsi une sorte de relief; et comme c'est au printemps et dans l'été qu'il se forme et s'augmente, que durant l'hiver il y a au contraire ralentissement dans la sécrétion du mucus épidermique, le nombre des années du chélonien semble devoir être facile à constater par le nombre des stries principales sur les plaques les plus régulières. Nous avons toutefois constaté avec un de nos amis, que ce serait là un guide trompeur, parce qu'il se produit souvent plusieurs cannelures pendant un seul été. Des stries analogues et également concentriques se voient aux plaques du bouclier céphalique du grand lézard ocellé; elles manquent à la plupart des autres qui n'ont que des plaques uniformes; elles manquent aussi aux squames qui revêtent les pattes de la majeure partie des oiseaux, la queue du castor, du rat, des sarigues; c'est que là il n'y a qu'un simple épaississement de l'épiderme sans stratification. Les remarques précédentes sont applicables aux étuis cornés du *bec* des oiseaux, des seiches, des tortues, aux casques durs dont plusieurs oiseaux (calao, pintade, casoar, etc.) ont la tête surmontée : ce sont des productions sécrétées par le derme (parfois ossifié lui-même (1), et dont l'accroissement suit celui de ce derme, non-seulement par une production nouvelle qui continue le bord par lequel l'ancienne était en rapport avec l'épiderme ordinaire, mais encore par une couche plus profonde, d'où résulte aussi toujours plus d'épaisseur aux points les plus anciennement formés, au bout du bec par exemple, et de là le prolongement apparent de la partie cornée de celui-ci qui s'accroît avec l'âge, au point de devenir parfois trop crochu pour la commodité de l'oiseau ; toutefois, la plupart du temps, il s'use à l'extérieur à mesure qu'il s'allonge par stratifications intérieures, et les deux mâchoires se maintiennent ainsi dans des rapports convenables. La dent latérale du bout du bec des perroquets, des oiseaux de proie, ne paraît même pas avoir une autre origine que cette usure, et elle n'est pas moins évidente dans le bec des seiches. Comme ici la production du mucus corné est continue, la stratification est peu sensible et les stries d'accroissement peu marquées ; elles sont bien sensibles sur le bec des mollusques céphalopodes, et perceptibles même sur celui du perroquet.

La *corne* proprement dite, c'est-à-dire l'étui élas-

(1) Ce derme reste épais et fibreux sous la corne du rhinocéros, il existe dans le jeune âge avec une épaisseur remarquable dans la corne du bélier, elle diminue chez l'adulte à cause des envahissements de l'ossification ; c'est là ce qui donne de la mobilité aux cornes des agneaux et de certaines espèces de chèvres ; ce n'est pas la cheville osseuse, mais son étui qui est mobile.

tique des cornes osseuses (1) et creusées de sinus des bœufs, chèvres, brebis, antilopes, offre souvent des stries plus manifestes, quelquefois même des bourrelets annulaires attestant un mode d'accroissement en tout semblable à celui dont il vient d'être question (2). Mais ce n'est pas la même chose pour celle du rhinocéros, masse totalement cornée, sans noyau osseux, et dont la texture fibreuse a autorisé Cuvier et de Blainville à la considérer beaucoup plus rationnellement comme un agrégat de poils soudés: remarquons que sa forme conique indique que l'accroissement des parties de la circonférence a commencé plus tard que pour celles du centre; il n'a eu lieu, en effet, qu'à mesure que la base s'élargissait. Les stries transversales sont donc dues ici à une autre cause que dans les productions précédentes: ici elles sont formées par l'extrémité la plus avancée de chaque couche concentrique; ailleurs, c'est au contraire par l'extrémité la plus reculée; quant à la courbure, elle indique que l'accroissement des parties antérieures est plus rapide que celui des postérieures. Cette corne a donc cela de particulier, que toutes ses parties, même les premières nées qui sont les plus centrales, continuent à croître pendant toute la vie, lors même que la base cesse de s'agrandir : c'est ce qui nous paraît avoir lieu, et avec une activité bien plus grande encore, pour les ongles ou griffes, les ergots ou

(1) Le bois du cerf est un os sans étui corné; c'est d'abord une peau ordinaire qui le revêt, elle est caduque; celle de la girafe est persistante.

(2) Les cornes de bœuf et d'antilope sont formées de couches longues, et comme le dit Cuvier, de cornets emboîtés. Les cornes de brebis et de chèvre le sont de lits beaucoup moins allongés et plutôt imbriqués qu'emboîtés; de là des stries transverses plus prononcées.

éperons des pattes de l'ornithorynque et de plusieurs oiseaux, ceux des ailes de quelques autres, ceux encore qui garnissent les ouïes de plusieurs poissons, les cottes en particulier. En effet, ces prolongements durs de l'épiderme croissent sans proportion avec les parties qui leur servent de point de départ, et se rapprochent ainsi des *appendices* dont nous allons parler tout à l'heure; aussi l'usure seule les empêche-t-elle de croître indéfiniment : c'est ce qui nous prouve la nécessité où nous sommes de couper nos ongles; celle de rogner les griffes des petits oiseaux gardés en cage, de réduire le sabot des chevaux dont nous garantissons les pieds par une sorte de semelle métallique : c'est à cet accroissement, *par allongement réel et non par stratification*, qu'il faut attribuer la longueur et les contours en spirale des ergots de quelques chiens qui ne touchent jamais la terre, et qui quelquefois même rentrent dans leurs chairs par les pointes et les blessent douloureusement; c'est par la même raison que les sabots des vaches qui font peu d'exercice et sortent rarement de leurs étables, s'allongent d'une manière démesurée. Une surface de peau assez étendue sert à la sécrétion de l'ongle, et cette surface semblerait devoir sécréter une corne verticale, comme celle du rhinocéros; mais un repli de la peau, soutenu quelquefois par une rainure osseuse à la naissance même de l'ongle (1), donne à cette partie sécrétrice une direction perpendiculaire à

(1) Dans le premier âge des fœtus l'ongle n'existe pas, il n'y a qu'une couche épidermique au bout du doigt; et cependant déjà l'enfoncement de la peau existe si bien, qu'on croirait aisément à l'existence de l'ongle lui-même; donc ce n'est pas lui qui creuse son sillon et sa fossette.

l'axe du doigt; de sorte qu'elle doit chasser son produit dans une direction tout-à-fait couchée, et entraîner dans le même sens le produit de toutes les parties sécrétrices situées au-delà. Ainsi s'expliquent l'utilité méconnue jusqu'ici de ce sillon, et la détermination de la forme de l'ongle qui est toujours en rapport avec lui; en effet, il est horizontal chez l'homme, et son ongle est plat; très-courbé de haut en bas chez le chat et la plupart des mammifères, dont l'ongle comprimé d'un côté à l'autre est presque tranchant et très-pointu en bas. On conçoit parfaitement, dans cette théorie, comment l'allongement de l'ongle se fait toujours vers le bout du doigt; comment il est plus épais vers sa partie la plus avancée, ayant reçu alors plus de matière sécrétée; comment, dans quelques cas, cette matière a pu se séparer en strat, quand on en laissait l'extrémité dépasser (sans la couper) le bout du gros orteil, les diverses portions sécrétées par différents points de la surface adhérente, n'ayant plus alors de point d'appui qui les contînt serrées et adhérentes. Quant aux stries, les transversales s'expliquent par des alternatives d'activité et de ralentissement dans la production de la couche superficielle; les longitudinales s'expliquent aisément par cette sorte de progression, qui nous rend aussi raison de la marche des taches, des ecchymoses, etc. : c'est cette marche, ce mode de croissance qui donne aux ongles la texture *fibreuse* qui s'y montre bien plus évidemment que dans d'autres parties cornées, et qui a permis de les comparer à un agrégat de poils inclinés et agglutinés ensemble par l'homogénéité et la fluidité primitive de leur matière muqueuse; mais il ne faudrait pas prendre cette explication au pied de la lettre.

3° *Appendices cornés de la peau.* Nous avons été naturellement conduits à reconnaître comme identiques au fond, et l'épiderme et ses endurcissements, et certaines productions isolées les unes des autres, quoique sécrétées à peu près de la même manière et contenant les mêmes principes : ce sont celles-ci qui vont nous occuper maintenant en détail.

Nous renverrons plus loin ce que nous pourrions dire ici de certaines productions épidermiques nées de la membrane muqueuse de la bouche, et qui tiennent lieu de dents ou les représentent identiquement; il en sera question à propos de ces *os* et de leur mode de production.

Les *poils,* qui s'en rapprochent à bien des égards, doivent néanmoins nous occuper ici comme produits cornés et comme composés d'une forte proportion de matière morte pour une très-faible de matière vivante. C'est toutefois s'en faire une idée fausse, que de les regarder comme un pur et simple produit d'excrétion tenace et filiforme. Il en est ainsi de certains poils très-fins, duvet ou laine (1), qui, chez la majeure partie des animaux, constituent une partie de la fourrure distincte des soies ou poils proprement dits qui sont plus longs, plus gros et plus roides : à ces derniers il faut assimiler la barbe et les cheveux de l'homme. Ces poils soyeux sont assurément composés de deux parties, l'une exté-

(1) Les filaments de la laine, vus au microscope, m'ont paru transparents, homogènes, un peu noueux, presque incolores pour la laine blanche.

rieure, toute cornée, morte, épaisse, colorée, formée souvent de filaments nombreux qui peuvent même se dissocier, car les cheveux se fendent au bout, les soies de cochon se divisent en plusieurs filets, et les crins de l'hippopotame montrent un faisceau à fibres nombreuses (Desmoulins); le centre est une moelle blanche ou incolore, bien visible dans les plus gros, visible surtout dans les piquants du hérisson, du porc-épic, où quelquefois elle se détruit ne laissant plus qu'un vide à sa place, ce qui les assimile plus encore que les poils ordinaires aux plumes des oiseaux. Cette moelle n'est point morte, elle vit comme l'ivoire des dents, comme les couches profondes de l'épiderme, dites corps muqueux de Malpighi; c'est une vie obscure sans doute, car on peut ordinairement couper, brûler les cheveux, la barbe sans conséquence, et même très-près de la peau; mais on sait qu'il n'en est pas ainsi dans certains états maladifs, que les cheveux pliqués deviennent saignants et douloureux: plusieurs Polonais, élèves distingués de notre Ecole, me l'ont assuré. D'ailleurs, ne sait-on pas que les cheveux blanchissent dans toute leur longueur, quelquefois en fort peu de temps? Qui pourrait leur enlever ainsi la matière colorante, sinon l'absorption vitale? Chez les individus grisonnants, tous les poils blancs de la barbe et des autres parties du corps, mêlés aux poils colorés, sont blancs dans toute leur longueur, et l'on en découvre journellement de nouveaux là où il n'y en avait pas la veille. Cette moelle entretient la souplesse des cheveux et avive la couleur, car un cheveu mort regardé de près ne ressemble pas à un cheveu vivant. La calvitie ou chute du poil ne tarde pas à suivre son altération de couleur, parce qu'elle indique une altération dans la moelle et les organes dont elle est une dépendance. Si la moelle se dessèche seule, le poil tombe pour se reproduire; il y a *mue* et non *calvitie*, et le poil n'a pas évidemment changé de couleur auparavant. La chaleur paraît avoir sur ces particularités une grande influence; mais il est difficile de séparer, dans l'influence des saisons et des climats, ce qui tient à la vitalité de la moelle et ce qui tient aux organes générateurs mêmes du poil. Contentons-nous de rappeler que les habitants de la Zone Torride sont bien moins velus que ceux des régions septentrionales; que les chiens de Guinée perdent presque tous leurs poils, comme une race de poule perd presque toutes ses plumes; que le rhinocéros et l'éléphant, jadis habitants des régions polaires et maintenant confinés sous l'équateur, ont perdu cette épaisse toison qu'on a retrouvée à quelques cadavres séculairement conservés dans les glaces. Ajoutons que plusieurs animaux, même domestiques, prennent un poil d'hiver plus long et plus touffu; que les chèvres des montagnes du Thibet ont une fourrure remarquable par sa souplesse (1) et son abondance; que le duvet ne manque pas aux oiseaux des pays froids, etc.

Examinons maintenant le mode d'origine des productions pileuses : on peut reconnaître la structure du poil et de son organe générateur dans les

(1) Ce sont les poils laineux (duvet) qui prennent chez elles un grand accroissement; au contraire, le chat et le lapin de Syrie, dits d'Angora, ont éprouvé, sous l'influence de la chaleur, un développement plus considérable avec augmentation de finesse de leurs poils soyeux.

moustaches des grands mammifères; et l'on connaît assez le bulbe ou renflement charnu qui leur sert de base, plongé dans l'épaisseur du derme et au-dessous même de la peau. Ce bulbe est formé d'un follicule ou bourse cutanée rentrante, dont le fond s'élève en papille conique; c'est, à ce qu'il paraît, le sillon qui sépare la base de la papille et les parois du follicule qui sécrète la matière cornée. Là elle se mélange au pigment, et recevant sans cesse de nouvelles molécules derrière les anciennes, elle s'avance et s'allonge en filaments agrégés et non en cônes emboîtés, comme on l'a dit sans preuve et contrairement à ce que démontre l'inspection même du produit. Le sommet de la papille produit la moelle demi-vivante dont il a été déjà question; de même que nous verrons bientôt dans la plume une papille bien plus volumineuse produire aussi une matière spongieuse, ou moelle momentanément vivante. Quant aux parois du follicule, elles ne paraissent produire qu'une couche épidermoïde, molle d'abord et épaisse, qui enveloppe et serre de près la base du poil et qui s'enlève avec lui quand on l'arrache; il est facile de voir alors qu'elle se continue sur lui jusques hors de la peau en forme de gaîne de plus en plus mince et enfin nulle; elle représente parfaitement la gaîne de la plume des oiseaux. La saillie que fait à son centre la base du poil arraché, et sa continuation à la surface du poil, prouvent assez que ce n'est pas, comme on pourrait le croire, le bulbe même qu'on aurait ainsi arraché; car le follicule est en continuité de substance avec la peau, et il ne saurait être enlevé par une évulsion ordinaire : de là vient que l'arrachement n'empêche point la reproduction du poil (1). Quant à la gaîne en question, c'est elle qui, en s'épaississant par suite d'une maladie du follicule même, constitue le *lichen pilaire*, maladie où la peau se montre comme hérissée de petits vermisseaux à tête noire, et qui ont fait croire à l'existence du prétendu crinon de Linné.

Les poils des animaux invertébrés paraissent, au contraire, être souvent des productions toutes cornées ; mais il est facile de confondre avec les poils, ces piquants qui sont de véritables apophyses (parfois même creuses) du têt, articulées parfois avec lui et formées de toute l'épaisseur des téguments. Le poil des insectes n'est souvent, sans doute, qu'un prolongement de l'épiderme ; mais ceux des arachnides, proportionnellement fort volumineux, m'ont semblé pourvus d'un bulbe et creux ; ils sont souvent garnis de barbes, comme des plumes (araignées, trombidions, etc.), ce qui leur suppose une organisation primitive sinon durable ; ceux des crustacés traversent l'épaisseur du têt, et paraissent aussi avoir un bulbe comme ceux des animaux vertébrés : on peut s'en convaincre aisément sur des pièces desséchées ; enfin, on doit voir aussi des appendices bien distincts de l'épiderme dans les poils écailleux des lépidoptères. On trouve, chez les papillons de nuit, tous les passages entre la forme du poil

(1) On doit croire d'ailleurs que la multiplication ou la reproduction des poils tient souvent à la même cause qui en a amené l'apparition à une époque donnée, celle de la virilité par exemple ; c'est-à-dire la formation de follicules pilifères qui n'existaient pas auparavant, ou peut-être la transformation de follicules épidermiques, de sébacés en pilifères.

simple et du poil élargi en forme de petite plume; les premiers se voient sur le corps, les seconds sur les ailes dont ils constituent la poussière colorée. Ces écailles ont un pédicule implanté dans une fossette, leur lame est manifestement composée de deux membranes appliquées l'une à l'autre et contenant entre elles la matière colorante; et même, selon Bernard Deschamps, qui admet jusqu'à trois lames dans leur épaisseur, il faudrait leur accorder aussi des trachées auxquelles seraient dues les stries longitudinales qu'on y observe. Ces stries pourraient passer plus rationnellement peut-être pour des traces de suture entre des filaments ou poils élémentaires, dont les expansions forment quelquefois une frange à l'extrémité de l'écaille.

Les annélides ont aussi des poils ou soies, dont la conformation mérite quelque attention. Audouin et M. Edwards ont signalé leurs élargissements, leurs barbelures dans diverses espèces. On connaît depuis long-temps les soies courtes en crochet et disposées en huit séries longitudinales chez les lombrics terrestres, la bourre feutrée qui couvre les branchies des aphrodites, etc.

Les *plumes* appartiennent exclusivement aux oiseaux; celles des ptérophores mêmes, parmi les lépidoptères, ne méritent pas ce nom : ce sont des laciniures des ailes; les poils de certaines araignées s'en rapprochent davantage. La production des plumes offre un problème assez complexe, et qui a fait l'objet des recherches de plusieurs anatomistes. Poupart, George Cuvier, Dutrochet, de Blainville, Frédéric Cuvier, ont successivement apporté des faits et des explications qui ont éclairé les détails, mais peut-être obscurci l'ensemble, et ont conduit même le dernier de ces observateurs à rejeter toute analogie entre la plume et le poil : au contraire, c'est sur cette analogie entre la plume, le poil et la dent, que nous baserons la théorie générale de sa formation; nous en rendrons ainsi l'intelligence facile, et nous éclairerons toutes ces études l'une par l'autre.

La plume, en raison de sa grandeur, peut effectivement rendre patents certains détails presque hypothétiques pour les poils, par exemple en ce qui concerne le follicule et la papille ou noyau pulpeux. Le follicule est un enfoncement profond, cylindroïde, constitué par la peau qui rentre en forme de doigt de gant, et se porte souvent même jusqu'au voisinage des os, ou se met en rapport avec des muscles moteurs pour les grosses plumes nommées *pennes* alaires ou caudales. Cette peau est amincie, mais coriace et comme parcheminée; elle sécrète une matière épidermique composée de nombreuses tuniques enveloppées l'une par l'autre, et qui constituent la *gaîne* de la plume nouvelle, gaîne inorganique et qui n'adhère pas plus à la surface qui l'a produite qu'à celles qu'elle recouvre; car elle n'est accolée que mécaniquement au produit intérieur, quoi qu'on en ait pu dire. D'abord, assez tenace tant qu'elle est humide, cette gaîne s'exfolie en se desséchant, à mesure qu'elle est entraînée au dehors avec la plume qu'elle emmaillotte pour ainsi dire; elle représente l'émail des dents, sans être comme lui adhérente aux productions sous-jacentes.

Du fond du follicule naît une papille ou noyau pulpeux, cylindrique, comme charnue, mais molle et très-vasculeuse, demi-transparente, devenant opaque dans l'alcool. Ce noyau pulpeux et vasculaire, qui paraît ordinairement homogène et unique malgré une longueur considérable, et qui, dans les pennes des grands oiseaux, va jusqu'à quatre et cinq pouces, se montre, par une dessiccation ultérieure et graduelle qui suit les phases du développement de la plume, composé en réalité d'un assez grand nombre de noyaux vivants surajoutés les uns aux autres, comme emboîtés, le sommet des plus récents dans la base des plus anciens; du moins tel se montre son squelette membraneux dans ce qu'on nomme l'âme de la plume, soit dans le tube corné qui reste après son achèvement, soit entre les barbes non encore *démaillottées* de celles du coq et autres oiseaux. Qu'on voie là une véritable production successive de plusieurs papilles, ou bien un allongement non interrompu par la base d'une seule et même papille s'atrophiant et se desséchant par portions successives à son sommet, on n'en a pas moins une idée de ce qui peut arriver dans certains cas pathologiques pour les poils (plique), de ce qui arrive même à l'état normal pour la vie obscure qui leur reste, et de la facilité avec laquelle ils peuvent se reproduire, tant que le follicule subsiste et que le poil seul a été arraché avec son centre médullaire.

La papille est bien positivement l'organe sécréteur de la plume; c'est de sa superficie qu'en émanent toutes les parties, et les fines cloisons interposées entre les plus petites barbules se montrent évidemment en continuité de substance avec l'âme ou résidu de ce noyau pulpeux. Voici ce qu'on observe quant à cette formation : le noyau pulpeux s'entoure d'un étui ou d'une couche épaisse de matière molle d'abord et colorée, tantôt uniformément, tantôt par bandes, par zones, par taches, selon que la plume doit être unicolore ou panachée ; cette couche est, en effet, composée de matière cornée et de pigment sécrétés par les gros et nombreux vaisseaux sanguins de la papille ; à mesure que celle-ci s'allonge, entraînant avec elle la portion d'étui déjà formée, pour laisser place à la formation de portions nouvelles, cet étui se montre marqué de stries obliques, parallèles, partant d'une côte longitudinale pour se rencontrer à angle aigu du côté opposé ; la côte formera le dos de la plume ; les stries seront bientôt reconnues être formées par les barbes qui plus tard se déploieront, s'épanouiront après la destruction de la gaîne épidermique dont il a été parlé plus haut. Ce n'est pas tout, au-devant de la côte cornée (lame cornée du dos de la plume), en dehors de la papille, mais lui adhérant d'une manière assez intime, se forment deux filets blanchâtres, composés de cellules agrégées, sans doute alors vivantes comme les couches récentes ou profondes de l'ivoire de la dent ; elle représente évidemment la moelle du poil, mais ne tarde pas à se dessécher, après avoir aidé au perfectionnement des *barbes*. Celles-ci représentent en petit une plume parfaite, et portent des barbules qui les représentent elles-mêmes, et qui sont disposées comme elles sur une tige centrale à laquelle on peut reconnaître aussi une moelle blanchâtre et une couche cornée qui en fait la majeure partie, le tout en continuité de substance avec les mêmes portions de la tige principale. Cette tige s'accroît en longueur par le mécanisme déjà indiqué, elle s'accroît aussi en épaisseur par l'augmentation successive de sa moelle. Les deux filets de celle-ci se multiplient par degrés, s'interposant avec des lames de corne intérieures, parties de la lame dorsale chez le coq, ainsi que le fait aisément reconnaître une coupe transversale; dans l'oie, ces deux filets s'épaississent et se rencontrent en s'adossant sur la ligne médiane. Dans le premier cas, la majeure partie du sommet de la papille est poussée en avant, s'atrophie, se dessèche dès que ses vaisseaux principaux ont été envahis par le dépôt successif de la moelle; dans le deuxième, la presque-totalité est enfermée entre les deux dépôts latéraux de substance moelleuse: de là résulte que, chez le coq, une couche assez épaisse de corne revêt la moelle du côté opposé au dos de la plume et qu'elle est très-mince chez l'oie, et qu'à la base de l'appendice qui nous occupe, la moelle se prolonge plus en arrière qu'en avant pour le premier, plus en avant ou sur les côtés qu'en arrière chez le deuxième de ces oiseaux. Au reste, l'accroissement graduel en épaisseur de la partie médullaire entraîne l'élargissement de la lame cornée du dos de la plume; à mesure que cet élargissement devient plus considérable, la longueur des barbes diminue, jusqu'à ce qu'enfin elles disparaissent, la lame cornée étant devenue un tube complet. Ce tube de corne est alors le seul représentant de l'étui sécrété par la papille, et qui, dans les premiers temps, était en majeure partie fendu et divisé en lames et lamelles perpendiculairement à son épaisseur, pour la formation des barbes et barbules. Dans ce tube, la papille continue à se dessécher par portions successives à mesure qu'il s'allonge ; mais comme si elle était étouffée, étranglée dans ce tuyau formé par elle-même, ses atrophies deviennent de plus en plus rapides, jusqu'à ce qu'enfin le tube reste tout-à-fait vide de matières vivantes. On a attribué cet effet définitif, à l'étranglement du noyau pulpeux par le rétrécissement du tuyau dans le point qui en constitue l'orifice inférieur ; mais ici, de même que pour les dessèchements antécédents, il serait peut-être plus raisonnable d'admettre un *épuisement de vitalité* (de quelque manière qu'on veuille l'entendre). Ce noyau, soit dans ses diverses portions, soit dans sa totalité, est certainement pourvu de conditions organiques et vitales en rapport avec sa *destination*, et il en pourrait être de cette partie comme de tout le corps, qui a ses limites d'accroissement et de durée.

Remarquons, à cette occasion, que les explications mécaniques données à la chute du bois des cerfs, à celle des plumes lors de la mue, ne sont satisfaisantes qu'au premier abord : si les pierrures de la meule obstruant les vaisseaux de la peau qui recouvre le bois des ruminants à corne pleine sont la cause de sa nécrose, d'où vient qu'un cerf châtré conserve son bois sans enveloppe cutanée? Ne le conserve-t-il pas sans accroissement ultérieur et sans chute, parce que sa nutrition s'arrête en raison de la suppression du moteur qui l'excite, qu'il ne va pas jusqu'à son terme d'existence? La plume laisse toujours à son ombilic assez de largeur pour le passage des vaisseaux nutritifs, s'ils ne périssaient *spontanément*. La mue, ou chute des poils, ne saurait être attribuée à un étranglement de leur papille; c'est un épuisement dépendant de sa constitution essentielle, de même que, en sens inverse, la reproduction de nouveaux poils, de nouvelles plumes, de nouvelles dents, n'est pas toujours, à beaucoup près, consécutive à la chute de leurs précédents analogues, mais a lieu en conséquence d'une sorte de prédestination organique. Il en est de même du têt des crustacés, qui se forme en-dessous de celui qui est devenu trop petit, le force de se détacher et le fait périr plutôt qu'il ne lui succède.

Une dernière espèce d'appendice épidermique nous est donnée par les *boucles* des raies, qui nous présentent encore les deux substances que nous venons de signaler dans la plume et le poil. Ce sont, en effet, des tubercules aplatis, logés dans l'épaisseur de la peau, et formés en-dessous d'une substance opaque, blanche, de consistance cartilagineuse, et en-dessus d'une autre plus transparente, plus dure, cornée et disposée partie en une couche superficielle, partie en un crochet très-saillant et très-pointu. A ces produits cornés des animaux supérieurs, nous pourrions en ajouter quelques autres qui appartiennent aux mollusques, comme l'épée des calmars, la coquille des aplysies, le ligament de la charnière des mollusques bivalves, les opercules de quelques univalves ; mais ces objets se représenteront à nous dans l'étude même des produits calcaires qui leur appartiennent.

B. Produits pierreux. Les produits de sécrétion durs et pierreux, déposés en masse à la surface ou dans diverses parties des corps vivants, sont moins généralement répandus que les précédents, et plusieurs n'existent même qu'à l'état morbide. Ceux-ci ne doivent être que brièvement mentionnés ici ; car, à la rigueur même, ils ne sont pas le résultat d'une sécrétion, mais d'une décomposition d'humeur sécrétée : tels sont les calculs et bézoards, dont les plus nombreux se forment aux dépens de l'urine et de la bile (1). Il en est qui, plus immédiatement sécrétés, se forment dans nos tissus mêmes : telles diverses fausses ossifications, qui, formées par une infiltration de phosphate de chaux dans une gangue albumineuse ou gélatineuse, peuvent servir à faire concevoir assez aisément l'ossification naturelle, sans nécessité d'admettre dans la trame osseuse une disposition bien spéciale. Des dépôts semblables amorphes, mais qu'on peut regarder comme normaux tant ils sont fréquents, s'observent autour du rachis et jusque dans le crâne des grenouilles, de la rousse en particulier (Morren) : il serait difficile toutefois de leur accorder un usage spécial. On en est à peu près au même point quant aux concrétions dites *yeux d'écrevisses*, concrétions de carbonate calcaire

(1) L'ambre qui passe pour être une concrétion biliaire du cachalot, on y trouve une matière grasse analogue à la cholestérine. On trouve, dit-on, dans les canaux biliaires des mollusques bivalves des cylindres ou stylets cristallins. Les ruminants ont quelquefois des bézoards non-seulement dans la vessie, mais encore dans les intestins, et leur foie est quelquefois farci de bile concrétée.

logées dans des sacs au voisinage de l'estomac, et qu'on suppose très-hypothétiquement destinées à fournir des matériaux à la solidification du têt après la mue. Les otolithes (Breschet) ou pierres du sac labyrinthique des poissons et des reptiles sont également composées de phosphate de chaux, et formées de couches concentriques avec des contours plus ou moins lobés selon la forme du moule sécréteur, à l'intérieur duquel se sont déposés leurs matériaux. C'est par un semblable mécanisme que se forment les polypiers pierreux, soit à l'extérieur d'un axe vivant, comme les tubulaires, les sertulaires, etc.; soit au-dedans d'une écorce charnue qui, par ses dépôts successifs, forme parfois une sorte de tronc d'arbre à couches concentriques (coraux), ou bien donne naissance à des masses rameuses de formes diverses (madrépores). C'est par un dépôt du même genre que se produit l'acicule du limaçon dans sa gaîne; et il y a quelque chose d'analogue dans la manière dont s'appliquent à la surface de l'os dentaire l'émail et le cément, dont nous nous occuperons plus loin. Les aiguilles tantôt siliceuses, tantôt calcaires des éponges, pourraient être encore mentionnées ici (1); mais nous réserverons plutôt notre attention pour les *coquilles des mollusques*, avertissant d'avance que tout ce qui en sera dit pourrait s'appliquer aux valves des cirrhipèdes, aux écussons des oscabrions, aux plaques calcaires qui garnissent l'estomac des bullées, des aplysies, etc.

L'enveloppe dure des mollusques est souvent si

(1) Elles rappellent les spicules salins des végétaux sur lesquelles Turpin a appelé plus spécialement, il y a quelques années, l'attention des naturalistes.

indépendante du corps de l'animal (1), que l'on a pu dire même de quelques-uns qu'ils pourraient l'abandonner et la reprendre à leur gré (poulpe de l'argonaute), opinion qui n'est pas peut-être sans fondement; aussi est-il bien naturel de regarder ce revêtement comme un produit excrété, et non comme un tissu. Toutefois, la complexité de sa structure, sa coloration, sa solidité, son adhérence à divers points du corps de la plupart des mollusques testacés, ont porté Klein, Bonnet et même (avec quelques restrictions) le célèbre Cuvier, à croire qu'il a, du moins, pris naissance à la manière des tissus, c'est-à-dire par le dépôt *moléculaire* et *interstitiel* de la substance calcaire dans une gangue *vasculeuse*. Effectivement, quand on jette au feu une coquille récente, on la verra le plus souvent noircir, se charbonner : mais cet effet peut très-bien être attribué au mucus amorphe qui lie et solidifie les particules calcaires ; car, quand on soumet ces productions à l'action des acides, ils les dissolvent avec effervescence et ne laissent que des molécules molles et sans cohérence, sans véritable contexture ; à la surface externe seulement reste une pellicule consistante, cornée même, mais tout-à-fait extérieure : celle-ci est l'épiderme ; et sa présence, celle du pigment à l'extérieur de la coquille, ont fait dire à de Blainville et à d'autres que le dépôt se fait dans l'épaisseur de la peau, ce que semblaient rendre plus positif encore les coquilles intérieures dont nous

(1) Elle l'est totalement chez les annélides à tubes, comme les serpules, dont la peau sécrète une matière calcaire qui ne lui adhère en aucun point ; on sait que d'autres annélides se font ainsi un tube de matière muqueuse (amphitrite), souvent renforcé par des corps étrangers (clymène), etc.

nous occuperons plus loin, mais nous verrons alors qu'il n'y a point parité dans ce dernier cas. L'épiderme des coquilles ordinaires est toujours séparé de la peau par la coquille, sans aucune communication avec elle ; il n'en peut, en conséquence, recevoir aucun vaisseau ni remplir aucune fonction vitale, car il n'a même pas ici avec la peau les relations qu'on lui connaît chez les vertébrés.

Sans entrer donc dans de longues discussions de pour et de contre, nous prouverons par les faits et la théorie simultanément présentés, que la coquille est toute entière le résultat d'une excrétion, et que non-seulement, une fois formée, elle ne participe plus à la vie, mais qu'elle n'y a jamais participé, pas même à la manière des os, des écailles de poissons, du têt des crustacés, etc. Nous ne devons, d'ailleurs, donner ici que des généralités, et nous renverrons pour les détails aux traités de malacologie, et surtout aux ouvrages que de Blainville a publiés sur cette matière.

1° Quand, au retour du printemps, un jeune limaçon épanoui par la chaleur sort de la torpeur où il avait passé l'hiver, son corps se trouve à l'étroit dans la coquille et la déborde plus ou moins amplement pour peu qu'il cesse de se contracter; alors on voit bientôt les parois s'allonger du côté opposé à la spire, un nouveau mur prolonge ainsi l'ancien; ce mur a de prime abord à peu près toute l'étendue qu'il doit conserver pendant quelque temps; il peut offrir, par exemple, jusqu'à quatre et six lignes de largeur, mais il est d'une très-faible consistance, mou, transparent et très-mince, semblable à une mucosité desséchée; ce n'est encore que l'*épiderme* évidemment continu avec l'ancien, non par expansion de celui-ci, mais par conglutination des nouveaux produits avec les anciens, par continuation du même dépôt qui les avait formés. Cet épiderme est exactement celui qui reste seul à l'état membraneux après qu'on a soumis la coquille à l'action d'un dissolvant acide; c'est le premier produit de la sécrétion cutanée. C'est évidemment le même produit qui forme l'épiphragme membraneux dont la plupart des hélices ferment, durant l'hiver, la bouche de leur coquille; il ne semble pouvoir être sécrété que par le *collier*, c'est-à-dire la partie la plus avancée du manteau : en effet, les épiphragmes se forment de la circonférence au centre, et là même on voit toujours une sorte de cicatrice, trace de l'ouverture qu'il laissait encore au centre avant son achèvement complet. L'épiderme est velu dans le jeune âge; on le trouve tel sur beaucoup de coquilles marines, de là le nom de *drap marin* qu'on lui a donné; mais ces poils ne sont que des filaments, des franges aussi peu organisées que la membrane qui leur sert de racine; ce ne sont point des poils pareils à ceux des mammifères et supposant de même des bulbes ou follicules particuliers.

Les mollusques bivalves produisent un pareil épiderme, et ce ne saurait être évidemment aussi qu'au moyen du bord le plus avancé de leur manteau, puisque celui-ci est adhérent à la coquille. Mais cet épiderme, que l'action des acides rend parfaitement évident lorsqu'il est difficile à reconnaître à cause du poli de sa surface, parfois pourtant semble ou nul ou confondu avec la couche corticale, qui alors a une structure plus régulière que de coutume, comme nous l'allons voir.

2° Si l'on continue à suivre les progrès de la formation nouvelle sur le limaçon dont nous avons parlé précédemment, on voit bientôt à la face interne de l'épiderme apparaître des bandes colorées; elles sont dues au dépôt du pigment sécrété non par le collier même, mais par la partie la plus avancée du manteau ou peau recouvrant le corps, et sur laquelle on voit de pareilles bandes, ainsi que l'avait fort bien observé Réaumur. Des vaisseaux volumineux parcourent ces bandes et servent sans doute à la sécrétion; mais la même région sécrète indubitablement aussi la matière calcaire composant la *couche corticale* de la coquille; vainement, en effet, a-t-on voulu attribuer cette sécrétion à la vésicule urinaire, ou de la pourpre, qu'on a cru avec aussi peu de fondement sécréter la viscosité des mollusques. Les coquilles intérieures sont là pour prouver qu'un pareil organe n'est pas ici nécessaire, et les faits relatifs à la production de la nacre prouveront encore la même chose. La matière calcaire corticale tantôt se mêle au pigment, tantôt se dépose après lui, et il est alors presque tout-à-fait extérieur, couvert seulement par l'épiderme, comme c'est le plus ordinaire; tantôt, au contraire, le pigment se dépose plus tard et par conséquent plus près de l'intérieur, recouvert seulement par la nacre, en pareil cas peu épaisse (*murex brandaris*, vénus, cabochon, bonnet chinois).

La *couche corticale* offre extérieurement de nombreuses stries parallèles au bord de la coquille, qu'elle soit d'un gastéropode ou d'un bivalve : ce sont des stries d'accroissement que l'on a cru représenter le bord d'autant de couches différentes qui auraient eu toute la largeur de la coquille en entier à ses différents âges, et de telle sorte que la première, la plus petite, la plus saillante, occupant le sommet de la coquille, en recouvrerait autant d'autres, successivement plus grandes il est vrai, qu'on voit de stries à la surface. Cette idée n'est vraie que pour le petit nombre de cas où les couches nacrées parviennent jusqu'à la surface extérieure à travers la couche corticale ; celle-ci, loin d'avoir, comme cela devrait être dans la théorie susdite, une épaisseur plus grande au sommet qu'au bord de la coquille, présente une disposition inverse : c'est une couche *unique*, sécrétée seulement par le bord ou la partie la plus avancée du manteau, peut-être même poussée, après la sécrétion, par-delà son point d'origine, pour être étendue sur l'épiderme né avant elle, et se prolongeant par juxta-position exactement comme cet épiderme même. Toutefois, il faut signaler ici quelques exceptions non au mode de formation, mais à celui dont la continuité s'établit. Les avicules, la mère-perle, mais surtout l'avicule aronde, montrent non-seulement des stries, mais des feuillets imbriqués à l'extérieur. Les huîtres montrent les feuillets imbriqués plus isolés encore ; ce qui a pu contribuer à tromper davantage tous les observateurs qui en ont parlé jusqu'ici, car ils ne semblent souvent être autre chose que le bord d'une couche de nacre, dont ils diffèrent seulement par la couleur et la texture. Il est pourtant facile de voir qu'ils sont seulement imbriqués, *surajustés* les uns aux autres, maisqu'ils ne représentent point le bord d'une strate *entière* et cachée sous les autres, de manière à s'étendre jusqu'au voisinage de la charnière, au sommet de la coquille, comme on le répète journellement. Une de ces coquilles fendue du sommet à la base en donnera une preuve complète: c'est que l'accroissement de la couche corticale se fait ici par reprises, toujours vers le bas de la coquille, mais non bout à bout, par superposition partielle au contraire, d'où résulte l'*imbrication*, qu'il ne faut pas confondre avec la *stratification* complète. Il y a ici stratification partielle de la substance corticale, parce qu'une nouvelle sécrétion commence avant que la portion précédemment formée ait été totalement couverte par la nacre. J'en conclurai *à priori* que les mollusques à cortical imbriqué ont au manteau un limbe ou bordure plus considérable que ceux à cortical uniforme. Au reste, dans le cas d'imbrication, comme les plus nouvelles squames sont produites par un animal plus grand, plus fort, il n'est pas étonnant que la couche corticale ait plus d'épaisseur vers les bords que vers le sommet. Ce mode de production bien constaté nous épargne la solution d'un problème qui devait embarrasser les zoologistes, celui de la texture fibreuse de cette couche chez les pinnes, les arches, les avicules, les huîtres même, où elle est moins épaisse et à filaments beaucoup plus serrés. Sa cassure la montre effectivement formée de filaments perpendiculaires à son épaisseur, et la théorie de la stratification ne saurait, quoi qu'on fasse, s'accommoder avec la rectitude et l'intégrité complète de ces filaments; on en conçoit fort bien la formation, au contraire, dans un dépôt unique fait par le bord même du manteau, et qui peut être comparé à l'épiderme fibreux du lamantin, à la corne du rhinocéros, etc.

Les murex ont une couche corticale épaisse et comme micacée, lamelleuse, mais à lames filamenteuses, courtes, obliques en deux sens et comme nattées; celle des vis est aussi à fibres obliques et courtes; celle des bucardes et autres coquilles semblables est plus pierreuse, plus amorphe, mais composée aussi de lames imbriquées, obliques, et dont le bord forme les stries transversales et serrées qu'on remarque à leur face convexe. Les feuillets saillants formés par leur bord hérissent également la surface de quelques coquilles turbinées, les turbo par exemple; plusieurs espèces de bivalves offrent des côtes striées ou même des saillies redressées, des espèces d'épines ou de digitations qui ne sont que le prolongement de ces lamelles soulevées par des franges du bord du manteau. Il y a souvent, à ces prolongements, quelque chose de plus que l'épiderme et la couche corticale, la nacre même semble en faire partie. Ce sont quelquefois alors des apophyses considérables qui ont armé le bord de la coquille pendant un laps de temps assez long pour que la nacre ait pu les recouvrir; puis, ce bord étant renversé en dehors lors d'un nouvel accroissement, la marge du manteau a sécrété en dedans de ce bord même sur lequel ils se sont soudés, l'épiderme d'abord, puis la couche corticale et le pigment: ainsi sont formées les rangées de grosses épines du *murex brandaris*, ainsi les franges symétriques des grands tritons (*murex tritonis*, L.), dont le nombre semble devoir indiquer l'âge de l'animal, car on peut supposer que chacune marque l'arrêt du travail formateur d'une année. Cette circonstance, à elle seule, suffirait bien pour prouver que l'épiderme et la couche corticale, et la nacre dont nous allons parler, sont des produits de sécrétion et non des tissus qui s'allongent par intus-susception comme les organes vivants.

3° Nous avons parlé plusieurs fois de la nacre ou substance intérieure des coquilles; évidemment sécrétée par toute la surface du manteau, elle forme, à chaque période de croissance, une couche nouvelle qui a toute l'étendue de la coquille telle qu'elle se trouve alors. Le plus souvent, chacune de ces couches ne se forme qu'après que la coquille vient d'être agrandie par la substance corticale et l'épiderme; c'est ce qui a lieu dans le limaçon, car nous avons suivi sur lui toutes ces phases. Ces couches de nacre sont intimement soudées dans les avicules, où elles composent la matière épaisse et dure, d'un blanc resplendissant et varié de reflets irisés, qu'on emploie dans les arts sous le nom de nacre de perles. D'autres mollusques, les anodontes, etc., ont une nacre bien plus mince, mais aussi belle, aussi chatoyante; elle est plus brillante, plus irisée encore dans les haliotides; elle devient dans beaucoup d'autres coquilles, telles que les bucardes, les peignes, etc., d'un blanc d'émail; elle est même d'un blanc mat dans les huîtres, et ordinairement ici elle se montre épaisse, mais formée de couches séparées par des intervalles, ou vides, ou remplis d'une substance filamenteuse à filets courts et perpendiculaires, ce qui prouve que la nacre ne diffère pas excessivement du cortical : c'est ce qu'on observe surtout sur ces grosses huîtres de la Méditerranée qu'on nomme en Languedoc *pied de cheval*. Quelquefois la nacre se colore en se pénétrant de pigment.

Nous la trouvons fort mince et blanche dans le limaçon, singulièrement épaisse et chatoyante dans les trochus ; mais il n'en est pas moins évident chez le premier qu'elle produit chaque année une couche de plus, aussi mince qu'elle soit, dans toute l'étendue de la coquille ; car, sans cela, le sommet, qui n'est que la coquille du premier âge, aurait une fragilité qui n'en permettrait pas la conservation : aussi le bulime décollé est-il toujours tronqué à son sommet, parce que le tortillon abandonne le sommet de la spire ; et alors qu'arrive-t-il? Avant que la décollation s'effectue, déjà un nouveau fond, une cloison terminale a été produite. Et c'est un mécanisme analogue qui produit le cloisonnement des nautiles, mollusques céphalopodes, dont le corps, en forme de sac, ne saurait remplir la spire d'une coquille dont il a été obligé d'abandonner successivement les diverses régions, devenues successivement aussi trop étroites pour son corps graduellement croissant. Que la coquille soit brisée dans un point quelconque, une matière incolore mais calcaire, informe, il est vrai, mais assez épaisse, répare la solution de continuité : on en trouve souvent des exemples dans nos jardins. Réaumur a prouvé d'ailleurs ce fait par des expériences sur des limaçons, et Rang par l'observation sur la coquille de l'argonaute même. Je possède une coquille de limaçon dont presque toute la bouche a été reformée ainsi, sans doute parce que la saison était trop avancée pour que le collier pût reformer un épiderme et une couche corticale; il n'y en a jamais non plus dans les réparations des autres régions, à quelque époque qu'elles s'opèrent. Si la nacre se dépose en couches aussi minces dans l'intérieur de la plupart des coquilles turbinées, c'est parce qu'elle est poussée vers l'extérieur, vers la bouche par conséquent; aussi est-ce là qu'elle s'accumule et s'étale surtout chez l'animal adulte : elle forme alors des bourrelets, des dents, une lame fermant l'ombilic, etc. Chez certains mollusques, elle s'épanche au loin à l'extérieur de la coquille et la recouvre d'un émail remarquable par son poli et son épaisseur, qui en comble toutes les sinuosités, en masque tous les reliefs; c'est ce qu'on voit chez les cypris, les olives, les porcelaines, dont l'animal a le manteau pourvu de larges expansions qu'il relève sur ses flancs et son dos durant la progression. Ce sont là les particularités qui ont valu à la matière nacrée les noms de vitrée, de vernis et autres semblables.

Deux singularités se rattachent encore à l'étude de la nacre : l'une, qui semblerait devoir la faire prendre pour un tissu, c'est qu'elle est sécrétée même sous l'insertion des muscles à la coquille, et qu'elle semble entraîner cette insertion plus en avant; l'autre, qui prouve au contraire péremptoirement qu'elle est une matière d'abord liquide et qui se concrète peu à peu, c'est la formation des perles. Il arrive quelquefois qu'une couche de nacre est séparée d'une autre par du sable qui s'est trouvé adhérent à l'intérieur de la coquille, à l'époque de la solidification de la dernière formée; ces corps étrangers servent quelquefois de noyau à une concrétion de la même substance, concrétion libre et qui grossit par l'apposition de couches successives, à la manière des calculs. Les perles se forment aussi quelquefois sans noyau particulier dans l'épaisseur du manteau; delle Chiaje les a supposées sécrétées par une glande particulière, opinion que nous ne serions pas porté à adopter.

Avant d'abandonner ce qui concerne les coquilles extérieures, disons un mot des *opercules*. Ce sont des pièces tantôt cornées, épidermiques (*natica ampullaria, etc.*), tantôt au contraire pierreuses et épaisses (*turbo rugosus, etc.*), destinées à fermer la bouche de la coquille, et qui adhèrent à cet effet sur la queue, ou partie postérieure du pied, de beaucoup de mollusques gastéropodes; on y retrouve les stries d'accroissement, ainsi que les couches de la substance corticale qui en fait d'ordinaire la partie la plus considérable. On voit de plus à la face adhérente une véritable couche d'épiderme que l'action des acides met à nu en dissolvant tout le reste; une couche nacrée se montre à la surface libre, épanchée là comme un simple vernis, comme quand elle constitue à elle seule l'épiphragme de l'*helix naticoïdes*, qui n'est qu'un opercule caduque; nous avons dit que ceux des autres hélices sont, au contraire, ordinairement épidermiques ou à peine calcaires. Les vrais opercules s'accroissent par l'apposition de nouvelles pièces à leur bord interne ou columellaire, comme nous l'avons prouvé dans un travail spécial; et c'est à la partie du collier qui les avoisine que nous avons attribué la sécrétion des matériaux qui sont moulés par l'ouverture même de la bouche qu'ils doivent obturer. Ces pièces, de plus en plus grandes à mesure que l'animal s'accroît, forment souvent ensemble une série spiroïdale assez singulière, mais dont il est facile de se rendre compte d'après les données que nous venons de rappeler ici.

Les coquilles intérieures. Dans l'épaisseur même du manteau des limaces, de la bullée ouverte, du sigaret, de la spirule, se voient des productions lamelleuses, calcaires et marquées de stries qui indiquent qu'elles se sont accrues par portions successives comme les coquilles extérieures. Les calmars, les aplysies ont, dans une pareille duplicature, une lame cartilagineuse ou plutôt cornée et comparable à l'épiderme, aux opercules flexibles, etc. Dans les seiches, c'est une masse calcaire qui est renfermée dans leur sac dorsal, et sa structure, plus compliquée que dans les cas mentionnés ci-dessus, mérite une attention spéciale; elle nous fournira matière à quelques observations intéressantes. Pour en bien comprendre la texture, nous reviendrons un moment sur la nacre considérée dans les huîtres à coquille très-épaisse. Entre des couches minces de substance compacte, est une substance crayeuse que la loupe démontre composée de filets perpendiculaires aux couches compactes : telle est, avec plus de développement, la structure de la nacre dans la coquille intérieure des seiches.

L'os des seiches, ainsi qu'on l'appelle communément, considéré dans son intégrité parfaite, est une grande coquille en forme de bateau très-évasé, et dont la poupe porte un éperon recourbé dans le même sens que la convexité générale ; cet éperon cylindroïde, anatomisé avec soin, ne peut être assimilé qu'au siphon des nautiles, peut-être à la coquille entière des spirules : nous avons donc ici les éléments d'une coquille de nautile, mais redressée et comprimée lame sur lame. En effet, la croûte de la coquille dont nous parlons est formée de lames qui partent de l'éperon, autour duquel elles sont toutes bien distinctes et intimement réunies en avant, où toutes sont recouvertes par une croûte granuleuse qui nous semble pouvoir être assimilée au cortical. Dans le creux de cette sorte de barque, on trouve une substance plus molle, plus friable, formant une masse très-épaisse ; examinée avec attention, on voit qu'elle a été déposée couche par couche, et seulement par le tiers antérieur de la paroi inférieure du sac. Ainsi, la dernière formée, la plus superficielle, est aussi la plus antérieure ; son bord postérieur laisse à découvert celui de toutes les couches précédentes : ce sont des couches de nacre intérieures qui ressemblent à celles des huîtres que nous venons de rappeler. En effet, entre les couches susdites on voit une infinité de filaments perpendiculaires à leur plan ; la consistance est un peu moindre que chez les huîtres, parce que la texture est moins serrée. Nous ajouterons encore un mot relativement à une circonstance qui pourrait paraître embarrassante et faire supposer que cette coquille a en elle ses causes d'accroissement, bien qu'elle soit tout-à-fait sans continuité de substance avec le sac, ainsi que le note expressément Cuvier. La partie la plus concave, la poupe, offre dans son élargissement des stries rayonnées qui sembleraient l'effet d'une irradiation vasculaire, ou bien d'un accroissement par interposition de fibres nouvelles entre les anciennes. Cette apparence n'est due qu'aux sillons dont est gravé l'intérieur du sac qui sert de moule à la coquille, sillons qui, s'agrandissant comme tout l'animal, conservent à peu près la même direction : je dis à peu près, car il n'est pas difficile de voir que les stries rayonnées ne conservent pas toujours dans toute leur longueur une rectitude exacte. C'est par une disposition semblable que se forment, chez les autres mollusques, ces cannelures ou ces colorations radiées qui coupent à angle droit les véritables stries d'accroissement.

C. Produits colorants; pigment. Nous ne devons considérer ici cette matière que quant à sa nature même, à son mode de production; et non à ses diversités, aux aspects qu'elle produit, objets dont nous avons traité ailleurs *(Fonctions de manifestation)*. La matière colorante, considérée dans la peau de l'homme, pourrait être prise pour un tissu particulier; mais, à la surface de la choroïde, il est facile de voir qu'elle n'est qu'une sorte de bouillie que le microscope montre formée d'une multitude de petits grains ovales. Selon Breschet, dans la peau de l'homme, le pigment se compose d'écailles de même forme; dans celles de la baleine, il est en écailles élargies. Le pigment argenté des poissons est composé, selon Bory St-Vincent, de particules rectangulaires presque impalpables. D'après Berzelius, le pigment choroïdien est insoluble dans l'eau, soluble dans les alcalis; il brûle à la manière et avec les produits des substances végétales, en laissant une cendre ferrugineuse : il semble, d'après cela, se rapprocher des corps gras, et l'on se confirme dans cette idée quand on voit que Vauquelin attribue la coloration des cheveux à une huile variant comme eux en couleur (1), et c'est aussi à une huile colorée qu'Odier rapporte la coloration du têt des insectes.

L'opinion de Breschet est que le pigment est sécrété par un parenchyme très-vasculaire situé à la surface du derme, et qu'il est épanché dans la matière muqueuse qui forme les couches profondes de l'épiderme avec lequel il reste combiné, comme les corps colorants qu'on introduit dans ces mêmes couches par l'opération du tatouage, comme les grains de poudre que l'explosion d'une arme à feu incruste parfois dans la peau du visage. Il faut bien convenir que cet appareil peut être suppléé par quelque autre, et seulement par des vaisseaux sanguins, dans la coloration des plumes, des coquilles, du têt de divers animaux (2). Et, quant à son excré-

(1) Thénard compare ensemble le pigment et la mélaïne obtenue par Rizio de l'encre des seiches.

(2) Jusqu'à quel point peut-on assimiler au pigment la matière colorante de la cochenille? C'est ce que nous ignorons encore. Dans certains produits tout-à-fait inorganiques, comme la partie vitreuse des coquilles, des opercules, l'axe pierreux des coraux, peut-être les colorations ne sont-elles pas toujours dues à du pigment, mais à des oxides métalliques; le corail du moins paraît ainsi coloré par l'oxide de fer, et il est probable qu'on le retrouverait dans l'opercule du *turbo rugosus*.

tion, il semblerait qu'elle peut aussi trouver quelque voie pour traverser l'épiderme, avec la sueur par exemple, s'il est vrai, comme l'assure de Blainville, que les nègres noircissent promptement leur linge pour peu que la transpiration cutanée soit activée chez eux.

Au reste, peut-être y a-t-il dans sa production ou son développement du moins, quelque chose de physique plus encore que de physiologique. On ne peut méconnaître, en effet, l'influence de la lumière sur son abondance et l'intensité de sa coloration; cela explique en partie pourquoi il y en a tant au fond de l'œil, pourquoi le dessous des plumes des oiseaux, celui des écailles colorantes des papillons, la racine des poils touffus, la nacre intérieure des coquilles, ont des teintes blanches ou pâles, comme nous l'avons d'ailleurs démontré plus amplement dans une autre partie de ce travail. Il est à remarquer pourtant que dans les poils annelés, dans les plumes panachées, dans celles dont les barbes sont noires et le dos blanc, il faut bien admettre qu'il y a eu activité et suspension alternative du dépôt, ou bien une sorte de prédilection, peut-être une imbibition plus facile, tout cela dans des parties qui n'avaient pas encore paru au jour, qui semblaient être encore dans la dépendance de la peau. A cette considération s'ajoute celle-ci : que les poils ont en général une couleur analogue à celle de l'enveloppe cutanée, soit générale (albinos, roux, bruns, blonds), soit partielle (chevaux, bœufs, chats et chiens tachetés). Mais comme le vernis choroïdien suit aussi les mêmes lois, on ne peut pas dire pour cela que l'on a la preuve acquise d'une sécrétion du pigment opérée exclusivement par la peau.

Dans les poils, les plumes, c'est bien dans la partie cornée, non dans la médullaire, que siège la coloration ; l'auraient-ils prise en traversant l'épiderme? Cela ne saurait être du moins supposé pour les plumes qui sortent engagées dans un fourreau spécial : il semble seulement que leur follicule soit apte, durant leur formation, à la sécrétion du pigment, comme il l'est plus tard à celle de la matière grasse qui enduit ces appendices. On conçoit alors comment les barbes, appliquées sur la tige des plumes qu'elles enveloppent, sont plus fortement teintes à l'extérieur qu'à l'intérieur; comment le poil est plus coloré vers son sommet que vers sa base, la matière colorante étant épuisée ou transformée en huile incolore.

C'est bien évidemment la surface de la peau qui fournit le pigment qui imprègne la corne des ruminants, l'écaille des tortues ou du bouclier des lézards; car ce pigment se retrouve en forme de bouillie au-dessous de la partie cornée, et il enduit, pénètre même la superficie du tissu osseux formé par la peau durcie qui supporte l'écaille. On peut en dire autant des mollusques, comme nous l'avons vu précédemment, la matière colorante se mêlant d'ordinaire aux couches superficielles de leur production calcaire, et se montrant aussi dans l'épaisseur même de la peau. C'est dans cette épaisseur uniquement qu'elle siège avec la matière solidifiante, qui y est, comme elle, incorporée dans les insectes et les crustacés dont nous allons étudier l'enveloppe.

§ III. *Sécrétions de matières solides déposées interstitiellement.*

On pourrait désigner sous le terme d'*incrustations*, approuvé par de Blainville, tous les dépôts moléculaires dont il va être ici question et qui ressemblent si fort à ceux de la nutrition, comme nous l'avons fait précédemment remarquer; mais cette expression laisserait peut-être l'idée d'un dépôt en forme de croûte superficielle, tandis qu'il s'agit ici d'une imprégnation des tissus mêmes par la matière qui s'y dépose en molécules séparées, différence très-grande quoique ces molécules solidifiantes n'en restent pas moins inertes, mortes, obscurcissant même la vie de la trame qui les reçoit dans ses interstices. C'est sur la nature de la matière solidifiante que nous établirons ici trois divisions principales: solidifications par une matière d'apparence cornée, par le carbonate calcaire, par le phosphate de chaux.

A. Solidifications cératoïdes. Le squelette du poisson chondroptérygien pourrait être considéré comme une trame celluleuse ou fibreuse solidifiée par le mucus concret qu'on y trouve, et peut-être en est-il ainsi de certains cartilages des autres vertébrés, de ceux d'encroûtement ou *cartilages articulaires*, de ceux de l'oreille, etc., qui, dit Berzelius, ne donnent point de gélatine à l'ébullition. Ceux même qui sont dans ce cas, les cartilages d'ossification, se montrent au microscope comme un tissu pellucide semé d'un grené très-fin, que Howship regarde comme des molécules d'albumine disséminées dans une trame gélatineuse. On serait encore plus porté à admettre ce fait par la ressemblance des cartilages avec la peau des biphores, des diphyes, etc. (de Blainville). Mais s'il reste des doutes à cet égard, il n'en reste pas, ce semble, pour ce qui concerne, chez quelques vertébrés seulement, le durcissement des téguments convertis dans toute leur épaisseur en une sorte de cuir ou de corne, qui n'a pas été suffisamment examinée encore pour décider quelle part y prennent les diverses parties de la peau; exemple, le luth (*testudo coriacea*, L.), les diodons, les syngnathes, le pégase et autres poissons. Toutefois, c'est bien chez eux à la matière cornée qu'il faut attribuer cet endurcissement ; mais les tissus pénétrés de matières élastiques prennent souvent l'aspect de la corne sans en contenir les principes. Nous ne savons trop rien, à cet égard, du polypier, des cératophytes, des flustres en particulier, que leur analogie avec les eschares doit faire présumer être composés d'un tissu encroûté comme le leur; mais, pour le *têt des insectes*, il paraît assez positif que ce n'est point du mucus concret, mais une substance particulière, nommée *chitine* par Odier, qui donne à la peau de ces animaux sa solidité. La chitine est une substance non azotée, qui brûle sans boursoufflement, sans dégagement d'ammoniaque, etc., qui se dissout dans les acides étendus, etc. Souvent, il est vrai, elle paraît jointe, d'après Hatchett, à quelques sels calcaires qui ajoutent à la dureté des enveloppes dans les mailles desquelles elle se dissémine. Il y a donc loin du tégument des insectes à l'épiderme des vertébrés, auquel on le compare tous les jours. Ce qui peut tromper à cet égard, ce sont les mues des larves d'insectes et des arachnides comparées mal à propos à celles des reptiles, qui ne perdent en réalité que leur épiderme, une peau nouvelle se trouvant toute formée sous l'ancienne au moment de la mue. On a cru que ce n'était que l'épiderme qui s'en détachait; mais qu'on examine la dépouille, surtout s'il s'agit d'une araignée ou bien d'une nymphe devenant insecte parfait, on voit qu'elle porte une partie des organes respiratoires, des lamelles branchiales pour les premières, des trachées *avec leur filet cartilagineux* pour les secondes; on voit que des tendons, des organes internes, comme l'œsophage, une pièce cornée de l'estomac, y restent attachés; on voit de plus que les poils anciens n'étaient pas le fourreau des nouveaux, qu'ils tombent avec la peau qui les supporte et sous laquelle les nouveaux poils sont couchés. Il nous paraît donc qu'il y a là chute d'un tégument tout entier, et l'analogie avec ce qui se passe chez les crustacés viendra nous le confirmer encore.

Cette opinion pourrait être attaquée sur ce que, dans les larves d'insectes et les araignées, le pigment ne reste qu'en petite quantité attaché à l'ancienne dépouille (1), et l'on pourrait dire que les poils, production épidermique, se reproduisent avec un nouvel épiderme; que les lames du palais, de l'œsophage et de l'estomac, et les tendons qui sortent de l'intérieur, ne sont aussi que des parties de l'épiderme avec lequel ils se continuent. Si cela

(1) Le desséchement est sans doute cause de cette diminution apparente, il ternit les couleurs et affaiblit l'opacité.

paraissait prouver quelque chose en faveur des mues nécessitées par un changement de taille, il n'en saurait être de même des mues de métamorphose. Certes, la peau d'une chenille ne peut passer pour l'épiderme d'un papillon ; elle tombe avec ses mandibules, ses stemmates, ses fausses pattes, ses crochets, ses épines, ses couleurs, à l'époque où l'animal devient nymphe. La peau de la nymphe elle-même tombe avec des annexes ou des parties essentielles qui n'existent point dans l'animal parfait ; et dans la dépouille d'une nymphe de cigale, nous trouvons, même à l'état sec, deux lames séparables par une section attentive. Que ces peaux qui revêtent successivement le même animal soient de nouvelle formation, ou qu'elles existent dès la naissance emboîtées les unes dans les autres, ou qu'elles se soient formées chaque fois, ce n'est pas ici le lieu de discuter cette question qui se représentera par la suite (épigénèse, métamorphoses).

B. Solidifications carbonatées. Ce que nous venons de dire des mues des insectes et des arachnides s'applique entièrement aux crustacés, et l'on doit peu s'étonner de voir la peau se reproduire normalement en totalité chez des animaux qui peuvent réparer des membres perdus et s'en forment de nouveaux à des époques données (1) ; aussi leur têt, lors de la mue (2), est si bien le représentant de toute la

(1) Chez des animaux moins bien partagés, la peau est encore la partie du corps qui se répare le mieux, témoin les cicatrices.

(2) Les phénomènes de la mue des écrevisses ont été observés par Réaumur ; ils se reproduisent deux fois par an ; c'est entre le premier arceau de l'abdomen (vulgairement queue) et le thorax que la rupture s'opère, et c'est par-là que le corps se dégage ; les grosses pinces sortent de leur couvreau à l'aide de fentes latérales qui s'opèrent dans les pièces qui les enveloppent ou qu'elles

peau (1), que l'on peut, quand elle est proche, reconnaître les mêmes parties au tégument durci qui va se séparer et au tégument nouveau et mou qui en prendra la place; le pigment, chez l'un et chez l'autre, est tout voisin du dehors et combiné avec l'épiderme; la couche intérieure est blanche chez l'un et chez l'autre. La position seule du pigment en dehors du têt suffirait pour prouver que ce n'est pas l'épiderme seul qui se détache ici, comme on l'affirme généralement. Cet épiderme ne fait que la partie la plus superficielle du têt, et s'il est difficile d'en juger en général à cause de son adhérence, on peut s'en convaincre du moins à l'extrémité des pattes, où, fortement épaissi, il constitue des griffes cornées, parfaitement distinctes du têt calcaire; au reste, la peau n'est pas la seule partie qui se renouvelle chez les crustacés, car l'estomac en entier paraît subir la même loi. D'abord molle, la peau de l'écrevisse durcit en quelques jours; on peut, par l'emploi des acides, lui rendre la même mollesse, en dissolvant son carbonate calcaire mêlé d'un peu de phosphate: or, alors on n'a pas une dissolution totale, comme dans une coquille, mais un simple ramollissement; il reste une membrane toute pareille

doivent traverser. Dans les arachnides, la carapace du corselet se sépare du plastron à l'origine des pattes et le ventre se fend au-dessus; chez les insectes, c'est généralement sur le corselet ou thorax que se fait une fente longitudinale. Au reste, nous insistons peu sur ces détails, qui appartiennent plutôt à l'histoire naturelle qu'à la physiologie.

(1) Milne Edwards dit que, si l'on fait bouillir dans une dissolution alcaline la carapace d'un crabe préalablement dépouillé de ses sels calcaires par les acides, on la sépare en trois couches, et ce sont évidemment les mêmes que celles qu'il assigne à la peau. C'est au chorion que cet habile zoologiste rattache le pigment: or, puisque le pigment tombe avec une couche épaisse située sous lui, notre savant aurait dû en conclure que c'est toute la peau que la mue fait disparaître.

à celle qui permet aux jointures d'exécuter leurs mouvements, c'est-à-dire une peau ordinaire. Elle contient encore de la chitine en assez grande proportion, selon Milne Edwards. Le têt des oursins est aussi une induration pierreuse du derme, selon de Blainville même qui refuse cette qualité à celui des crustacés. Le polypier des eschares qui est pierreux est formé par une incrustation de matière calcaire dans un tissu organique qui, après la dissolution du sel, conserve encore sa forme si on le fait flotter dans l'eau ; nous avons constaté ce fait après Milne Edwards, et reconnu ainsi avec lui que le polypier n'est, dans ce cas, qu'une expansion cutanée commune à tous les individus logés dans ses milliers de cellules. Là donc le sel calcaire n'a pas été déposé en masse comme dans les polypiers ordinaires, ni même comme dans les coquilles de tant de mollusques, malgré les rapports de voisinage que les eschares ont avec cette division des animaux sans vertèbres. Quant aux polypes proprement dits, si leur axe pierreux est un dépôt de masse, comme l'a démontré Cavolini, leur écorce présente souvent aussi un dépôt d'incrustation; la croûte mucoso-calcaire des coraux, l'enveloppe blanche des rameaux cornés des gorgones sont dues à des molécules minérales infiltrées dans un tissu vivant : il existe donc là à peu près la même chose que dans le têt des crustacés et dans les incrustations phosphatées dont nous allons nous occuper maintenant.

C. Solidifications phosphatées. Pas plus que le carbonate de chaux, le phosphate, qui dans les cas précédents s'y joint quelquefois en petite quantité, qui domine au contraire sans comparaison dans ceux dont il va être question, ne se trouve dans les tissus à l'état de cristallisation régulière, mais en molécules amorphes ou à l'état de cristallisation confuse (1); aussi la plupart du temps rend-il opaques les tissus qu'il encroûte. Toutefois nous trouvons dans les os et les écailles des poissons le phosphate dans un état de division, de combinaison avec l'eau et avec le tissu organique, tel qu'il équivaut à une cristallisation régulière et donne parfois une limpidité remarquable à ces parties. Les solidifications phosphatées sont propres aux animaux vertébrés comme les carbonatées le sont aux invertébrés, et cette différence chimique s'observe même, à très-peu d'exceptions près, dans les dépôts de masses ostéiformes. Une grande différence aussi, et plus anatomique, plus physiologique encore, c'est que les incrustations sont généralement intérieures chez les animaux dits à vertèbres, ostéozoaires de de Blainville, extérieures chez les autres. Toutefois, il est quelque exception à cette règle : les insectes, les crustacés ont bien quelques pièces vertébrales autour de leur système nerveux central, et on les démontre aisément surtout chez l'écrevisse; d'une autre part, il est un assez grand nombre de vertébrés dont la peau est durcie par incrustation comme celle des crustacés, tantôt le vrai squelette paraissant en partie confondu comme chez eux avec cette croûte extérieure, tantôt en étant tout-à-fait indépendant. Nous jetterons d'abord

(1) C'est sans doute ainsi qu'il faut accepter l'assertion d'un savant observateur, qui dit avoir vu au microscope le phosphate de chaux à l'état cristallin dans les mailles d'un temporal de fœtus humain très-jeune. (de Blainville, *phys. gén.*)

un coup d'œil sur ces endurcissements de la superficie du corps, puis nous parlerons plus spécialement des os proprement dits, et nous terminerons en étudiant à part les dents, productions complexes sur la nature desquelles les physiologistes sont encore en litige.

1° *Solidifications cutanées* (1). L'endurcissement de la peau est quelquefois superficiel comme chez beaucoup de squales et de raies, où elle conserve toutefois un certain degré de souplesse, parce que la matière dure y est disposée en grains plus ou moins épineux, formant ce qu'on nomme dans les arts *chagrin* ou *galuchat*. On pourrait même croire qu'il ne s'agit ici que de productions épidermiques, si la peau des poissons écailleux ne nous prouvait le contraire. Chez eux, en effet, les écailles, bien que superficielles, sont recouvertes néanmoins d'épiderme et de pigment, et si leur apparence cristallisée, leurs stries radiées ou concentriques leur donnent l'aspect de concrétions formées par simple dépôt, ces apparences cessent d'être significatives quand on s'aperçoit qu'elles sont exactement les mêmes dans les os des poissons et surtout dans leurs os plats, sous-cutanés, ceux des opercules par exemple, qui sont souvent tout aussi superficiels que les écailles. D'ailleurs, celles-ci se comportent exactement comme eux par rapport aux réactifs chimiques; les acides leur laissent leur forme, en leur donnant seulement une grande mollesse par la dissolution de leur phosphate calcaire : c'est ce qu'a reconnu

(1) C'est ce que Carus nomme dermo-squelette, y comprenant le têt des insectes, des crustacés, des échinodermes, etc.

Chevreul (1), et ce qu'admet forcément de Blainville tout en voulant voir dans les écailles de simples produits d'excrétion. Des écailles plus épaisses, non plus imbriquées comme les précédentes, mais adhérentes par toute leur surface et prenant alors les noms de plaques, de boucliers, d'écussons, se voient chez quelques poissons, comme les lépisostées, les esturgeons; ou bien des régions plus complètes ont toute leur peau encroûtée, durcie, comme chez les cottes, les trigles, les amphisiles. Enfin, toute ou presque toute la peau peut être ossifiée, ordinairement par compartiments plus ou moins mobiles, comme chez les tatous parmi les mammifères, les balistes, les coffres parmi les poissons, les crocodiles parmi les reptiles. Déjà dans la peau de plusieurs batraciens anoures on trouve une forte proportion de phosphate de chaux, comme nous l'avons constaté par l'incinération de celle du crapaud commun; aussi cette peau est-elle non-seulement fort coriace, mais encore dure et criant sous le tranchant du scalpel, auquel elle offre beaucoup de résistance.

Dans quelques cas particuliers, cette ossification de la peau est accompagnée d'une soudure, d'une fusion totale avec le véritable squelette : c'est ce qu'on voit au crâne du *bombinator fuscus*, à celui des lézards, des tortues, à la carapace et au plastron de ces dernières. Les os alors s'élargissent (côtes, sternum, pariétaux, frontaux, etc.) et s'amincissent; il se produit même à leur pourtour des plaques ostéodermales tout aussi solides qu'eux, et leur

(1) Matière cartilagineuse de 41 à 50, phosphate de chaux de 56 à 48 pour cent.

surface extérieure est enduite du pigment, colorée et recouverte d'un épiderme plus ou moins corné, comme le serait une peau ordinaire.

2° *Os proprement dits.* De même que le têt des crustacés, que les écailles et plaques dont il vient d'être question, le tissu osseux est composé d'une trame organisée que pénètrent et solidifient des substances minérales concrétées dans ses interstices. Brûle-t-on un os, il noircit d'abord (noir d'ivoire), parce que cette trame se charbonne ; à un degré d'ustion plus complet, il blanchit et devient friable; le phosphate calcaire, uni à quelques autres sels en très-petite proportion, est mis à nu ; mais ce qui prouve que la matière organique n'est pas ici un simple magma, c'est que, si par un acide minéral étendu d'eau on dissout le phosphate de chaux, il reste un *tissu* flexible, élastique, coriace, presque cartilagineux, et qui ne se résout en gélatine que par une coction prolongée dans l'eau bouillante, où il se désorganise. La proportion de la matière vivante ou organique au produit mort ou minéral est fort variable : certains poissons ont peu ou presque point de sels calcaires dans leurs squelettes cartilagineux ou fibreux ; les autres n'en ont encore qu'une proportion assez faible comparativement aux mammifères, aussi leurs os sont-ils bien plus flexibles ; et quant à ceux-ci, de notables différences s'observent encore quant à l'âge et quant à la région du corps. Davy a trouvé proportionnellement plus de phosphate de chaux dans les os de la tête que dans ceux du reste du corps; le rocher en est surtout pénétré au point d'étouffer presque la gangue organique, et l'os tympanique des cétacés a, dit Cuvier, la dureté et l'homogénéité de l'ivoire. Il est bien connu aussi que les os des jeunes animaux sont plus souples et plus gélatineux que ceux des vieux ; ce même Davy a trouvé, dans le fémur d'un adolescent, 47 pour cent de sels calcaires, et 62 $^{1}/_{2}$ dans celui d'un adulte. Cette prépondérance de la partie gélatineuse deviendrait de plus en plus marquée en se rapprochant davantage de la première enfance, jusqu'à ce point où l'os représenté par un cartilage ne contient pas de matière saline concrétée. Or, le premier cartilage se résolvant, comme la trame de l'os dépouillé artificiellement de son phosphate calcaire, en gélatine par la coction (exemple : ceux des côtes, ceux qui réunissent les épiphyses au corps de l'os), on a pu se croire fondé à admettre l'identité de l'un et de l'autre. De-là cette assertion de Cuvier, souvent répétée depuis, qu'il n'y a point d'os qui n'ait été cartilage, assertion dont pourtant Howship et Béclard avaient réfuté la véracité quant à la partie moyenne des os plats, et, moins heureusement peut-être, quant à la diaphyse des os longs. Nous réduirons ces assertions opposées à leur juste valeur ; nous concilierons les contradictions qui semblent exister entre certaines théories, bien fondées pourtant, d'accroissement et de formation, en montrant que l'*ostéose*, ou ossification normale, n'est point toujours identique dans son mécanisme intime, et qu'on peut lui assigner du moins deux modes différents, quant au point de départ et aux conséquences ultérieures.

Duhamel a démontré l'importance du périoste dans l'accroissement des os, et il le compare assez judicieusement à l'écorce des arbres ; il a constaté que chez les jeunes sujets la garance colorait d'abord les couches sous-périostiques, et qu'en cessant son usage, ces couches extérieures, comme plus nouvelles, étaient blanches ; il a vu un fil métallique glissé sous le périoste être bientôt recouvert par d'autres couches osseuses ; il a prouvé, par diverses expériences confirmées par Breschet et autres, que le périoste jouait le premier rôle dans la consolidation des os fracturés (1) : on sait aussi que c'est cette membrane qui reproduit le nouvel os dans les nécroses avec séquestre profond, que l'os ou du moins ses couches extérieures se mortifient quand le périoste est détruit. Eh bien ! si le périoste nourrit l'os, s'il en accroît l'épaisseur, pourquoi ne pourrait-il pas le former de prime abord ? Je me suis très-positivement assuré du fait, d'abord chez les reptiles batraciens, puis sur les poissons, et je me suis convaincu qu'il n'en pouvait être autrement chez l'homme même. A aucune époque les os du crâne ne sont chez lui cartilagineux, quoi qu'on en ait dit ; ce sont des membranes fibreuses dans l'épaisseur desquelles se développent les *os plats*. Chez les poissons et les reptiles, on distingue très-bien les os du crâne qui se forment à la superficie, appliqués seulement sur un cartilage crânio-facial ou sur les enveloppes de l'encéphale, de ceux qui se forment par tranforma-

(1) Notre collègue et ami Dubrueil a fait à ce sujet une expérience bien intéressante : de deux chiens trépanés par lui, l'un n'a point eu de réparation osseuse au crâne après un laps de temps considérable ; l'autre en quelques semaines a eu la perte de substance totalement fermée par une lame d'os assez épaisse. Sur le premier on avait excisé le péricrâne et maltraité la dure-mère ; sur le deuxième on avait remis en place le péricrâne sur la dure-mère qu'on avait respectée durant l'opération : ce fait est parlant.

tion d'un cartilage : les premiers sont squameux, c'est-à-dire larges et minces, comme les frontaux, les pariétaux, le sphénoïde antérieur, les ptérygoïdiens, les temporaux écailleux, etc. ; les seconds sont épais, compactes ou caverneux, comme les rochers, les occipitaux inférieurs et latéraux, l'ethmoïde. La mâchoire inférieure même, chez les poissons, les reptiles et les oiseaux, s'ossifie par application de plusieurs pièces squamiformes sur une tige cartilagineuse, à laquelle appartiennent seulement en propre la pièce dentaire et l'articulaire. Les *os longs* doivent nécessairement aussi une partie de leur formation au périoste, et surtout ce qui concerne la partie compacte de leur diaphyse. Dans les batraciens, dont j'ai suivi pied à pied l'ossification, j'ai constaté que *toute la superficie* de la diaphyse est déjà revêtue d'une lame osseuse, mince mais solide, avant ou en même temps tout au moins qu'il paraît au centre du cartilage un commencement de travail d'ostéose; il m'a paru qu'il en était de même à la surface des apophyses et lames des vertèbres : Howship, au reste, a démontré que dans le fœtus humain même la diaphyse des os longs n'était d'abord qu'une virole osseuse, un court cylindre creux. On se rappellera, à ce sujet, que les cartilages des côtes chez l'homme s'ossifient d'abord par l'extérieur; puis, que le cartilage se vascularise au centre et devient spongieux comme les autres os : nul doute qu'il n'en soit ainsi lors de la première ossification des côtes. Bref, je serais tenté d'affirmer que *partout où il y a des parties osseuses essentiellement compactes, c'est l'endurcissement du périoste qui les constitue, et que le cartilage n'est destiné qu'à donner naissance aux os spongieux.*

Le rocher même, si compacte et si dur chez l'adulte, est très-spongieux chez le fœtus, quoi qu'en ait pu dire un savant anatomiste, et sa conversion ultérieure en substance d'aspect homogène est une exception à la règle générale. On ne peut donc pas se servir de cet exemple pour affirmer que, lors même que l'os a été primitivement cartilagineux, il n'y a eu que pénétration de la pâte cartilagineuse par une dissolution de matière calcaire et cristallisable. Le cartilage change toujours de nature, et, comme le dit Meckel, l'os est un organe nouveau qui en prend graduellement la place. L'ossification du cartilage ne commence, en effet, que quand des vaisseaux *sanguins* s'y manifestent, en creusent l'intérieur, le rendent caverneux à tel point qu'on a comparé alors son tissu à celui des organes érectiles (Dupuytren), et le font graduellement disparaître; car, quand un large canal médullaire s'est formé à sa place, il devient bien probable qu'il a cessé totalement ou presque totalement d'exister, et il est du moins évident, je le répète, qu'un os long ramolli par les acides ne représente nullement l'ancien cartilage fœtal. La disparition de cette espèce de patron de l'os futur s'opère de proche en proche, du milieu aux extrémités, à mesure que l'étui extérieur prend plus de consistance; et d'autres points de départ du même travail se montrent à ces extrémités mêmes, qui sont ordinairement plus renflées : dans celles-ci la vascularisation, la raréfaction ne vont pas jusqu'à creuser une cavité centrale, mais un grand nombre de petites cavités médullaires, et pendant long-temps il n'y a pas la moindre communication entre les spongiosités de ces ossifications partielles et la cavité de la diaphyse, pas plus qu'entre la substance osseuse des unes et des autres qu'un reste de cartilage sépare jusqu'à l'adolescence. Il est donc ridicule de dire que les spongiosités de l'épiphyse ne sont que l'épanouissement des lames osseuses de la diaphyse, et d'attribuer à la condensation de celles-ci les dimensions restreintes du milieu d'un os long comparé à ses extrémités. En réalité, l'épiphyse est un os à part, tout comme les diverses pièces du crâne, développées isolément dans un canevas continu dans toutes ses parties (Cuvier), sont considérées comme os particuliers par les anatomistes, même quand elles doivent se souder plus tard ensemble, pour ne constituer de nouveau qu'un tout sans divisions (oiseaux), ou bien se réunir seulement en quelques groupes dont les divisions intrinsèques se confondent (mammifères), et qui ne se soudent que rarement ensemble, et même encore dans un âge très-avancé.

Le nombre et la disposition de ces *points d'ossifications* pourraient paraître fort peu importants à connaître, s'ils n'avaient avec les parties viscérales, les centres nerveux surtout, des rapports bien remarquables, et si leur distribution ne se montrait subordonnée à la segmentation élémentaire des corps vivants. C'est là ce qui explique l'importance qu'ont attachée au squelette la plupart des anatomistes qui ont vu les choses en grand et sous un point de vue qu'on appelle philosophique (Geoffroy St-Hilaire,

Carus, Cuvier même). Il suffit, pour en donner une idée, de rappeler la disposition des vertèbres, soit crâniennes, soit autres, et la segmentation des membres ; nous ne reviendrons pas à ce sujet sur ce que nous avons dit dans nos premiers chapitres sur l'homologie des régions dans tous les animaux vertébrés et articulés, sur celle des divers articles des membres (hanche, trokanter, cuisse, jambe, phalanges ou articles du tarse), considérations sur lesquelles il serait déplacé d'insister ici, et qui fourniraient à elles seules matière à un long travail, tel que celui que nous avons esquissé ailleurs *(Conformité organique)*. L'idée philosophique qui ressort de ces considérations, c'est que dans chaque point d'ossification réside un foyer formateur, une sorte de nœud vital en rapport avec les lois générales de la composition des corps vivants, dont le système osseux peut ainsi fournir l'expression mieux que tout autre système ; ces nœuds vitaux varient sans doute quant à la netteté, la liberté de leur manifestation, et aussi quant à sa prépondérance, à son intensité (1), selon les espèces d'animaux : de-là l'exagération de certaines pièces, l'atrophie de certaines autres, la confusion de plusieurs, confusion qui peut être consécutive à une formation d'abord distincte et qui peut même être primordiale, comme je l'ai démontré par les faits dans l'analyse et l'appréciation des diverses parties du squelette des batraciens analogi-

(1) C'est pour cela que Geoffroy St-Hilaire a voulu tenir compte des cartilages constants et les mettre au rang des os ; et en effet, ne voyons-nous pas que les cartilages du larynx qui ne s'ossifient que dans la vieillesse de l'homme, que ceux de la trachée qui ne s'ossifient jamais, sont normalement osseux chez les oiseaux?

quement déterminées (1). Ces foyers de formation ne se manifestent pas au reste seulement dans le système osseux, mais aussi dans celui qui en prend la place chez les animaux invertébrés, c'est-à-dire la peau durcie, à laquelle on a encore bien souvent donné le nom de squelette ; et l'analogie des segmentations de l'un et de l'autre de ces systèmes se montre évidente chez un certain nombre même de vertébrés : ainsi, chez divers poissons (syngnathes, malarmat) ou reptiles (serpents, crocodiles, etc.), des plaques, des bandes écailleuses marquent extérieurement la segmentation intérieure du corps et du squelette en particulier ; quelquefois ce sont des couleurs disposées par bandes qui semblent rappeler une tendance à la même manifestation ; mais souvent le parallélisme cesse d'être exact ou par des sous-divisions, des fusions d'une ou d'autre part, ou bien par un changement de rapport dû à une différence dans le mode d'accroissement : c'est en particulier ce dont on peut se convaincre, en comparant à la carapace des tortues, au bouclier crânien des lézards, les plaques cutanées ou écailleuses, manifestations des foyers de formation à la peau, avec les pièces osseuses sous-posées, manifestations des nœuds vitaux du squelette : c'est ce que nous ferons en deux mots ci-après. Remarquons auparavant ici que ce que nous venons de dire de ces centres d'action formatrice n'est pas fondé sur de pures hypothèses, que ce ne sont pas là des idées préconçues et sans fonde-

(1) C'est par cette fusion primordiale d'éléments *virtuellement* binaires qu'on peut expliquer la difficulté de démontrer partout, dans la quille du sternum des oiseaux par exemple (Cuvier), autre chose qu'un noyau impair d'ossification.

ment : lorsque Geoffroy-St-Hilaire en a parlé sous le nom de *houpes vasculaires*, il les a caractérisées plus matériellement, plus positivement, mais sans leur donner peut-être la valeur et la précision physiologique que nous venons d'y attacher. Oui, ces centres sont vasculaires, car on sait que tout commencement d'ossification se décèle par la *vascularisation* sanguine du canevas fibreux (1) ou cartilagineux ; et cette notion, si généralement admise, nous conduit directement à la théorie de la solidification phosphatée. Que les vaisseaux sanguins qu'on observe en pareil cas soient des artères ou des veines, la chose n'a pas été bien approfondie ; peut-être les artères sont-elles surtout extérieures et les veines intérieures, car il y a beaucoup d'artères dans le périoste, comme les injections le prouvent, et il y a beaucoup de veines et de grosses veines dans le diploé (Fleury) et la matière spongieuse (Dupuytren).

Quoi qu'il en soit, voici comment les choses se passent d'après nos observations microscopiques faites sur des pariétaux de fœtus très-jeunes, ou sur des parties dont l'ossification était encore incomplète et dont la demi-transparence se prêtait à ce genre d'investigation. Dans les os périotiques ou plats, ceux du crâne par exemple, on voit que les vaisseaux sanguins rayonnent, en partant d'un centre commun qui est le point central d'ossification, la

(1) Le périoste n'est pas la seule partie fibreuse susceptible de vascularisation et ossification même normale ; les tendons qui éprouvent des frottements rudes s'ossifient fréquemment ; c'est ce qu'on voit dans les tendons des oiseaux, et pour l'homme même, dans les sésamoïdes, la rotule. Là encore se trouvent sans doute des foyers de formation, car ils correspondent souvent à des épiphyses ou à des os particuliers : la rotule est l'analogue de l'olécrâne, le pisiforme est un vrai sésamoïde.

bosse de l'adulte. Ces vaisseaux déterminent la direction des filets osseux, et s'entrelacent avec eux (Scarpa) de manière à leur faire représenter un réseau très-curieux, et dans lequel on est tenté, tout d'abord, de voir un simple lacis de vaisseaux qui se seraient entourés d'un dépôt crétacé ou qui se seraient obstrués en s'en remplissant; mais on ne trouve aucun vaisseau de notable grosseur au centre de ces filets, assez gros eux-mêmes (1), et pourtant on les voit s'élargir de jour en jour : ce qui supposerait en eux, s'il en était ainsi, une grande activité sécrétoire et une libre circulation. D'ailleurs, on reconnaît aisément que, dans ce réseau, les branches éloignées du centre sont parfois plus grosses, toujours aussi grosses du moins, que leurs prétendus troncs, que leurs mailles sont arrondies et non anguleuses, toutes particularités fort contraires à l'opinion susdite. C'est qu'en effet ce réseau, dont les mailles sont moulées autour des vaisseaux sanguins qui le percent, se montre, à un très-fort grossissement, composé non d'un vaisseau pour chaque filet, mais d'un plexus d'innombrables vascules anastomosés de toutes parts, de même que ces plexus sont aussi anastomosés pour constituer l'ensemble du réseau. C'est entre ces capillaires microscopiques que se dépose le phosphate de chaux, d'abord en grains disséminés, qui nous ont paru de forme ovale ou en losange mousse : ce sont là sans doute les cristaux que de Blainville montrait dans ses

(1) Sœmmerring fait remarquer la ténuité des lames de l'étrier, du labyrinthe, qui pourtant sont organisées, et prouvent ainsi que la substance osseuse est dans sa trame élémentaire composée de filaments bien autrement fins que ces filets et que les tubes de Howship dont il sera question plus loin.

cours. Bientôt ces grains s'agglomèrent en masses qui empâtent ces vascules, sans les oblitérer sans doute, si ce n'est dans une vieillesse très-avancée. C'est là la matière qui sert à fixer dans les os, comme une sorte de laque, la substance colorante de la garance qui s'y répand avec une uniformité qui supposerait à elle seule une *finesse de pâte* bien éloignée des grossières suppositions de la plupart des théoriciens qui se sont occupés de cet objet : finesse, au reste, assez démontrée aussi par la transparence de certains os, de ceux des poissons en particulier; certes, cette transparence ne saurait supposer un dépôt irrégulier et en masses, mais, au contraire, un agencement régulier de molécules aussi fines que celles qui constituent les cristaux. On conçoit, d'après cela, comment se fait l'envahissement successif des expansions osseuses; comment il en résulte de véritables couches, dont toujours la trame est organique, vivante, pouvant même parfois dissoudre, enlever le phosphate qui l'entoure ou le modifier de diverses manières, comme le prouvent les maladies du tissu osseux, sa coloration par la garance mêlée aux aliments, par la bile même dans des ictères très-intenses (Kercking, Platner), par le sang qui y stagne chez les cholériques. On conçoit pourquoi ce sont toujours les couches les plus récentes, les animaux les plus jeunes qui reçoivent le mieux ces colorations et qui les perdent le plus vite; enfin, on se fait dès-lors, d'après cela, une idée exacte de la nature du prétendu cartilage qui reste après la dissolution du phosphate de chaux par les acides : ce tissu cotonneux (Haller, Scarpa) n'est qu'un assemblage de filaments vasculaires dont personne n'a soupçonné la ténuité, pas même Howship, qui en a attribué les fonctions à des canaux bien plus grossiers, et dont nous allons dire un mot au sujet de la substance spongieuse et de la manière dont elle se forme dans les cartilages.

On ne peut refuser aux cartilages des vaisseaux intérieurs, sans doute excessivement fins, puisqu'ils n'admettent que des fluides blancs; la pesanteur de ces vascules peut seule expliquer leur rapide accroissement et les phénomènes de leur ossification. Quelques-uns de ces vaisseaux (artériels ou veineux) se dilatent dans un point donné, admettent du sang rouge, s'étendent en quelques ramifications arborescentes dont les parois ne tardent pas à s'encroûter d'une couche blanche de phosphate calcaire. Nous avons parfaitement observé ces principes sur des cartilages de la trachée-artère du cheval et de l'âne, parsemés de points osseux dans leur intérieur : c'est ce que Howship a vu et représenté pour les cartilages d'ossification. Comme lui, nous avons vu que ces cavités vasculaires ne tardent pas à s'élargir davantage, à devenir caverneuses, à perdre ainsi leur caractère vasculeux pour devenir des cavités médullaires, d'autant que, suivant cet anatomiste, elles se revêtent alors intérieurement de membranes qu'on peut injecter. Ces cavités osso-membraneuses, établissant entre elles des communications de plus en plus multipliées, constituent la substance spongieuse; puis, s'étendant de plus en plus, réduisent à de minces filets les parois osseuses qui les séparaient, en forment la substance réticulaire qui finit elle-même par disparaître au centre des os longs : il y a donc là résorption, destruction des parties osseuses préalablement formées, et sécrétion graisseuse intérieure, au lieu d'une sécrétion phosphatée extérieure, de la part de ces cavités multipliées et agrandies. Cela me porte à croire que ce n'est pas à elles, mais aux vascules très-fins qui les garnissent et en constituent les parois membraneuses, qu'on doit attribuer ces sécrétions, comme ces résorptions. Howship, il est vrai, pense que ces spongiosités d'origine vasculaire ne sécrètent le phosphate que quand elles sont petites; il les représente, comme cela est effectivement, formant des tubulures assez fines sur les confins de la diaphyse, et pénétrant ainsi, avec des dimensions capillaires, dans le cartilage qui sépare celle-ci de l'épiphyse. Mais il nous paraît que ce ne sont là que des passages de *troncs sanguins;* comme les mailles du réseau des os plats, ils vont porter le sang dans les vascules blancs du cartilage; ils sont entourés de ces vascules, qui leur font un étui organisé, quoique empâté par le sel que ces vascules seuls sécrètent, mais non un étui de transsudation directe, qui serait trop grossier pour être vivant, et ressemblerait au dépôt qui a lieu dans la masse des polypiers tubuleux, car les grossissements auxquels Howship a fait ces observations ne permettent pas d'autre comparaison. Que l'on considère un os calciné, qu'on se rappelle sa légèreté, sa porosité excessive, sa friabilité, et l'on comprendra que, dans l'état primitif, les particules minérales ne pouvaient être en continuité que par des points peu multipliés; que leurs interstices étaient nombreux, mais excessivement menus; qu'elles n'étaient nulle part en couches ou en masses, agglutinées seulement par une colle animale, comme le sont les concrétions dont nous avons parlé ailleurs. Non, il faut concevoir l'os tout autrement, et l'inspection microscopique des points d'ossification des vertèbres, chez les têtards de batraciens, nous a prouvé qu'il en devait être des os qui doivent devenir spongieux, comme de ceux qui doivent rester compactes. En effet, chaque centre (et ils sont pairs à chaque vertèbre) n'est qu'une touffe de vascules dont on voit distinctement au microscope les intervalles se remplir de molécules calcaires.

Voilà comment il faut concevoir cette prétendue combinaison de l'élément minéral avec la gélatine de l'os (Cuvier) dans sa formation première, ou cette prétendue pétrification (de Blainville) qui substitue au cartilage un nouveau tissu ; c'est un tissu empâté, et non un stuc ou une pierre figurée.

Rien de plus facile, avec cette manière de voir, que d'expliquer la nutrition et l'accroissement des os, de même que leurs réparations dans les cas morbides ou accidentels.

Pour ce qui est de l'accroissement en longueur, l'expérience de Hunter, qui a vu deux trous percés dans la diaphyse d'un jeune cochon conserver par la suite les mêmes distances, ne nous paraît probante que pour les couches intérieures de la diaphyse : c'est par l'extérieur qu'elle s'allonge, le périoste fournissant de nouvelles couches de plus en plus considérables au fur et à mesure de l'accroissement général. On peut s'en assurer sur un os long d'agneau nouveau-né ; on y verra jusqu'à une vingtaine de couches osseuses, unies par des filets anastomotiques (chevilles de Gagliardi), dont les extérieurs ont toute la longueur de la diaphyse, et les intérieurs sont au contraire de plus en plus courts : de là une épaisseur beaucoup plus grande au milieu de l'os que vers ses extrémités. On remarquera de plus que les couches intérieures sont déjà moins nettement séparées ; elles tendent à se confondre, parce qu'il y a toujours vie, nutrition, travail en elles au moyen de leurs nombreux vaisseaux capillaires, qu'on peut reconnaître même encore à la loupe ou à l'œil nu dans l'os de l'adulte, dans l'os même travaillé du bœuf, ce qui le distingue de l'ivoire. Ce travail ultérieur à la première formation préside évidemment à l'augmentation du calibre de l'os. Duhamel avait bien observé aussi qu'il y a extension du cylindre osseux et non simple épaississement; Chaussier faisait remarquer que la diaphyse d'un fœtus se logerait, et de reste, dans le canal médullaire d'un adulte. Dira-t-on, avec Béclard, qu'il y a résorption à l'intérieur en même temps qu'addition à l'extérieur? C'est une assertion gratuite, et il est bien plus simple de concevoir que les vaisseaux très-fins dont la substance compacte est évidemment pénétrée et *nourrie*, qui lui sont fournis par le périoste et la moelle, servent à l'accroître en largeur par l'interposition de nouveaux vascules ossifiques entre ceux qui existent déjà.

Pour l'accroissement en épaisseur des parois du cylindre osseux, nous avons dit déjà comment elle s'opère par la solidification des couches du périoste, qui deviennent adhérentes à mesure que d'autres se forment plus en dehors. Cruveilhier a constaté que, dans la formation du cal, les muscles mêmes deviennent osseux au voisinage de la fracture; ils se sont convertis d'abord en périoste, tandis que celui-ci s'endurcissait pour commencer la virole de Duhamel ou cal provisoire de Dupuytren et Breschet. Flourens a observé sur des oiseaux que les os longs du crâne se reproduisaient, même quand on avait enlevé le péricrâne et la dure-mère, qui ne tardaient pas à renaître par extension, végétation des parties environnantes; le périoste forme ici des couches que nous avons vues séparées l'une de l'autre par une sorte de cellulosité chez des sujets rachitiques. On voit quelquefois, par une section transversale, des zones concentriques sur une diaphyse comme sur un tronc d'arbre, et Duhamel était fondé dans la comparaison qu'il a faite des uns et des autres : ce sont, dans l'un et l'autre cas, des vaisseaux empêtrés par une matière solidifiante et qui laisse néanmoins le passage libre à la circulation capillaire, qu'il rend seulement plus lente et moins libre, surtout dans un âge avancé. Ce n'est donc pas là une simple stratification de matière morte, comme nous l'avons vu pour la construction des coquilles, et comme semblent l'avoir imaginé quelques physiologistes, parce qu'on peut démontrer dans la substance osseuse des couches plus ou moins distinctes; car il y a aussi continuité de l'une à l'autre par des liens organiques plus ou moins serrés et nombreux, et qui finissent même à la longue par se confondre avec elles. Quant à l'accroissement des os plats, il est facile d'y concevoir un épaississement analogue à celui des os longs et un élargissement par progrès excentrique des artères du périoste. Il n'est pas moins facile, d'après ce qui a été dit plus haut, de comprendre la formation de leur diploé ou leur éburnification (rocher), selon que les capillaires ossifiques se dilateront ou au contraire s'oblitéreront dans leur profondeur.

Terminons par quelques mots sur les particularités qu'offre le tissu osseux dans les principales divisions d'animaux vertébrés. Il est des poissons presque sans squelette, ou qui n'ont que quelques parties cartilagineuses au crâne, au rachis, les lamproies par exemple. Les squales, les raies sont dits poissons cartilagineux, parce que leurs os sont peu consistants; mais ils ne sont pas pour l'ordinaire totalement dépourvus de sels calcaires, car dans la majeure partie de leur étendue ils blanchissent en se desséchant : ces sels s'y déposent en granulations qui semblent peu régulières quand on les regarde dans des masses compactes, mais qui, dans les points encore transparents, se montrent manifestement arborisées (squale roussette), réticulées de manière à donner la conviction que le dépôt y est fait d'après le même mécanisme que chez les mammifères. Cette ossification incomplète est toute intérieure, le périoste n'y rentre pour rien; aussi n'existe-t-il jamais ni substance compacte, ni fibres rayonnantes. Le tissu cartilagineux dont il est ici question, passe, d'après les observations de Chevreul, pour être fort analogue au mucus; peut-être n'est-il que pénétré, endurci par cette matière ordinairement inerte. Quoique transparents, les os des poissons dits osseux contiennent une notable quantité de phosphate de chaux disposé en filets radiés dans beaucoup de cas, ou fibres longitudinales dans beaucoup d'autres, spongieux dans un très-petit nombre : ce sont généralement des os périostiques; leurs cartilages restent long-temps à s'ossifier, peut-être certains ne s'ossifient jamais, tel le crânio-facial du merlan. On dit que le mucus entre aussi en forte proportion dans le parenchyme de ces os (Barros cité par Berzelius); il en est de même, à ce qu'il paraît, des reptiles. J'ai moi-même fait bouillir pendant plusieurs heures un tibia de grenouille ramolli par l'acide muriatique étendu, sans pouvoir le dissoudre; il était devenu seulement très-mou. Les os des batraciens ont leurs épiphyses cartilagineuses encore au milieu, tandis que l'extérieur est tout ossifié, ce qui pourrait empêcher de les reconnaître; aussi a-t-on pu prendre pour telles le cartilage d'encroûtement assez épais qui revêt et coiffe leurs extrémités articulaires. Ce cartilage, qui forme une croûte bien distincte de l'épiphysaire, a ceci de particulier, qu'il se pénètre en partie de phosphate de chaux et blanchit par le desséchement : il ressemble donc à ceux des poissons chondroptérygiens; il en est de même, au reste, de plusieurs autres cartilages des batraciens anoures, comme de ceux du sternum, des os du bassin.

D'autres reptiles, les tortues, ont cela de particulier que leurs os longs sont spongieux intérieurement comme ceux des cétacés et des phoques, tandis que le canal médullaire existe chez les batraciens, les lézards, les crocodiles, comme chez la plupart des mammifères : on sait que presque tous ceux des oiseaux reçoivent de l'air dans leur intérieur; ils sont plus cassants, plus compactes encore que ceux des quadrupèdes. Quant à ces derniers, on a signalé entre eux quelques différences, qui peut-être ont besoin d'être plus positivement constatées; les herbivores auraient, d'après ces observations, une proportion de carbonate de chaux et de matière organique beaucoup plus forte que les carnivores, eu égard à la quantité du phosphate qui dominerait chez ceux-ci.

3° *Dents*. Il ne saurait entrer dans notre plan de donner ici des considérations sur le nombre, la forme et la disposition de ces organes, objets réservés à l'anatomie, et que la zoologie emploie souvent aussi comme caractères importants. Nous n'avons ici à les étudier que comme produits, et à donner sur leur structure, leur composition, leur formation, que des notions générales.

La dent, considérée dans son ensemble, peut être comparée au poil, à la plume, ayant de même son point d'origine dans une sorte de follicule ou de poche, et à la surface d'une pulpe ou papille élevée du fond de ce follicule; on y trouve aussi plusieurs substances, et le plus communément une intérieure plus ou moins vivante, et une extérieure toute inerte et morte. Il y a même des dents qui n'acquièrent jamais une autre consistance que celle des parties épidermiques; telles sont celles de presque tous les invertébrés, si l'on en excepte les fortes dents ou mâchoires des oursins, qui constituent une remarquable charpente osseuse, et si l'on ne regarde pas comme dents les plaques calcaires de l'estomac des bulles parmi les mollusques. Les pointes crochues qui composent la couronne des ténias arment la tête des échinorynques; celles non moins aiguës, mais plus droites, qui donnent aux mâchoires des sangsues une série propre à scier la peau, sont des productions transparentes, incolores, enchâssées dans les tissus contractiles, et qui ne peuvent devoir qu'à leur nature cornée la ténacité nécessaire à leurs fonctions, malgré leur apparence cristalline. Cette nature devient plus évidente aux crochets de la langue de certains mollusques, aux dents tranchantes qui leur tiennent lieu de mâchoires et rappellent le bec des céphalopodes, aux nombreuses griffes qui hérissent l'intérieur de l'œsophage dans les tortues marines. Les crustacés, du moins les grandes espèces (homards, langoustes), nous offrent aussi sur leurs mandibules une forte production de corne, véritable dent qui s'en détache aisément après la coction, et qui du reste est le véritable analogue des griffes épidermiques dont le bout de leurs pattes est revêtu. Les dents mêmes de l'ornithorynque, qui touche de si près aux mammifères, n'ont qu'une consistance cornée et contiennent une très-faible proportion de phosphate de chaux (Lassaigne). On a regardé comme une sorte de dent cornée le fanon des baleines, et l'on a fait, avec raison, ressortir comme trait de ressemblance entre les fanons et les dents, la volumineuse papille charnue qui pénètre dans une excavation de leur base; on les a aussi comparés à des poils agglutinés. Et, en effet, cette matière qu'on nomme *baleine* dans les arts et dans le commerce, s'effile aisément en longues soies, mais qui n'ont pas, chacune en particulier, la structure d'un poil; et pour rendre la comparaison plus vraie, il faudrait définir le fanon un poil gigantesque implanté dans la région palatine. Quant à son analogie avec la dent, elle a paru d'autant plus grande, que dans le fœtus de baleine on a trouvé des germes de dents à la mâchoire inférieure seulement (Geoffroy-Saint-Hilaire, de Blainville); les supérieures sont donc remplacées par les fanons. C'est ici seulement que nous avons cru devoir faire mention des *dents des oiseaux*. Geoffroy-St-Hilaire a judicieusement comparé aux fanons de la baleine les lames palatines cornées des oiseaux du genre *anas*, et en considérant que chacune de ces lames est pourvue d'une pulpe ou papille isolée, nous croyons très-bien fondée son assertion, que les oiseaux (du moins un certain nombre) ont des dents, mais rudimentaires.

Les dents dont il vient d'être parlé n'ont donc rien d'analogue aux os, et nous eussions pu réunir ce qui les concerne avec l'exposé des appendices épidermiques. Il n'en est pas ainsi des dents osseuses; bien qu'elles conservent avec le poil une analogie très-réelle, il y a entre eux cette différence que, dans celui-ci, le produit ou partie sécrétée l'emporte de beaucoup sur la partie vivante, tandis que, dans celle-là, c'est la partie organisée qui est la plus considérable, qui fait le corps de l'organe, car la dent mérite ce nom, puisqu'elle vit, du moins pendant la majeure partie de sa durée.

a. En effet, l'*ivoire* ou partie osseuse, partie essentielle de la dent, n'est point pour nous un simple dépôt, comme le veulent la plupart des anatomistes modernes, qui ont adopté à cet égard l'opinion de Cuvier (de Blainville, Fr. Cuvier, Desmoulins, Blandin); nous croyons devoir nous en tenir à peu près à celle plus ancienne de Tenon, et regarder l'ivoire comme dû à une ossification graduelle opérée par la surface de la pulpe ou papille intérieure, ossification dont résulte un tissu plus compacte que celui des autres os, mais qui pourtant n'est véritablement mort que quand, par suite des progrès de l'âge, toute la pulpe intérieure s'étant ossifiée ou atrophiée par degrés, la racine même a fermé son ouverture, oblitéré les vaisseaux, détruit le nerf et réduit la dent à l'état d'un bois de cerf parvenu à toute sa croissance. Aussi la dent finit-elle par tomber de même; et si elle ne le fait pas plus tôt, c'est sans doute en partie parce qu'elle est engagée dans une cavité qui la retient, comme elle pourrait retenir quelquefois une dent étrangère (ce qui n'est pas aussi commun qu'on le dit dans bien des livres), mais c'est en grande partie aussi parce que la substance osseuse de la racine reste long-temps encore en communication vasculaire, quelque faible qu'elle soit, avec les parois de l'alvéole. Voici un fait probant à cet égard : une dent molaire cariée fut renversée avec la clé de Garengeot, mais elle restait fortement attachée à l'alvéole incomplétement fracturé; je constatai bien positivement, à l'aide d'un miroir (car je fus moi-même le sujet de cette expérience), que l'extrémité des trois racines de cette dent était détachée, relevée, libre, sans aucun reste de ses vaisseaux ou nerfs; je consentis, en conséquence, à laisser remettre en place cette dent, dont la couronne pouvait encore rendre des services : elle ne se raffermit jamais complétement, et un an après il fallut en venir à une évulsion plus complète, tant elle était *redevenue douloureuse !* On put constater alors qu'une moitié seulement de cette dent avait continué de vivre, c'était celle dont la racine adhérait par sa face latérale aux parois de l'alvéole ; l'adhérence était solide, sans qu'il y eût pourtant soudure ou fusion de tissu. Cette moitié se montrait intérieurement un peu humide, légèrement rosée, et non sèche et d'un blanc mat comme l'autre. Il est d'ailleurs bien facile de s'assurer chez les reptiles et les poissons que *les dents se soudent avec l'os maxillaire ; ce qui prouve qu'elles sont essentiellement composées du même tissu que cet os.* On sait comment a lieu le remplacement des crochets venimeux des vipères, crotales, trigonocéphales, etc. De nouvelles papilles dentaires s'ossifient superficiellement, restant long-temps charnues et mobiles à leur base ; ces papilles grandissent de plus en plus, jusqu'à ce que l'ossification se propage au point d'adhérence même : il y a soudure alors, et la dent cesse de grandir. Chez divers poissons (merlus), les grands lézards, les couleuvres, on peut voir aussi des dents nouvelles à divers degrés de croissance et de mobilité entre celles qui sont depuis long-temps soudées et faisant corps avec la mâchoire ; ces dernières s'écartent nécessairement à mesure que la mâchoire grandit comme tout le corps, et dès que quelqu'un de leurs intervalles est suffisamment large, un germe de dent y prend naissance, de façon qu'on verra souvent alterner les dents mobiles et les dents adhérentes.

Cuvier a déclaré qu'en pareil cas, c'est le noyau pulpeux des dents qui s'ossifie et se soude à la mâchoire; mais il faut convenir que, s'il en est ainsi pour les dents de certains poissons, on ne saurait en dire autant du merlus, des sorgues, des crochets des reptiles; car ceux de la vipère, des crotales, etc., comme je m'en suis très-positivement assuré, conservent leurs noyaux pulpeux long-temps après la soudure en question, qui a lieu bien positivement par le moyen de son enveloppe osseuse.

La vascularité de l'ivoire et sa vie, quelque obscure qu'elle soit, sont démontrées par les faits suivants : 1° la garance le rougit comme les autres os, tandis que l'émail ne nous a paru nullement coloré dans les endroits où il avait quelque épaisseur, et teint seulement là où il était en contact avec l'ivoire (*extrinsecus,* dit Sœmmerring); 2° cette dernière substance, comme les autres os aussi, se teint en brun-rouge, souvent très-foncé chez les cholériques, ce qui ne peut tenir qu'à l'accumulation du sang dans les vaisseaux capillaires, comme nous l'ont démontré des pièces que nous a obligeamment communiquées notre collègue Dubrueil : l'émail conserve au contraire, sur ces mêmes pièces, une parfaite blancheur ; 3° sur des dents d'agneau fort peu avancées ou même encore enfermées dans la gencive, nous avons vu la pulpe se détacher assez aisément de l'ivoire, mais il y avait de très-fines gouttelettes de sang, indiquant rupture de capillaires très-ténus à la surface de celle-là, et des points rouges très-menus aussi, visibles seulement à l'aide d'une forte loupe, à la surface interne de celui-ci. J'ai vu même très-distinctement des vaisseaux sanguins assez abondants pénétrer longitudinalement dans l'épaisseur du bord de la racine le plus récemment ossifié, et cela dans les dents fraîches d'un agneau dont la pulpe dentaire était injectée de sang. Sur des dents sèches de fœtus humain, j'ai vu, aux parties les plus transparentes, une texture réticulée qui m'a rappelé celle des os du crâne en plus petit. Les exemples de fractures consolidées à la racine ou à la base de la couronne [Jourdain, Duval (1)], la carie même qui ne saurait être regardée comme une sorte de pourriture que par une prévention qu'on pourrait presque taxer de mauvaise foi, prouvent assez que la partie dite osseuse de la dent a bien mérité ce nom. Dans la carie des dents, l'ivoire se ramollit avant de se détruire (Sœmmerring), et ce, de proche en proche; le sel calcaire est résorbé dans une épaisseur très-notable, et dans cette épaisseur nous avons retrouvé sur la cassure après dessiccation, en l'examinant au microscope, un aspect réticulé et vasculaire qui ne permet pas de méconnaître la trame organique de l'os dentaire. Elle n'est donc pas sécrétée comme une coquille par la pulpe, mais produite par elle, comme l'os l'est par le périoste; on n'y voit point des couches superposées, quoi qu'en dise Cuvier; on y reconnaît, au contraire, une structure fibreuse qui donne à sa cassure un aspect satiné et qui rappelle l'aspect fibreux des os compactes, mais avec une finesse de texture et

(1) Duval a voulu expliquer cette consolidation par l'apposition de couches nouvelles à la paroi interne de la cavité dentaire; mais Jourdain parle positivement d'une soudure calleuse à laquelle le périoste était plus adhérent qu'au reste de la dent.

une compacité beaucoup plus grande encore. Dans l'ivoire de l'éléphant, ces fibres sont très-régulièrement disposées en longs filaments, ou faisceaux blancs et opaques, environnés d'un tissu plus diaphane; et comme ils se disposent circulairement en quinconce, il en résulte cette apparence de couches croisées en losange, dont la formation serait incompréhensible si l'on voulait y voir une stratification réelle: vers le centre, on voit quelquefois seulement une sorte de stratification concentrique, comme dans la diaphyse des os longs. S'il pouvait rester quelques doutes sur la nature de l'ivoire, qu'on le dépouille comme tout autre os (1) de son phosphate calcaire par un séjour un peu prolongé dans un acide affaibli; on aura alors un tissu, conservant exactement la forme de la dent, très-ferme, très-élastique, comme fibro-cartilagineux, c'est-à-dire, très-dense et de texture fibreuse, et dans lequel le plus opiniâtre esprit de système pourrait seul voir un reste de mucus animal empâtant un dépôt pulvérulent. L'eau chaude, qui ramollit assez l'ivoire d'éléphant quand on veut le rendre plus facile à travailler dans les arts, ne lui ôte rien de sa ténacité, ne le rend point cassant, comme serait une pâte de gélatine et de phosphate de chaux.

Retzius et Purkinje, qui se sont récemment occupés de la structure des dents des mammifères, ont cru leur substance composée de filets onduleux et ramifiés partant de la cavité centrale pour rayonner vers l'extérieur: cette apparence est assez

(1) Il contient seulement une plus forte proportion de sel calcaire que les autres os, au dire des chimistes.

exacte ; ils ajoutent que ce sont des vaisseaux remplis de matière blanche et calcaire, c'est ce qu'on a dit aussi pour les os (Raspail, etc.), mais qui ne nous paraît pas démontré. On sait que les dents de l'oryctérope sont tubuleuses comme le jonc ; mais ces petits tubes parallèles sont creux et non remplis de matière calcaire.

L'ivoire des dents est donc formé comme les os par la surface très-vasculaire d'un noyau pulpeux, ou papille volumineuse, qui s'élève du fond d'un gros follicule formé dans l'épaisseur des mâchoires. Comme les follicules proprement dits, celui-ci aurait même, selon Serres, un canal excréteur aboutissant à la gencive, à laquelle du moins on le voit adhérer par une sorte de pédicule. La pulpe ou papille imprime à la dent sa forme et sa composition future ; elle la fait simple ou composée, selon qu'elle-même reste en une seule masse, ou se divise en plusieurs lames ou cylindres dont toutes les surfaces se revêtent d'un étui osseux : mais c'est à l'anatomie qu'appartiendraient tous ces détails. Remarquons seulement que la soudure des dents dont on a quelquefois parlé, ou des portions d'une dent composée entre elles, ne pourra être que primitive, c'est-à-dire existant dans le noyau pulpeux (1), même avant l'ossification de sa surface, à moins qu'on ne confonde sous ce nom, et les soudures réelles, et de simples empâtements par le cément ou cortical dont nous parlerons plus loin. La substance osseuse des dents, quoique vivante, ne paraît effectivement pas

(1) On doit croire qu'il y a soudure de plusieurs noyaux ou papilles, quand il y a plusieurs lobes à la couronne et plusieurs racines pour une seule dent, comme nos molaires, celles des ruminants, etc.

l'être assez pour produire de pareils effets, surtout quand elle a acquis une certaine épaisseur et qu'elle est revêtue d'émail; elle n'a point extérieurement d'organe propre à y accroître l'ossification, il est tout intérieur : aussi est-ce par l'intérieur seulement que son épaisseur augmente, que les fibres de l'ivoire s'allongent, et ici se présentent deux conditions opposées. 1° Ou bien la papille formatrice est allongée et même étranglée vers son point d'adhérence au fond du follicule, son étui se rétrécit, à mesure qu'il s'allonge, par des ossifications successivement plus étendues à sa surface en constituant la racine de la dent; il arrive alors un âge où la cavité intérieure devient nulle, la pulpe a disparu pour faire place à l'os, et l'ouverture des racines s'est oblitérée; quelquefois même le centre s'est ossifié irrégulièrement par pénétration du sel calcaire dans la pulpe même (Bertin, Rousseau), et constitue là une substance qu'on a appelée poudingoïde (Desmoulins). 2° Ou bien la papille est conique, à base très-large; elle produit indéfiniment de nouvelles portions d'os dentaire repoussant toujours au-dehors les portions anciennes. De là, l'allongement sans borne des défenses d'éléphant (1), de sanglier, de babiroussa, des incisives de rongeurs,

(1) On a fait valoir, en faveur de la véritable vie de l'ivoire, des exemples assez nombreux de balles de fer qui, ayant pénétré dans une défense, ont été retrouvées entourées de toutes parts de substance osseuse, sans qu'on pût découvrir aucune ouverture qui leur eût donné passage. Haller n'a vu là qu'un épanchement de suc osseux, et Blandin croit à une ossification irrégulière du noyau pulpeux, autour du corps étranger; Cuvier les a crues logées entre le noyau pulpeux et l'ivoire déjà formé du côté opposé à leur entrée, et ainsi emboîtées entre les nouvelles couches et les anciennes, ce qui ne prouverait rien contre la théorie que nous soutenons. Le point essentiel qu'il eût fallu éclaircir dans ces sortes de cas, et qui ne l'a pas été suffisamment, c'est l'occlusion de l'ouverture qui a donné passage à ces corps étrangers.

dont la racine est presque nulle et toujours largement ouverte ; l'accroissement paraît être plus considérable d'un côté : de là, leurs courbures diverses, qui peuvent aller jusqu'à la spirale. On sait, depuis les observations d'Oudet, que telle est la cause des monstruosités dont certains rongeurs ont offert des exemples (rats, lapins) : une dent, dont l'opposée manquait, ayant pris un développement énorme, parce qu'elle n'était plus usée par le frottement. C'est, en effet, la seule cause qui les maintient dans les bornes normales et c'est aussi celle qui les rend tranchantes, parce que l'émail s'use moins vite que l'ivoire, et que cet émail est plus épais en avant qu'en arrière. Que l'os dentaire soit susceptible de détrition, d'usure, ce n'est point une objection sérieuse à l'opinion ci-dessus énoncée quant à sa nature ; les os ordinaires sont susceptibles d'érosion, d'usure, dans certaines circonstances pathologiques, et celui des dents a d'ailleurs perdu presque toute activité vitale quand il est devenu fort épais, fort éloigné de la pulpe (1), ou quand celle-ci s'est réduite à rien, comme chez les vieillards dont les dents s'usent sans douleur jusqu'à la racine. Il n'est pas juste de dire pour cela que l'os dentaire a perdu toute sensibilité ; est-il étranger aux sensations de froid, de chaud, de contact, que les dents éprouvent si aisément chez les jeunes sujets ? Cela n'est guère probable. Quant à l'agacement produit par les acides, Cuvier a eu raison sans doute de dire qu'il est dû à l'irritation des gencives ; mais il faut

(1) Les dents des cholériques sont moins colorées vers l'extérieur que vers le centre.

ajouter qu'il y a aussi souvent alors un peu de dépolissement à la surface de l'émail, d'où résultent des frottements plus rudes des supérieures sur les inférieures, et des sensations désagréables, parce que nous n'en avons pas l'habitude.

Revenons à la production des dents. Chez les animaux où leur accroissement est temporaire et borné, l'usure dont il vient d'être question les détruit souvent de si bonne heure que de nouvelles dents leur sont nécessaires ; elles ne peuvent croître alors que grâce à la formation de nouveaux follicules dentipares au-dessous des anciens : c'est ce qui constitue la deuxième dentition de la plupart des mammifères. A mesure que la nouvelle dent s'accroît, devenant d'ailleurs beaucoup plus volumineuse que l'ancienne, celle-ci, qu'on nomme communément *dent de lait*, s'ébranle ; sa racine se raccourcit par une autre sorte d'usure tout-à-fait analogue à celle des os comprimés par une tumeur (abrasion des chirurgiens), et elle finit par tomber quand elle est réduite presque absolument à sa couronne. Cette substitution varie beaucoup suivant les espèces, et ses détails appartiennent plus à l'histoire naturelle qu'à la physiologie ; disons seulement que, chez l'homme et autres mammifères, la dent nouvelle n'est pas toujours exactement en rapport de superposition avec l'ancienne, tandis que, dans le crocodile, le rapport est si exact que celle-ci sert de coiffe à celle-là ; ajoutons que, chez l'éléphant, c'est derrière l'ancienne que la nouvelle dent se forme, et que ses germes nouveaux se reproduisent jusqu'à sept à huit fois pour le moins pendant tout le cours de la vie.

b. Email. Cette substance blanche, dure, polie, qui revêt la couronne des dents, où elle forme une couche d'autant moins épaisse qu'elle se rapproche davantage de la racine, sert d'épiderme à la partie osseuse, et, comme l'épiderme, n'est qu'un produit de sécrétion tout-à-fait sans texture organique. Les acides, en effet, la dissolvent sans autre résidu que des flocons incohérents de matière muqueuse, et la chimie démontre qu'elle est formée presque entièrement de sels calcaires, de phosphate en particulier. Ici, point de trame cartilaginiforme, rien qu'un *dépôt* analogue au cortical des coquilles; il lui ressemble, en effet, en raison de sa disposition en filaments parallèles et plus ou moins exactement perpendiculaires à la surface de l'ivoire. Quand on examine une dent encore enfermée dans son follicule, on trouve l'émail durci et en couche épaisse, offrant des stries transversales assez régulièrement parallèles et très-fines sur les parties les plus élevées de la couronne, mou comme de la cire ou pâteux plus près de la racine, et plus près encore on le voit disséminé en stries rameuses, onduleuses, pour ainsi dire vasculiformes; ses filaments ne se montrent en contact et en couche continue que là où sa dureté et son épaisseur sont arrivées à leur degré définitif.

Trois théories ont été proposées pour rendre raison de la production de l'émail; dans l'une c'est l'ivoire qui le sécrète, et il y a effectivement un certain parallélisme de direction entre les fibres de l'un et de l'autre; mais on ne voit pas comment se ferait ainsi l'allongement des filets de l'émail, le remplissage de leurs intervalles qui ne sont dus (vers le commencement des tubercules dentaires en particulier) qu'à la divergence de ces filets contigus par leur base ; on n'expliquerait ainsi ni les stries transverses ni les rameuses dont il a été question ci-dessus, et l'on ne voit pas pourquoi la racine ne sécréterait pas d'émail. L'ivoire paraît trop peu vivant pour être l'organe d'une sécrétion aussi abondante.

Une deuxième théorie, plus généralement admise, attribue la formation de l'émail à la capsule ou membrane externe, soit qu'on la considère comme simple (Rousseau), mais épaisse, garnie intérieurement de saillies qui correspondent aux enfoncements du noyau pulpeux et de l'ivoire qui le couvre, soit qu'on fasse avec Frédéric Cuvier une membrane particulière de sa lame interne, soit enfin qu'avec George Cuvier on reconnaisse, comme il dit l'avoir fait chez l'éléphant, une membrane très-fine intermédiaire à l'ivoire et à l'émail. Une couche grisâtre ou pellucide déjà signalée par Duval, et présentée par Blandin comme étant plus vivante et plus sensible que l'ivoire même, serait due à l'ossification de cette prétendue membrane, et servirait à unir les deux parties solides ensemble ; nous n'avons pu voir dans cette couche autre chose qu'un ivoire moins chargé de phosphate de chaux que le reste, sans doute parce qu'il a été le premier formé, le premier ossifié, c'est-à-dire à une époque où l'ostéose était commençante, et par conséquent peu active.

Ce qui paraît plus positif, c'est que la capsule du follicule dentaire sécrète l'émail tant qu'elle est fermée, et que le follicule est libre dans un large alvéole; elle cesse de le produire dès qu'elle est ouverte et que ses restes sont comprimés par un alvéole considérablement rétréci. Cette tunique externe ou capsule se montre intimement collée sur l'émail, et s'enfonce dans ses anfractuosités de manière à prouver que les stries rameuses ne sont dues qu'à l'impression des rides ou plis de la capsule, et représentent même les intervalles de ses rameaux vasculaires principaux; car elle en a beaucoup et de très-considérables bien moins ténus que ceux de la pulpe intérieure. Sur une dent incisive de cheval non encore émergée, je trouve que la portion d'émail la plus voisine de la racine prouve ces assertions de la manière la plus positive; les stries rameuses qu'on y remarque se montrent à la loupe formées de rigoles ou gouttières qui ont évidemment logé le relief des vaisseaux de la membrane, et il est remarquable que ces vaisseaux marchent en se ramifiant de la couronne à la racine, et obliquement de l'extérieur vers l'intérieur, ce qui est tout l'opposé de la direction qu'auraient des vaisseaux provenant de la pulpe dentaire et de l'ivoire qu'elle a formé. Quant aux stries transversales que je ne vois bien marquées que sur des dents humaines non encore émergées, elles sont évidemment la trace de la ligne circulaire qui répondait, à l'époque de la production d'une nouvelle zone, à l'adhérence de la capsule extérieure avec la pulpe dentaire, adhérence qui se détache peu à peu pour faire place à l'ivoire et à l'émail, et qui se continue avec l'ivoire même dès que l'émail cesse d'être sécrété pour les raisons susdites; c'est en effet, avec la racine qu'elle adhère alors, et, comme nous l'avons dit ci-dessus, elle contribue à la nourrir. L'émail continue à se produire chez les animaux dont les dents sont à proprement parler sans racines, et dont la croissance est en conséquence illimitée. Ici, la membrane externe du follicule adhère peu à l'ivoire, étant peu serré contre elle; c'est du moins ainsi que je m'explique la production perpétuelle de l'émail sur les dents perpétuellement croissantes des rongeurs (1), sur les défenses du sanglier, et là on lui voit des stries transversales un peu courbes qui répondent exactement à la forme du cul-de-sac, constitué par l'adhésion de la membrane externe avec la partie de la pulpe dentaire que ne coiffe point l'ivoire. On conçoit d'après tout cela que l'émail ne puisse pas augmenter ni réparer ses pertes après l'émersion d'une dent ordinaire, bien qu'il puisse croître comme l'ivoire dans les dents susceptibles d'un allongement perpétuel.

c. *Cortical osseux.* Confondue souvent bien à tort avec le dépôt dont il sera question ci-après, cette production, souvent désignée par le nom de *cément*, est extérieure à l'émail; elle enveloppe de toutes parts les dents composées ou compliquées encore cachées sous la gencive, s'étendant même sur la racine en s'amincissant il est vrai, s'insinuant entre les lobes, entre les dents élémentaires destinées à former une même masse, les réunissant ensemble par une sorte de soudure. Le cément ou cortical osseux doit donc

(1) L'alvéole des lapins est du moins une cavité fort ample pour les incisives; les défenses de l'éléphant n'ont pas d'émail, ce me semble; celles du sanglier n'en ont pas à la face concave du prisme courbé qu'elles représentent, aussi sont-elles plus solidement emboîtées que celles des rongeurs; mais il y a là quelques conditions qui vaudraient la peine d'être examinées avec plus de soin qu'il ne m'a été possible de le faire.

être produit, comme le pense Cuvier, par la capsule dentaire après qu'elle a sécrété l'émail; mais à coup sûr elle ne le produit point par simple dépôt comme l'émail, et si l'on ne peut dire avec Tenon qu'elle lui donne naissance en s'ossifiant, on peut affirmer du moins qu'elle ne joue par rapport à lui que le rôle du périoste (1) par rapport à l'os. Le cortical est en effet un véritable os, et mérite à ce titre seulement le nom d'ivoire extérieur, que Frédéric Cuvier lui donne : on le prouve aisément en faisant macérer dans un acide affaibli les lames détachées de la surface des dents molaires du cheval ou du bœuf, on les réduit à l'état d'un parenchyme fibro-cartilagineux, semblable à celui des os et tout aussi solidement organisé. Le cortical spongieux du cabiai ainsi ramolli ressemble, à s'y méprendre, à un morceau d'éponge fine; ce n'est donc qu'un os spongieux, comme le cément du cheval et du bœuf sont des os compactes. Dans ces animaux même on peut reconnaître que cette compacité n'est réelle que pour le cément externe; l'interne, celui qui entre dans les anfractuosités de la dent, est parcouru de vaisseaux sanguins très-flexueux, comme la partie spongieuse des os proprement dits (2). La stratification obscure

(1) C'est en quelque sorte aussi le périoste de l'alvéole; on ne doit donc pas s'étonner que, servant à nourrir le cément qui n'est point libre au-dehors, elle serve aussi, jusqu'à un certain point, à nourrir la dent à laquelle ce cément est si intimement collé; c'est l'intermédiaire des adhérences accidentelles dont il a été question plus haut. Quant au cément qui dépasse la gencive, c'est un os peu vivant comme l'ivoire et qui s'use avec lui.

(2) J'ai même vu et parfaitement vu dans le cément compacte, ramolli par un acide étendu, des vaisseaux sanguins ramifiés et injectés tout naturellement de sang. C'est donc là un os, s'il en fut jamais; et la grande analogie de cet ivoire extérieur et de l'intérieur avec lequel il est intimement soudé à la racine de la dent, appuie assez tout ce que nous avons dit de l'organisation de celui-ci.

qu'on observe au cément extérieur ne prouve pas plus contre son organisation que celle de la diaphyse des os longs. Je n'ai pas examiné le cortical des dents d'éléphant qui paraît être spongieux; mais j'ai reconnu la nature organique de celui du cétacé si compacte et si épais, qui recouvre et la couronne et la racine, et dont la détermination a été judicieusement faite comme cément par Frédéric Cuvier, et non comme émail, ainsi que l'avait fait son frère. Du reste, le cortical osseux résiste plus que l'émail à l'action des acides, et il se charbonne beaucoup plus par l'action du feu. Les acides y déterminent d'abord un mouvement d'effervescence qui indique qu'il contient plus de carbonate de chaux que les autres os, puis ils en dissolvent le phosphate et en laissent la gangue organique avec sa forme première.

d. Le *tartre* est une concrétion, un vrai dépôt salivaire (Berzelius), ou plutôt muqueux et calcaire (1), car il paraît être sécrété par les gencives dans un état maladif chez l'homme, peut-être normal chez certains animaux; il encroûte chez le premier le collet de la dent et quelquefois toute sa couronne, et empâte même d'autres fois toute l'arcade dentaire comme le démontre un remarquable exemple rapporté par Fournier-Pescay *(Dict. des sc. méd.)*. Chez le mouton il est souvent coloré et se dépose même en quantité médiocre, il est vrai, dans les creux du milieu de la couronne qui sont profonds et vides lorsque celle-ci n'a point encore percé la gencive;

(1) Ce qui prouverait encore que ce n'est point un dépôt salivaire, c'est que Berzelius y a trouvé 79 pour cent de *phosphates* terreux; tandis que les vrais calculs salivaires ont donné à Caventou, Lassaigne et Henry, de 84 à 92 pour cent de *carbonates*.

aussi l'adhésion de ce faux cément à l'émail qu'il couvre, n'est-elle jamais bien forte et peut-elle être détruite mécaniquement sans de grandes difficultés.

CHAPITRE VI.

DE LA NUTRITION PROPREMENT DITE, DE L'ACCROISSEMENT ET DE LA REPRODUCTION PARTIELLE.

ARTICLE I.er — De la nutrition.

Les derniers paragraphes du chapitre précédent nous ont offert des phénomènes bien peu différents de ceux de la nutrition, mais en différant fondamentalement en ce qu'il ne s'y opérait qu'une déposition de molécules mortes dans une trame vivante; tandis que la nutrition n'apporte dans les tissus que des molécules vivantes, pour remplacer celles qui sont mortes par excès d'usage et qui doivent être éliminées. Une différence plus subtile peut-être, mais, au fond, non moins réelle, c'est que dans le premier cas (ossification) les molécules inorganiques infiltrent la trame organique, la pénètrent sans en faire partie essentielle comme les molécules organiques apportées par la nutrition. On peut, en effet, enlever par dissolution à un os son phosphate de chaux sans en dissoudre le tissu.

L'échange perpétuel de molécules vieilles contre de nouvelles, qui constitue la nutrition, est la principale cause qui nécessite en nous des actes d'alimentation, de circulation, de respiration, de dépuration si fréquemment répétés, si nécessaires à notre existence; et cet échange n'est point hypothétique, il est rationnellement prouvé par une foule de phénomènes en santé et en maladie. L'assimilation ou appropriation de molécules nouvelles se démontre assez clairement dans les phénomènes de l'accroissement dont nous parlerons ci-après, et il faut mettre au même rang tous les changements de configuration qui s'observent chez un même individu pendant les diverses époques de la vie; elle est prouvée par les hypertrophies, les dégénérescences, les tuméfactions dites organiques, etc. La décomposition et l'élimination deviennent incontestables, quand on voit des individus soumis à une abstinence rigoureuse, ou minés par une maladie chronique, perdre non-seulement leur graisse, mais encore diminuer réellement de substance, devenir squelette, ou quand on voit des organes et même des membres s'atrophier, s'annihiler. Les reptiles (lézards, batraciens, serpents) qui peuvent supporter aisément le jeûne en captivité, nous offrent une réduction rapide dans le volume de leurs muscles; des planaires, conservées sans nourriture dans une eau limpide, décroissent au point de perdre en quelques mois la moitié et plus de leur taille primitive, et les hirudinées même éprouvent quelque chose d'analogue (1).

Il faut bien admettre un échange de molécules, une compensation d'apport et de départ dans quelques cas où les résultats sont moins sensibles aux yeux que dans les précédents. Comment expliquer

(1) Ces animaux sont carnivores; les cyprins dorés ou poissons rouges, qui sont herbivores, trouvent dans une eau limpide en apparence de quoi réparer leur perte, mais sans prendre aucun accroissement si cette eau est en petite quantité, dans des vases d'appartement par exemple. Dans les bassins, au contraire, ils trouvent de quoi se nourrir et s'accroître, comme le prouve un remarquable exemple cité par Bory Saint-Vincent.

les changements d'habitude, d'acclimatement, etc., autrement que par suite d'une organisation nouvelle qui s'est mise en rapport avec la nature des stimulants actuels? Cela devient évident, quand on voit l'influence qu'ont les climats, le genre de vie, de nourriture, de culture, sur les formes, la taille, etc. des animaux et des végétaux; les nombreuses variétés qu'on peut créer ainsi dans les animaux domestiques et les plantes cultivées, et qui peuvent aller au point de constituer véritablement des espèces dont les caractères sont transmissibles ensuite par génération (1). La guérison comme la production des maladies constitutionnelles, dont les effets sur l'organisation ne sont pas perceptibles à nos sens, ne peuvent pourtant s'expliquer que par une rénovation des molécules organiques ou bien un nouvel arrangement des anciennes, ce qui est encore l'ouvrage de la nutrition. Ces changements deviennent manifestes dans quelques cas : dans l'ictère qui colore en jaune tous les tissus blancs, dans l'usage de la garance qui rougit les os, dans la diffusion du nitrate d'argent pris comme médicament intérieur et qui colore la peau en bronze, on a la preuve de l'apposition de nouvelles molécules dans la trame des organes; et dans la disparition graduelle de ces colorations, quand les causes productrices en ont été éloignées, on a la preuve de la désassimilation ou dénutrition, comme on l'a encore appelée.

(1) Parmi les exemples qu'on pourrait citer pour prouver cette influence, nous nous bornerons aux deux suivants : le blé se change en ivraie par le défaut de culture, si l'on en croit l'assertion de Raspail ; les larves d'abeilles deviennent, selon Huber, des femelles ou reines, des mâles ou des neutres, selon que, placées dans des cellules vastes ou étroites, elles reçoivent une nourriture abondante et choisie, ou grossière et parcimonieuse.

Mais ces molécules nouvelles, quelle en est l'origine, quel est le mécanisme de leur combinaison ou tissu? Questions auxquelles nous avons déjà en partie répondu, quant à la première, en nous occupant de la chylose (*Digestion*), de l'hématose (*Respiration*), de sorte que nous n'avons à considérer ici que le rôle des fluides circulatoires dans la fourniture des matériaux de la nutrition proprement dite.

On a observé, avec juste raison, que la gélatine, si abondante dans les os, la peau, les tendons, le tissu cellulaire même, n'est représentée dans le sang que par de l'albumine. Chose bien plus remarquable encore et bien plus significative! la graisse, résorbée durant l'abstinence chez les animaux à métamorphose, chez les dormeurs, ou chez ceux qui, dans des saisons différentes, trouvent une nourriture alternativement abondante et rare, et font ainsi dans les temps de richesse une sorte de provision intérieure pour les temps de disette (épiploon, lard, bosses du chameau, du bison, etc.); la graisse, portée par le sang dans tous les organes, va s'y changer en tissus d'une tout autre nature, en combinant ses principes à ceux qu'ont fournis également au sang la respiration et l'ingestion de l'eau en boissons. Donc, il est évident que les vaisseaux capillaires, ou les tissus mêmes dans lesquels ils laissent transsuder leur contenu, ont la faculté d'altérer, de changer, les matériaux organiques que le sang leur fournit, sans toutefois créer des principes ou éléments nouveaux, comme on l'a prétendu à tort. Encore ces altérations, analogues à celles des sécrétions les plus composées, ne sont-elles pas nombreuses; et peut-être même ce qui a rapport à la graisse et à sa transformation pourrait-il être plus rationnellement rapporté à l'hématose. Le plus souvent il n'y a que séparation, attraction, *affinité élective* (Geoffroy) de matières toutes contenues dans le sang: le muscle y trouve la fibrine, le cerveau et les nerfs, l'albumine et la graisse qui les composent; les os y puisent également leur phosphate de chaux, etc. Il ne s'ensuit pas pourtant qu'une théorie toute mécanique suffise à expliquer tous les phénomènes de la nutrition, et que les observations microscopiques de Doellinger et autres savants allemands, sur l'extravasation des globules sanguins ou lymphatiques, ne sauraient être considérées que comme établissant des préliminaires peu importants aux faits principaux. Que ce soit, comme nous le pensons, dans des vaisseaux excessivement ténus et où le cours des fluides rouges ou blancs est excessivement ralenti; que ce soit, au contraire, dans le tissu même des organes (1) que ces phénomènes de *chimie*

(1) Doellinger a vu les globules sanguins sortir des capillaires et se fixer dans la trame gélatineuse des organes, et le tissu gélatineux des petits poissons offrir, dans ses granules constituants, des oscillations bientôt suivies d'une mobilité complète et de leur départ avec le sang circulant dont elles constituent les globules. Ce qui nous confirme dans l'idée (appuyée sur l'observation) que ces phénomènes ne se passent que dans de petits vaisseaux où le sang est alternativement arrêté ou en mouvement, c'est que Kaltenbrunner n'a observé le même phénomène que dans les cas d'inflammation où il y a ralentissement et même stase, selon les observations de Wilson Philip. Koch dit qu'un globule s'arrête quelquefois contre les parois des vaisseaux d'un lieu enflammé et qu'il disparaît, que d'autres fois il se divise et voyage dans les tissus: nous admettrions plutôt la première de ces assertions que la seconde. Selon Windischmann, la partie liquide du sang est la seule qui s'extravase et serve à la nutrition; c'est aussi notre opinion, car on ne doit tenir nul compte de cette remarque de Cuvier, que les globules du sang en masse tendent à se disposer en série simulant une fibre musculaire. J. Müller observe

vivante se passent, peu importe; la remarque importante est celle-ci : qu'il n'y a pas simple *endosmose* et *exosmose* dans la nutrition, mais encore séparation de matériaux, parfois même *élaboration* de ces matériaux, division et combinaison nouvelle de leurs éléments. La structure intime et variée des organes, et comme Adelon les appelle, des parenchymes, a sans doute la plus grande influence sur la nature du travail nutritif et de son produit; c'est encore une de ces particularités que les faits établissent. On voit partout, en effet, chaque tissu s'approprier et, qui plus est, *s'assimiler* les substances nutritives, c'est-à-dire les *convertir* en molécules identiques à celles qui le constituent; on peut donc concevoir là comme deux forces : l'une plus générale et admissible aussi pour la sécrétion, force altérante, digestive, décomposant les matériaux apportés par le sang ; l'autre plus spéciale, consistant dans une attraction propre à chaque tissu, à chaque organe, force que Geoffroy-St-Hilaire a formulée d'une manière générale sous le titre de *affinité de soi pour soi*. Cette dernière, indépendamment des faits de nutrition, est prouvée par la cicatrisation, les greffes animales, et par un certain nombre de faits d'épigénèse dont il sera question ailleurs, et de ceux de reproduction partielle qui nous occuperont bientôt.

Dans ce qui précède, nous n'avons pas prétendu expliquer la nutrition, mais en faciliter l'intelli-

judicieusement que les noyaux centraux même des globules sanguins sont trop gros chez les reptiles, pour pouvoir constituer par leur accollement les fibrilles nerveuses que le microscope nous montre si ténues; on peut en dire autant des globules considérés en entier par rapport à la fibre musculaire.

gence, en préciser les divers phénomènes ; car, quant à la nature des causes sous l'influence desquelles elle se produit, les formules ci-dessus énoncées n'en disent absolument rien ; nous ne voudrions même pas qu'on crût qu'il n'y est question que de forces toutes chimico-physiques, toutes locales et moléculaires. En effet, d'une part, il est évident que l'innervation joue ici, comme dans les sécrétions, un rôle souvent puissant, ainsi que le prouvent l'atrophie des parties paralysées ou de celles qu'on tient dans une inaction perpétuelle (1), l'hypertrophie ou du moins la prépondérance des organes fréquemment mis en exercice, la dégénérescence des organes surexcités par une cause morbide, l'activité extrême que prend la nutrition dans des os malades ; parties dans lesquelles ses phénomènes sont habituellement si obscurs. Mais il y a de plus une puissance vitale, moins facile à comprendre pour ceux qui ne veulent pas se payer de mots (*nature, etc.*), et qu'on ne rendrait que plus inintelligible encore en la mettant sur le compte d'un principe distinct de l'organisme même (*principe vital, etc.*). Cette puissance, qui sans doute résulte de la constitution même de l'organisme dans son ensemble, de l'harmonie qui lie toutes ses parties les unes avec les autres, qui en fait un système parfaitement coordonné, établit pour chaque tissu, pour chaque organe, une sorte de *prédestination* qui lui prescrit son siége, ses formes et sa durée même, comme nous l'avons déjà fait entendre à l'occasion de quelques organes caduques (*plume, etc.*).

(1) Magendie a observé qu'il suffisait de couvrir pendant quinze jours l'œil d'un pigeon pour l'atrophier.

La même constitution harmonique, qui fait qu'une espèce est telle et non pas une autre, fait qu'un organe, un tissu se produit, s'entretient, se reproduit même quelquefois en entier là où sa place lui est assignée dans le système organique. A la vérité, chez l'homme, pour qu'un os se reproduise il faut généralement qu'il en reste quelque portion notable, et il semble qu'il n'y ait là qu'une sorte d'affinité, d'attraction spéciale (1); mais il n'en est pas ainsi chez les salamandres, les écrevisses, comme nous le verrons plus loin.

Terminons cette étude de la nutrition proprement dite, en jetant un coup-d'œil rapide sur son mode présumable dans différents êtres organisés et dans leurs différents tissus. De Candolle compare, sous ce rapport, les végétaux vasculaires aux animaux supérieurs, et les cellulaires aux zoophytes. Dans les premiers, les vaisseaux jouent un rôle évident; chez les seconds, c'est « dans des cellules closes et qui semblent avoir une vie individuelle » que se passent les phénomènes nutritifs. La cellule, dans les végétaux vasculaires même, est, au reste, toujours aussi l'organe définitif de l'élaboration; elle représente le parenchyme d'Adelon pour les animaux; c'est là que la gomme, produit d'une sève modifiée dans les feuilles, se transforme elle-même à son tour en sucre, en fécule, en lignine ou bien en fluides plus complexes, dont les uns sont excrémentitiels et les autres positivement nutritifs; ils

(1) *Affinité de soi pour soi* (Geoffroy Saint-Hilaire). — « Un fait très-remarquable, c'est que le pus concret, quoique identique en apparence sur quelque organe qu'il se forme, prend toujours, en se transformant (s'organisant), la texture de la membrane qui l'a sécrété. » (Laennec.)

glissent entre les interstices des cellules, se déposent dans leurs intervalles et s'y fixent. Que cette comparaison soit exacte pour les animaux parenchymateux, gélatineux, même ceux à circulation incomplète comme les méduses, les elminthes, cela se peut; mais il n'en saurait être ainsi de beaucoup d'autres, des insectes, des crustacés, dont l'organisation n'est nullement cellulaire; il n'y a chez eux que des interstices de fibres ou d'organes entre lesquels circulent les fluides, et les molécules nutritives semblent devoir s'y élaborer et s'y déposer directement. Cette vérité, facile à reconnaître, ferait penser que c'est de même dans des vacuoles communiquant de toutes parts les unes avec les autres, que les choses se passent chez tous les autres animaux, soit parenchymateux, soit décidément vasculaires. Parmi ces derniers, on peut croire, en se fondant même sur ces analogies, que les fluides nutritifs sont des fluides blancs, des fluides qui seuls peuvent passer dans les vascules les plus ténus et en sortir par exosmose, en se modifiant convenablement pour pénétrer et s'arrêter dans la texture même des organes : ce que nous avons dit précédemment de l'ostéose dans les animaux vertébrés vient assez à l'appui de cette opinion. Nous n'avons pas à revenir sur la nutrition des cartilages par ces fluides blancs, sur la vascularisation surabondante qui les fait passer à l'état d'os, ni sur la lenteur et enfin la nullité même de la nutrition et de la dénutrition dans ceux-ci, surtout à un âge avancé et notamment dans quelques parties très-compactes, l'ivoire des dents, le rocher, etc. Nous n'avons pas à rappeler qu'il n'y a point de nutrition réelle dans les produits cornés en général; qu'il y en a à peine dans les poils, point du tout dans les coquilles. La nutrition des muscles se comprend mieux quand on sait que leurs capillaires sont sanguins, généralement dirigés parallèlement aux fibres, direction plus constante encore sans doute dans les capillaires incolores qui déposent dans ces fibres la matière contractile, la fibrine du sang qui passe alors seulement de l'état fluide à l'état solide. Les globules dont les séries constituent chaque fibrille musculaire, sont-ils tels que l'exosmose les a transmis? Nous ne le pensons pas, nous croyons qu'ils n'ont été formés qu'après l'extravasation, et que par conséquent le microscope ne peut être d'aucun secours pour en découvrir le mécanisme. Autant en dirions-nous, sans plus de preuves il est vrai, de la nutrition des membranes et des viscères; observant seulement que la nutrition et la dénutrition paraissent d'autant plus actives que les vaisseaux sont plus abondants, soit sanguins, soit séreux, et qu'elles sont toutefois aussi proportionnelles au degré de sensibilité, comme le prouvent l'inflammation, l'ulcération, etc.

ARTICLE II. — De l'accroissement.

Quant à son mécanisme, l'accroissement doit différer fort peu de la nutrition; que l'apport soit plus considérable que l'exportation dans l'échange perpétuel des molécules organiques, et il y aura accroissement. Dans les animaux exclusivement gélatineux ou parenchymateux, on ne verra dans l'accroissement qu'une intercalation de molécules nouvelles entre les anciennes; dans ceux qui ont un système complet de vaisseaux fermés, il y aura, préalablement à tout accroissement notable, allongement, multiplication, production nouvelle de capillaires: c'est ce que nous avons vu pour les os, soit qu'un point d'ossification primitif étende de toutes parts ses limites, soit que plusieurs points isolément formés s'étendent chacun du centre à leur circonférence. Mais abandonnant ces considérations de mécanisme pour ne nous occuper que des effets sensibles, nous signalerons d'abord comme bien remarquable, comme appuyant tout ce que nous avons dit ci-dessus de la *prédestination* de l'organisme dans son tout et dans ses parties : 1° cette harmonie d'accroissement qui fait que tous les tissus marchent ensemble du même pas malgré leur hétérogénéité; 2° les limites auxquelles ils s'arrêtent ensemble. Quant à la première de ces deux remarques, n'est-ce pas curieux, en effet, que les os et les muscles, de même que les vaisseaux et les nerfs, organes de structure et de propriétés vitales si diverses, s'allongent de concert, et, à part quelques rares exceptions, restent en parfaites proportions les uns aux autres? Certes, si l'individualité des animaux supérieurs, la solidarité de toutes leurs parties composantes, avaient besoin d'être prouvées comme ayant une valeur réelle, ceci ne serait pas une faible considération en faveur de cette manière de voir. La peau même ne subit pas dans la croissance une extension mécanique, elle grandit comme le reste, et ce n'est que dans des cas morbides ou accidentels (ascite, grossesse) qu'elle se laisse mécaniquement distendre, portant bientôt les traces d'un *éraillement* plus ou moins considérable. Quant aux limites fixées, comme on le dit, par la nature à l'accroissement, on sait qu'elles varient peu d'individu à individu, mais beaucoup de race à race, d'espèce à espèce; et ses particularités, aussi bien que celles de formes et de proportions dans les diverses parties du corps, sont du ressort de l'histoire naturelle (1). Ici nous ne devons faire remarquer que ce qui est le plus général: or, on peut donner comme loi constante, que plus l'animal est voisin de son origine, plus sa croissance est rapide. Examinez le fœtus ayant déjà tous les mêmes organes que possédera l'adulte, ayant cessé sa vie embryonnaire, sa vie d'épigénèse, mais conservant encore sous l'influence maternelle, ou à l'aide des matériaux nutritifs enfermés avec lui dans l'œuf, une activité nutritive considérable: en peu de mois chez les grands animaux, en peu de jours chez les petits, il double, triple, quadruple, décuple sa taille; et les animaux nouveau-nés ne grandissent-ils pas plus proportionnellement dans les premiers mois que dans les années subséquentes? Il semble que la rapidité de l'accroissement soit proportionnelle aux masses à produire: de là, la longévité des animaux à très-grande taille, comme nous l'avons établi ailleurs, règle qui souffre toutefois de nombreuses exceptions.

L'accroissement de taille, indépendamment de la grandeur naturelle des espèces, offre encore quel-

(1) Voyez, pour ce qui concerne les poissons, les calculs établis par Lacépède (*Œuvres*, tome V). Les poissons osseux et cartilagineux, les reptiles grandissent à ce qu'il paraît toute leur vie. Voyez à ce sujet divers exemples cités dans la première partie de ce travail (*Hist. nat. de la vie*).

ques particularités que nous signalerons en peu de mots. Il dépend quelquefois en réalité de l'addition de parties nouvelles à celles qui existaient déjà, et il n'est pas question ici de l'accroissement des coraux et autres polypiers, qui, comme les végétaux dicotylédones, augmentent par la formation de nouveaux individus, de bourgeons nouveaux (1); mais, chez les étoiles de mer, l'accroissement a lieu par l'interposition de nouvelles pièces articulaires de plus en plus considérables à la base des rayons principaux (Agassiz); les comatules paraissent s'agrandir par formation de nouvelles dichotomies; les ténias ajoutent perpétuellement à leur longue chaîne de nouveaux articles, et il en est de même des diphyaires. Le lombric terrestre même et bien d'autres annélides, la plupart des myriapodes encore, croissent par l'addition de nouveaux anneaux entre le segment anal et le pénultième, mode d'accroissement qui équivaut aux reproductions partielles dont nous nous occuperons tout à l'heure. On ne voit rien de semblable, en général, chez beaucoup d'autres animaux, dont les segments semblent au contraire diminuer, mais diminuent par coalescence à mesure qu'ils grandissent, ou plutôt dans des transformations (métamorphoses) liées à l'accroissement et qui parfois le terminent; c'est ce qui arrive chez les insectes, mais non chez les arachnides et les batraciens.

(1) Il ne faut pas oublier pourtant qu'il y a chez les végétaux un accroissement réel et souvent énorme de chaque bourgeon individuel tant qu'il est à l'état herbacé. Cet accroissement est quelquefois si rapide, qu'on peut presque dire sans exagération qu'il s'opère à vue d'œil : tel est celui du houblon dans les temps d'orage, celui de l'*agava americana*, dont la tige monte de quinze à vingt pieds en quelques semaines.

Chez les premiers la larve seule grandit, et elle grandit, comme le font aussi les crustacés, par stades ou secousses à l'occasion d'une mue: d'une mue à l'autre, en effet, l'animal enfermé dans une peau coriace ou un têt solide ne peut s'agrandir; mais, à l'étroit dans son étui qui finit par se détacher, il se renfle subitement aussitôt qu'il en est débarrassé et avant que ses nouveaux téguments aient pris de la consistance, de sorte qu'il serait incroyable, si l'on n'avait été témoin du fait, que la tête ou le corps de l'animal rajeuni eût pu tenir en entier dans la dépouille qu'on voit encore auprès de lui.

La manière dont la croissance dirige ses effets mérite encore quelque attention chez les mollusques, en raison de ses nombreuses variations et de ses singularités. C'est à leur mode d'accroissement et à celui de la coquille qui en est la conséquence, que les patelles doivent cet élargissement, cette dépression dans le sens horizontal qui les caractérise; tandis que les bivalves, les huîtres en particulier, sont comprimés dans le sens latéral. Pour ceux dont le corps s'allonge, rarement il conserve sa rectitude comme dans les limaces; la partie splanchnique, du moins, grandissant plus d'un côté que de l'autre, se recourbe à divers degrés et souvent s'enroule en spirale, soit en dessous et dans un plan exactement à la longueur du corps comme chez le nautile, l'argonaute, le planorbe, soit d'un côté et dans un plan perpendiculaire à la ligne antéro-postérieure comme le montre la coquille des porcelaines, soit dans un sens oblique comme chez le plus grand nombre des gastéropodes.

ARTICLE III. — De la reproduction partielle.

Il est un certain nombre de faits qui pourraient aussi bien être rangés dans ceux d'accroissement, dont il a été question ci-dessus, que dans ceux de reproduction partielle, toute la différence consistant en ce que l'apparition de nouvelles parties est naturelle dans le premier cas, accidentelle dans le deuxième : ainsi, les ténias rompus par accident reproduisent de nombreux segments et renouvellent ainsi les tourments de l'individu qui les nourrit, tant que leur tête n'a point été expulsée. Il est probable que chez les astéries, qui peuvent, dit-on, reproduire un rayon arraché, il y a seulement production plus active des pièces d'accroissement dont nous avons précédemment parlé. Les naïdes et les lombrics reproduisent avec assez de promptitude de nombreux anneaux à la partie postérieure de leur corps quand elle a été tronquée. Nous avons trouvé, au printemps, de nombreux échantillons de lombrics ayant une sorte de queue longue quelquefois d'un pouce, beaucoup plus mince et plus pâle que le reste et parfaitement annelée : ici évidemment l'anus appartenait à un anneau de nouvelle formation, et cela donnerait à penser que chez les annélides, sinon chez les myriapodes, les nouveaux anneaux dans l'accroissement ordinaire se font à l'extrémité même et non entre les deux derniers segments.

Rien de plus facile aussi que d'obtenir la reproduction d'autres parties non moins volumineuses, tête ou moitié latérale, par la section artificielle des animaux naturellement scissipares ou gemmipares et de quelques autres qui les avoisinent (hydres, actinies, planaires, naïdes et lombrics); et si nous joignons à ces remarques celle-ci, que chez les animaux plus élevés dans l'échelle, qui ne reproduisent que des appendices, ces appendices suivent néanmoins dans leurs progrès la même marche que dans leur formation première par épigénèse, on ne pourra s'empêcher de voir par quelles insensibles nuances on passe de la nutrition, de l'accroissement à la génération, qui pourraient au premier abord, et dans l'espèce humaine surtout, paraître si différents. En nous renfermant, pour le moment, dans ce qui concerne les reproductions partielles, nous exposerons d'abord les faits que nous présentent à cet égard les diverses séries de l'échelle animale; puis nous chercherons à en donner une théorie valable.

Chez l'homme et les mammifères, on observe peu de phénomènes de reproduction, si l'on met de côté ce qui a trait aux ongles, aux poils, aux dents, qui nous ont précédemment occupé comme produits de sécrétions. Tout ce que nous avons à en dire de plus ici, c'est qu'il ne faut pas confondre la reproduction du poil avec celle d'un follicule pilifère, partie évidemment organisée et vivante. On peut croire à cette reproduction même pour les follicules dentifères, puisque les crochets venimeux des serpents se régénèrent à peu près indéfiniment : on remarquera, toutefois, que les cicatrices sont généralement dépourvues de poils quand toute l'épaisseur de la peau avait été détruite.

Les cicatrices étendues ne peuvent donc être considérées même comme des reproductions complètes de la peau, dont elles diffèrent effectivement toujours beaucoup : on sait qu'elles résultent d'une organisation nouvelle des surfaces dénudées qui se vascularisent, se gonflent et comblent jusqu'à un certain point le déficit, se dessèchent en membrane feutrée et se recouvrent d'un mince épiderme. Il ne nous paraît pas du tout certain qu'il y ait là épanchement de matière coagulable, dans laquelle se créent des vaisseaux nouveaux plutôt qu'un allongement des vaisseaux capillaires anciens par suite de leur expansion inflammatoire. Il n'en est pas de la cicatrisation d'une plaie découverte, ni même peut-être de celle qui se recolle d'abord mécaniquement et dont la glu intermédiaire est facilement, vu sa minceur, absorbée par les capillaires qui s'agencent et s'inosculent plus tard par un simple effet de nutrition, comme d'une fausse membrane déposée entre deux surfaces séreuses, ou d'un tissu nouveau, cancéreux par exemple. Dans ces sortes de cas, on peut croire, avec Wagner, que quelques globules de l'albumine constituant ces dépôts se constituent en globules sanguins, oscillent dans des interstices qui, sous leur impulsion déterminée par l'agent vital ou nerveux, se creusent en vaisseaux irréguliers d'abord, réguliers ensuite. Ainsi se font indubitablement les adhérences entre deux surfaces séreuses; ainsi s'opère, en partie du moins, le cal qui réunit les fractures, mais auquel concourt aussi, de même que dans la production d'une nouvelle diaphyse dans les cas de nécrose, l'ossification du périoste et des tissus voisins. C'est par organisation d'une matière coagulée d'abord entre eux que se rejoignent les deux bouts d'un muscle, d'un tendon coupés en travers, d'un nerf même dont on a enlevé une portion. J'ai retrouvé des filets nerveux passant à travers un renflement ou noyau charnu, de l'un à l'autre bout d'un nerf de la huitième paire excisé quelques semaines auparavant sur un lapin par M. Rech; j'ai vu une femme dont le nerf cubital excisé par Delpech, de la longueur d'un pouce, avait repris, quatre ans après, sa continuité par le moyen d'un renflement gangliforme, et avait rendu au petit doigt la sensibilité morbide qu'on avait cherché à éteindre, et momentanément éteinte en effet, pour un cancer excessivement douloureux.

Nous avons vu ailleurs que, dans les mammifères, les os du crâne ne se reforment qu'autant que la dure-mère et le péricrâne sont restés entiers. Les oiseaux paraissent mieux favorisés sous ce rapport; ils reproduisent, suivant Flourens, d'abord les membranes susdites, et ensuite l'os qu'elles sont destinées à revêtir et à nourrir; mais, d'après le même observateur, ce serait moins par l'organisation d'une matière plastique épanchée à la surface, que par l'allongement des parties du crâne qui entourent la solution de continuité, nouvelle preuve de l'exagération de la théorie des cicatrices que nous avons attaquée ci-dessus.

Nous trouvons chez quelques reptiles une faculté reproductrice bien plus prononcée. Les lézards, orvets, seps, geckos, se rompent aisément la queue et réparent aussi fort aisément cette perte: il est peu de lézards qui n'aient éprouvé cet accident, et on en reconnait les traces à la brièveté, à la couleur plus terne, aux écailles plus petites, à la forme plus rapidement conique de la portion reproduite, qui pourtant à la longue devient presque absolument semblable à une queue normale; à l'intérieur, on y trouve peau, muscles, vaisseaux, prolongement nerveux enveloppé d'un étui solide; mais cet étui n'est jamais divisé en vertèbres ni même bien parfaitement ossifié, c'est un cylindre uniforme de cartilage auquel est incorporé un peu de phosphate de chaux. C'est à ce caractère qu'on reconnaît la production nouvelle, et qu'on la distingue de l'ancienne dans les cas où la queue s'est doublée (1) ou triplée même par suite de rupture incomplète (Gachet). Cette reproduction est rapide en été; en quinze jours il y a déjà un long moignon à peau écailleuse: il commence par être un bouton conique et noirâtre, sec et comme cutané à l'extérieur, mou, charnu, blanchâtre, d'aspect presque fibreux à l'intérieur; on peut y suivre, à mesure qu'il s'allonge, la formation des faisceaux charnus, etc.

C'est de même un mamelon, mais plus mou, plus charnu, rougeâtre, qui se montre d'abord au centre de la solution de continuité cicatrisée lorsqu'on a coupé quelque membre, enlevé un œil même à une salamandre (Spallanzani, Béclard, etc.). Nous avons nous-même constaté que la reproduction avait lieu, soit que le membre eût été retranché dans la continuité des os, soit qu'il eût été extirpé dans l'articulation la plus voisine du tronc. Le ma-

(1) Je possède un gecko à deux queues: l'une est la normale, mais son bout même est renouvelé en partie; l'autre n'en est qu'un appendice latéral évidemment nouveau.

melon susdit s'allonge graduellement, se hérisse de petits mamelons secondaires qui deviennent plus tard autant de doigts distincts, et, en s'allongeant davantage, se brise en articles comme le membre normal dont il ne diffère bientôt plus du tout. On dit que la même chose se passe chez les têtards de grenouille mutilés; nos expériences ont été sur ce sujet peu nombreuses et sans succès; quant aux batraciens anoures adultes, ils n'ont pas les mêmes facultés que les salamandres.

Je n'ai pas été heureux non plus, peut-être faute de temps et de circonstances favorables, en ce qui concerne les reproductions des nageoires chez les poissons, bien qu'elle ait été affirmée par Aug. Broussonnet.

Chez les mollusques, nous ne considérons point comme devant être ici comptées, les réparations de coquilles tout inorganiques; mais les expériences de Spallanzani et autres ne laissent pas de doute sur l'aptitude des hélix à régénérer les tentacules, les yeux et même la tête qui leur ont été enlevés, pourvu toutefois qu'on n'aille pas jusqu'à extirper en même temps les ganglions nerveux qui entourent l'œsophage. Pour ce qui est des animaux à membres articulés, nous avons parlé déjà de la reproduction des téguments dans les mues des larves d'insectes et dans celles des arachnides et des crustacés. Vainement Swammerdam, Bonnet et autres ont-ils prétendu que la chenille naissante portait cachées sous une enveloppe extérieure, toutes les autres peaux dont elle devait successivement se revêtir par la suite. Il n'est pas possible de rien découvrir de semblable, pas plus que sous le têt d'une langouste ou d'un homard en bas âge, on ne voit les innombrables téguments dont ils auront à se couvrir et à se dépouiller dans le cours de leur vie. Les crustacés (Réaumur), les araignées (Amoreux) ont, de plus que les insectes, une aptitude remarquable à remplacer par de nouvelles pattes celles qui leur ont été arrachées, de même que cela a lieu chez les salamandres et par une végétation analogue. C'est ce qui fait qu'on rencontre souvent des écrevisses et parfois des araignées ayant une patte beaucoup plus petite que les autres, et presque rudimentaire.

Il a déjà été question des annélides en ce qui concerne la partie postérieure de leur corps; la reproduction de la partie antérieure était plus douteuse: Bonnet avait vu l'expérience réussir chez les naïdes et non chez les lombrics, Bomare et Bosc n'avaient pas été plus heureux, Réaumur seul disait avoir vu repousser la tête des lombrics. Nous nous sommes assuré que cette reproduction n'avait pas lieu, et que le tronçon postérieur périssait après un temps plus ou moins long, quand on enlevait à l'animal plus de huit segments antérieurs. Si on lui en retranche une moindre quantité, quoiqu'on enlève la bouche et le ganglion céphalique même, la plaie se cicatrise, et au bout de dix à trente jours, du milieu de la cicatrice commence à saillir un bouton conique et rougeâtre; en huit à dix jours il devient pointu, rouge, fort contractile, et l'on y reconnaît déjà la bouche, la lèvre, les anneaux voisins, le tout petit encore, mais servant déjà à conduire l'annélide qui peut dès-lors marcher en avant, s'enfoncer dans la terre et avaler l'humus. Plus tard, cette tête prend les dimensions normales, mais reste long-temps moins colorée que le reste. Au contraire, rien de semblable n'a pu être obtenu chez les hirudinées par Moquin, et je n'ai pas pu voir non plus se régénérer la moindre partie du corps, même chez les clepsines dont le sang blanc semblait devoir les rapprocher des elminthes.

Au sujet de ceux-ci, laissant de côté les ténias déjà mentionnés, nous reviendrons un moment sur les planaires. Qu'on les coupe transversalement, obliquement, longitudinalement, pourvu que le fragment détaché n'ait pas moins de la dixième partie du total, ce fragment deviendra bientôt un animal parfait. Draparnaud l'avait observé, et nous avons singulièrement varié les résultats de ses expériences; en voici les plus remarquables. Coupe-t-on une planaire en travers, la moitié antérieure et la postérieure séparées continuent à ramper dans le même sens; le bord formé par la solution de continuité se régularise, devient tranchant, saillant, blanchâtre, il s'élargit par degrés et prend peu à peu la forme d'une queue ou segment antérieur, d'une tête ou postérieur. Le suçoir ou trompe se reforme *de toutes pièces* au segment qui s'en trouve privé et souvent même à tous les deux, parce que l'ancien suçoir, situé au milieu du corps, s'est souvent détaché à la fois de l'une et de l'autre partie, pour mourir dans l'eau où il s'est agité pendant quelque temps. Si l'on partage longitudinalement en deux moitiés latérales une planaire, chaque partie se refera de la même manière une autre moitié, un autre suçoir.

Dans tous ces partages, seulement l'animal nouveau est plus petit que l'ancien, et les portions réparées restent long-temps plus blanches. Si l'on fend seulement la moitié antérieure ou la postérieure par une section longitudinale, la reproduction est plus partielle encore; il n'y a point dissociation complète des segments si l'opération est faite avec précaution, et l'on crée ainsi un monstre à deux têtes ou à deux queues.

Les actinies, d'après les expérimentations de Dicquemare; les hydres, d'après celles de Trembley, qu'une multitude d'observateurs ont répétées, jouissent d'une aptitude tout aussi active à la régénération partielle dans quelque sens qu'on les partage, et les astéries, ou étoiles de mer, ont, dit-on, aussi une extrême puissance de reproduction: d'un seul rayon on voit promptement renaître les quatre autres et se reformer un animal complet. Mais nous l'avons donné à entendre ci-dessus, cette sorte de reproduction n'est guère qu'un accroissement naturel hâté et exagéré par le moyen de pièces élémentaires, qu'on peut considérer comme des zoonites ou organismes particuliers qui se surajoutent aux autres par gemmation, comme les bourgeons d'un végétal se produisent sur la tige ou sur le rameau.

Théorie. Avoir montré combien se rapprochent et s'identifient la nutrition, l'accroissement et la reproduction partielle, c'est avoir assimilé le mécanisme de celle-ci au mécanisme des deux autres: c'est un accroissement exagéré, nous l'avons dit plusieurs fois, si surtout dans l'histoire de l'accroissement on fait entrer celui qui a lieu par addition de nouveaux segments. Le *vis insita*, sous l'influence duquel se répare une partie perdue, est tout comparable à celui de la nutrition ordinaire si cette partie n'a pas été détruite en entier; alors on peut appeler au secours de la théorie cette formule de Geoffroy Saint-Hilaire : *l'affinité de soi pour soi;* mais quand la partie a été détruite en entier, sa reproduction ne peut s'expliquer que par cette *prédestination*, ce type virtuel, ce patron idéal, ce plan hypothétique des formes et de la grandeur du corps vivant dont il a été question, ou plutôt elle en prouve la réalité sans que son mécanisme en devienne plus clair. Ce mécanisme peut être mis sur le compte de l'agent vital, et la facile régénération des nerfs, chez les mammifères, semble prouver qu'ils jouent dans la reproduction même d'un membre le principal rôle : quelques expériences tentées sur des salamandres pour nous en éclaircir, n'ont pas eu de succès faute de soins et de temps; elles mériteraient d'être répétées. C'est par des courants nerveux, par leur impulsion sur les molécules nutritives dans le sens qui leur était habituel avant la mutilation, que nous avons tenté d'expliquer le rétablissement des parties retranchées dans les planaires, animaux tout pulpeux, tout nerveux ou neuro-myaires, et chez les annélides dont il a été question plus haut. N'est-ce pas une expansion analogue, produite peut-être par l'impondérable électrique qui élance les plantes vers le ciel et donne un si rapide accroissement à leurs parties vertes et molles, surtout quand l'atmosphère est surchargée d'électricité? Toute conjecturale qu'elle est, cette théorie vaut mieux, à coup sûr, que celle de Bonnet, qui veut voir tous les corps vivants farcis de germes qui n'attendent pour se développer en tête, queue ou membres, qu'une occasion favorable: opinion dont le ridicule put être sauvé à peine par toutes les arguties de son spirituel inventeur.

SIXIÈME PARTIE.

FONCTIONS DE PROPAGATION.

Nous venons de voir comment les animaux vivants entretiennent, augmentent, réparent les diverses parties de leur corps; nous allons exposer maintenant leur formation proprement dite, c'est-à-dire ce qui concerne leur origine et leurs perfectionnements successifs : c'est ce qu'on entend communément, mais avec plus ou moins d'extension donnée au sens du mot, par le terme de *génération*. Les fonctions génitales ou relatives à la reproduction (1) d'individus nouveaux par des parents de la même espèce, ne sont pas les seules qui rentrent sous le titre de cette sixième partie; nous y comprenons tous les actes au moyen desquels les animaux se multiplient dans les milieux convenables à l'entretien de leur vie, et nous y établirons de prime-abord quatre sections en rapport avec le mode d'origine de ces nouveaux corps vivants : spontanéité, fissiparité, gemmiparité et sexiparité. La dernière de ces quatre sections, la seule dont on s'occupe dans

(1) Le mot *reproduction* est impropre, ou du moins n'est vrai qu'au figuré ; car, à proprement parler, des individus ne se reproduisent pas, ils en produisent d'autres.

les traités de physiologie, est effectivement la plus complexe et la plus intéressante, parce que seule elle offre des applications directes à l'étude de l'homme; mais les trois autres peuvent aussi jeter, par analogie, quelque jour sur des questions obscures et directement insolubles de la quatrième: nous leur consacrerons donc d'abord quelques pages, sans nous y arrêter toutefois autant qu'on pourrait le faire dans des monographies spéciales.

CHAPITRE Ier.

DE LA SPONTÉPARITÉ, OU GÉNÉRATION SPONTANÉE.

On a, dès l'origine même de la philosophie, admis la réalité d'une *création journalière* d'êtres vivants nés de la corruption des matières organiques (1), et on l'a désignée par les noms de génération équivoque, spontanée, directe. Mais, établie sur des observations grossières, cette opinion dépassa facilement les bornes du vrai. Non-seulement on supposa que les vers sont engendrés par la pourriture, que les abeilles naissent de la carcasse d'un bœuf, qu'une foule d'autres insectes sont produits de la même manière, mais encore que les serpents, les rats, les taupes sont enfantés par la terre, et les grenouilles par la boue des étangs. Aussi ne fut-il pas bien difficile à Redi de démontrer la fausseté d'une telle origine, et d'en restreindre la

(1) *Nonne vides quæcumque morâ, fluidoque liquore*
Corpora tabuerint, in parva animalia verti?

LUCRÈCE.

possibilité à quelques animaux d'organisation fort simple, aux entozoaires et aux entophytes par exemple. Il fut assez aisé encore à son disciple Vallisnieri de repousser ce genre d'explication en ce qui concernait les derniers, c'est-à-dire les larves vivant au sein des végétaux. Mais on voulut aller plus loin, et, sur la foi de Bonnet et autres, rejeter totalement la génération spontanée, que pourtant Needham avait appuyée sur des faits concluants en ce qui concerne les animalcules infusoires; et aujourd'hui encore un grand nombre de physiologistes, en France surtout, la rejettent d'une manière absolue, tandis qu'elle est ou a été admise par beaucoup d'autres, et qu'elle l'est assez généralement en Allemagne. Contentons-nous de ce bref historique; les détails s'en représenteront dans la discussion qui va suivre, les faits y seront mêlés à la théorie, aussi bien que l'appréciation des arguments pour et contre sera mêlée à leur exposition.

§ Ier. *Arguments empruntés à l'analogie.*

C'était certainement tomber dans un abus nuisible à la cause même qu'on voulait soutenir, que de s'appuyer, avec Schlegel, sur la ressemblance de certaines cristallisations avec des formes végétales, ressemblances qui avaient servi en partie de fondement à l'ancienne palingénésie, et qu'on trouve dans la congélation de l'eau en couches minces, dans la solidification de l'antimoine, la cristallisation lente et régulière de certains métaux précipités de leurs sels (arbre de Diane), etc. Mais l'électricité moléculaire et de contact qui préside à ces formations, qui de même agite évidemment les matières organiques en fermentation, ne peut-elle, en raison des analogies établies ailleurs, être considérée comme constituant l'agent vital de certains agrégats nouvellement formés, vivifiant ainsi ces animaux sans système nerveux que Lamarck nommait apathiques? C'est une vue d'un ordre plus relevé que la précédente (1) et qui ne manque pas de vraisemblance.

En ce qui concerne l'activité vitale provenant de cette source, il est certain qu'il n'y a pas une bien grande différence entre l'agitation (vitale néanmoins) des monades les plus simples et celle (toute électrique sans doute) des molécules inorganiques mêlées à l'eau, phénomène sur lequel Robert Brown a fixé il y a quelques années l'attention générale. L'électricité hâte la germination des graines, active singulièrement l'accroissement des parties vertes de certaines plantes, du houblon par exemple, qui croît pour ainsi dire à vue d'œil par un temps d'orage, ce qui donnerait à penser que, pour les végétaux, c'est là leur véritable agent vital. En ce qui concerne la formation seulement de ces animalcules, l'analogie des phénomènes chimiques ordinaires dans les produits organiques en fermentation permet assez aisément de la concevoir; on sait avec quelle facilité ces produits se transforment l'un dans l'autre, com-

(1) Lamarck admet que ce sont les impondérables généraux qui tiennent lieu d'agent vital à ces animaux et qui les organisent. C'est à peu près l'opinion d'Aristote, qui, dans la génération spontanée, attribuait la puissance formatrice à la chaleur, à l'air, à l'humidité, jouant le même rôle que les humeurs et la chaleur animale dans la génération par sexes. Morren a prouvé l'influence des agents impondérables sur la génération spontanée, en démontrant que les produits variaient en forme et en quantité, suivant qu'on variait la nature et l'intensité de la lumière.

bien de nouveaux principes se développent dans ces mouvements intestins, et varient suivant le genre de fermentation qui s'est établie (acide, alcoolique, sucrée, panaire, putride, etc.). On sait même que des produits de nature organique, c'est-à-dire de composition identique avec les matières provenant des corps qui ont eu vie, peuvent être formés de toutes pièces par les procédés de la chimie et avec des éléments minéraux (1), comme l'a fait notre collègue Bérard; on sait que des composés de même nature, mais sans vie proprement dite, se développent spontanément au sein des eaux, constituant, dans les eaux minérales, la glairine ou barégine, formant ailleurs la matière floconneuse et filamenteuse de Gannal si voisine des conferves, la matière verte et amorphe de Priestley, globuline de Turpin et autres naturalistes modernes, laquelle ressemble déjà si considérablement à ces *uredo* ou *protococcus*, qu'on regarde pourtant déjà comme des êtres vivants, de vrais végétaux.

Et en fait d'analogie, n'en est-ce pas une bien frappante que nous présente la formation des germes, des zoospermes dans la génération sexuelle, des bourgeons dans la génération gemmipare? S'il y a là *sécrétion* de corps vivants, comme nous le démontrerons par la suite, au moins pour ce qui concerne la génération sexuelle, ce n'est donc que du sang

(1) Ceci prouverait suffisamment qu'il n'y a pas dans la nature une *matière organique* constante dans son identité, et ne variant que dans ses formes, ses agrégats, ainsi que l'imaginait Buffon et que quelques savants semblent encore le croire aujourd'hui. Telle n'était pas l'opinion d'O.-F. Müller, qui déclare que les animalcules infusoires se forment « *ex molecculis brutis et quoad sensum nostrum inorganicis.* »

transformé; et pour avoir été opérée sous l'influence de la vie et au moyen d'un liquide en quelque sorte vivant lui-même, cette transformation nous offre-t-elle autre chose qu'une métamorphose de principes, dans des circonstances très-favorables à leur agencement mutuel et à leur pénétration par l'agent vital? conditions que nous trouvons à un degré bien inférieur, il est vrai, la plupart du temps, mais aussi pour des résultats bien moins parfaits, dans les décompositions et recompositions spontanées des matières fermentescibles.

§ II. *Arguments positifs ou tirés des faits.*

Il ne fallait pas aux anciens observateurs des remarques bien minutieuses pour leur faire admettre des opinions qui ne semblaient pas alors plus exagérées qu'une multitude d'autres qui sont restées dans la science; la génération spontanée n'était pas plus mystérieuse et plus admirable pour eux que la génération ordinaire; aussi avait-on pu regarder comme preuves de la première la vie souterraine de certains animaux, et surtout leur gisement hibernal au sein de la terre et dans la boue des marécages, dont on les voyait sortir, après une longue disparition, au retour du printemps. Quelques faits ont paru plus positifs et plus concluants que les autres, à une époque où déjà l'on apportait plus de critique dans les observations. On a vu des étangs depuis long-temps desséchés se remplir de poissons dès que l'eau venait à s'y introduire; nous voyons, d'une manière plus frappante encore, les eaux pluviales des fossés qui restent à sec la majeure partie de l'année, et quelquefois plusieurs années de suite, se peupler rapidement de myriades de petits crustacés, et notamment de daphnies et même d'animaux d'assez grande taille, comme les branchipes, les apus, qui périssent pourtant aussitôt que la sécheresse les atteint (1). Tout récemment M. Payen a signalé, comme ne se formant que dans l'eau salée arrivée à un degré particulier de concentration, une espèce particulière de branchipe, et il est bien avéré que ces animaux ne sont point des larves d'insectes ailés, qui, comme celles des cousins, des tipules, auraient été engendrées par des parents capables de chercher à travers les airs un séjour convenable à leur progéniture. Cette explication, que Redi a rendue si évidente pour les larves de mouches déposées sur les matières en putréfaction, et connues vulgairement sous le nom de vers, a été appliquée parfois mal à propos à d'autres animaux ; on chercherait vainement à la faire valoir ici, car les apus, les branchipes, les daphnies, cypris, cythérées, etc., ne peuvent ni voler, ni ramper à sec, pas plus que les poissons ordinaires : toutefois, il ne nous paraît pas impossible de ramener ces faits parmi ceux de la propagation sexuelle. On a pu parler, avec quelque raison, du transport des œufs d'un étang dans l'autre, par leur adhésion aux pieds des oiseaux aquatiques, etc. Il est plus naturel d'admettre que ces œufs sont restés enfouis dans la vase, entourés

(1) « Les apus, dit Desmarets, sont de singuliers crustacés aquatiques qu'on voit, dans certains cas, se développer instantanément en très-grand nombre dans des mares, ainsi que dans des amas d'eau de pluie où l'on n'en avait jamais vu précédemment ; tous paraissent pourvus d'œufs et la distinction des sexes n'en a pas encore été faite. » Ce dernier point est, au contraire, de notoriété pour les branchipes.

d'un degré d'humidité suffisante et protégés par la surface desséchée, végétante même du marécage; et comme certaines graines, conservées pendant longues années à une certaine profondeur dans le sol, germent et reproduisent à la surface, après un labourage plus complet, des végétaux dont l'apparition surprend le cultivateur (de Candolle), de même ces œufs conservent leur aptitude à vivre, sans la développer pourtant, jusqu'à ce que des circonstances favorables en déterminent l'incubation et l'éclosion.

Mais ni cette explication ni la précédente ne sauraient rendre raison de la présence des conferves et d'innombrables animalcules infusoires dans des décoctions de substances végétales ou animales, fabriquées extemporanément dans des vases isolés, abrités, enfermés et bien nettoyés auparavant(1), ni de celle des vibrions (anguilles de Needham) dans la colle de farine acescente, dans le vinaigre troublé par une fermentation nouvelle durant la chaleur de l'été, et où se développe alors une sorte de mucilage filandreux (mère du vinaigre), qui a bien certainement la composition chimique des matières organisées et peut-être des matières animales. Ces apparitions, de même que celle de moisissures, de champignons à la surface de substances humides mais assez bien préservées du contact de l'air, semblent d'autant mieux se prêter à l'admission d'une génération spon-

(1) D'après des observations toutes récentes, il paraîtrait qu'il en existe naturellement dans les sucs laiteux de certaines plantes même vivantes (Mandl, *institut.*, 19 avril 1837). Needham, Bauer ont étudié les vibrions du blé carié; mais ce dernier prétend qu'ils arrivent dans les graines nouvelles par transmission de la graine-mère, ce qui est assez difficile à croire.

tanée, que les êtres ainsi produits sont tous très-simplement organisés, au moins dans leur constitution primitive; car les champignons, par exemple, dont la structure ou du moins la forme semble assez complexe, ne sont, à ce qu'il paraît, que la fleur d'un réseau byssoïde souterrain ou rampant à la surface des matières demi-putréfiées, et ce réseau est fort peu compliqué dans son organisation.

La spontéparité nous semble pourtant devoir être admise aussi pour des animaux dont la structure est assez rapprochée de celle des animaux exclusivement sexipares, mais qui naissent dans des circonstances assez favorables pour expliquer cette différence entre eux et les autres animaux spontépares, je veux parler des vers intestinaux dont plusieurs ont un système nerveux distinct. Admise par Redi, Vallisnieri, et de nos jours par Morren, tous trois cependant antagonistes de la génération spontanée, cette origine des entozoaires a surtout été appuyée, développée par Rudolphi et Bremser, et le premier a même observé un fait assez remarquable à cet égard. Sur un chien dont les intestins ne contenaient que deux articulations de ténia caténiforme, il observa attachés à beaucoup de villosités, et comme continus avec elles, de petits nœuds blanchâtres que le microscope démontra être autant de têtes de cette espèce de ténia, mais sans aucune autre partie de leur corps; et il observe à ce sujet que les plus petits de ces animaux, lorsqu'ils sortent de l'œuf, montrent déjà un assez grand nombre d'articles, ce qui prouverait que ces capitules ne pouvaient avoir ce mode d'origine.

Nous avons nous-même un moment cru prendre la nature sur le fait dans la production des vibrions de la colle. Avant qu'on y aperçût un seul individu, petit ou grand, cette colle, en commençant à se moisir, nous offrit une multitude de rondelles microscopiques que Raspail a bien connues et qu'il croit être des grains de fécule déformés par la cuisson (1). Nous leur trouvions une complète ressemblance de grandeur et de forme avec les œufs de ces mêmes vibrions, et nous avions l'intention d'essayer d'en activer le développement à l'aide de l'électricité; mais le temps nous a manqué à cet effet, et ces rondelles laissées dans l'eau, trop isolées peut-être du milieu qui leur avait donné naissance, se sont décomposées en granules irréguliers.

On vient d'employer l'électricité avec des avantages trop merveilleux pour n'être pas équivoques dans des expériences de ce genre : ce sont des acariens qu'on a, dit-on, produits dans des solutions de silice déposées sur un morceau de lave et soumises à l'action de la pile (Crosse). Il est à craindre qu'il n'y ait eu ici quelque cause d'erreur, comme il y en a eu certainement dans les expériences de Frey. Cet observateur employait de l'eau composée de toutes pièces dans des vases clos, et de l'air purgé sans doute de tout produit vivant et organisé; mais il fermait mal son matras, et c'est ainsi qu'il y a permis l'introduction de podures, de cousins, qu'il a cru

(1) Il paraît effectivement que la fécule est la partie la plus essentielle dans cette formation. Le chanoine Roffredi, qui a parfaitement connu ces vibrions, même anatomiquement, les obtenait indifféremment de la farine de froment, de seigle, de riz, de châtaigne; il y ajoutait un peu de vinaigre et la plaçait sous terre pendant douze jours.

formés de toutes pièces. Nous ne pensons pas, en effet, que l'on ait jusqu'ici des preuves suffisantes pour faire admettre la génération spontanée pour d'autres animaux que les elminthes et les monadaires.

Les acariens, qu'on trouve quelquefois en parasite sur l'homme, dans la gale (sarcoptes), maladie pédiculaire, ainsi observés par Bory-Saint-Vincent, pouvant passer d'un individu à un autre et se multipliant avec rapidité, comme le prouvent ceux qui fourmillent sur les oiseaux et les insectes (dermanysses et gamases), ne peuvent être attribués à une génération spontanée plus rationnellement que les insectes parasites, les poux de la tête ou du pubis qui certainement ne s'engendrent pas d'eux-mêmes, mais dont la propagation est singulièrement favorisée par la malpropreté et l'incurie.

Mais les objections qu'on oppose à la spontéparité des êtres dont il a été question plus haut, et des végétaux qui s'en rapprochent (psychodiaires de Bory-Saint-Vincent), nous paraissent de peu de valeur. 1° On la donne comme incompréhensible, et nous croyons avoir déjà assez démontré qu'elle est au contraire très-vraisemblable; nous montrerons tout à l'heure que c'est aux doctrines opposées qu'il faut renvoyer le reproche d'être inintelligibles. 2° On dit que la nature ne fait rien en vain, et que beaucoup de ces animaux spontépares ayant des sexes, d'autres se multipliant par scission ou gemmation, il y aurait superfluité; c'est imposer à la nature des lois que l'expérience démontre souvent enfreintes, car les végétaux se reproduisent et par graines et par boutures, et nous verrons bientôt qu'il est des animaux à la fois sexipares et gemmipares (polypes, etc.), et que certains autres plus particulièrement sexipares peuvent aussi se multiplier par scission. Les ténias et bothriocéphales de l'homme produisent une immense quantité d'œufs et restent pourtant *solitaires ;* il y a donc là superfluité. Mais si, du reste, les arguments positifs en faveur de la spontéparité ne sont pas bien démonstratifs, nous allons voir qu'il n'en est pas de même des négatifs, et qu'à défaut d'autre voie on y arrive nécessairement *par exclusion* de toute autre théorie.

§ III. *Arguments négatifs.*

De l'impossibilité d'expliquer autrement que par formation directe la présence des elminthes et des infusoires, là où il n'en existait pas la moindre trace auparavant, résulte, en effet, la nécessité de l'admettre : or, il n'est pas bien difficile d'infirmer toutes les autres interprétations proposées à ce sujet. Sans doute, avec la panspermie de Bonnet, en supposant comme lui que tout l'univers est rempli de germes prêts à éclore, que toute matière vivante en est farcie, on pourra donner de ces apparitions sans cause apparente une raison telle quelle ; mais qui ne voit au premier coup-d'œil que c'est là une hypothèse sans fondement, pas même celui d'une probabilité appuyée sur le raisonnement ou d'une satisfaction de l'intelligence ? C'est de l'infini en tout genre et avec toutes ses incompréhensibilités. Mieux vaudrait accepter les molécules organiques de Buffon, quoiqu'il ait pris pour telles des êtres dont l'animalité a été plus que jamais mise hors de doute par les recherches modernes de O.-F. Müller, de Bory-Saint-Vincent, d'Ehrenberg; il fallait avoir assez peu d'habitude du microscope, pour ne voir dans les nombreux animalcules produits par la décomposition d'un morceau de viande dans l'eau que la dissociation de ses molécules intégrantes; mais au moins on peut dissocier et apercevoir par d'autres procédés ces molécules, et l'esprit les conçoit assez aisément comme des parcelles susceptibles de se réunir à d'autres pour former un tout régulier et vivant, et non comme des germes imperceptibles et contenant dans une incommensurable et inconcevable exiguité toutes les particularités de forme et d'aptitudes qu'on suppose devoir surgir plus tard de leur prétendue évolution.

Sans adopter peut-être ces exagérations, de Blainville, Morren et beaucoup d'autres qui n'ont pas même comme eux approfondi la question, pensent que l'apparition des infusoires dans des décoctions, dans des macérations diverses dont les matériaux ne contenaient auparavant rien de semblable, ne peut être due qu'à l'arrivée des œufs ou germes de ces animalcules à travers l'air qui les a enlevés des lieux où ils se trouvaient en abondance et les a disséminés au loin. Morren va jusqu'à supposer que c'est avec les vésicules de la vapeur d'eau que ces œufs, ces germes sont enlevés; mais l'eau à l'état de vapeur vésiculaire ne constitue que des brouillards, des nuages, et il suffirait d'éviter toute approche de *vapeur visible* pour que les germes ne pussent entrer dans les infusions mises en expérience. D'ailleurs, sur le porte-objet du microscope, on voit périr par le desséchement et ces animalcules et leurs œufs, leurs ovules intérieurs, et périr pour ne plus revivre, quoique mouillés ensuite ; ce qui prouve qu'ils ne peuvent pas non plus être charriés *à sec* par les vents. Nous l'avons maintes fois expérimenté sur le *vibrio glutinis*, et nous avons vu que les très-petits ovules sortis du corps de la mère ne pouvaient venir à bien, même en restant dans un milieu plus convenable à leur conservation que de l'eau en vapeur. Et d'où viendraient, d'ailleurs, les germes ou ovules de ceux qui ne se reproduisent point par accouplement et ponte comme les vibrions, mais par scission comme les paramécies, les vorticelles ? Needham disait avec raison que leur vie aquatique ne permettait pas aux animalcules infusoires de parcourir la terre sèche, et qu'ils étaient trop pesants pour être transportés par l'air (1) ; à la vérité, l'air est nécessaire à leur production, parce qu'il n'y a pas de fermentation sans le contact de l'air. Encore Spallanzani lui-même a-t-il prouvé par des expériences destinées à un autre but, que l'absence de l'air ne prévenait point totalement la formation des animalcules, mais qu'elle rendait leur formation plus lente et plus rare. Reste donc à dire avec lui, d'après Bonnet, que les germes existaient auparavant dans les matières de l'infusion ; il faut ajouter avec lui aussi, que les germes résistent à la puissance désorganisatrice et dissolvante de l'eau en ébullition, car c'est sur

(1) On pourrait donner cette explication pour les champignons, les moisissures ; mais celles-ci se développent bien souvent dans des vases hermétiquement fermés.

des décoctions de matières végétales bouchées hermétiquement étant encore brûlantes, qu'il a opéré. Ainsi, voilà encore une propriété merveilleuse à joindre à toutes les qualités de ces germes fantastiques; ces semences fluides, gazeuses pour mieux dire, auront une vie et une organisation plus tenace que tout ce que la chimie nous apprend des parties même les plus dures et les plus résistantes des corps vivants les plus parfaits. Une chaleur de 60° à 80°, à laquelle j'ai soumis la colle contenant des vibrions, les a fait périr sans retour eux et leurs embryons, et Morren déclare qu'une chaleur de + 45° tue tous les infusoires ; aussi cet estimable savant n'admet-il pas, comme Spallanzani, la résistance des germes à l'ébullition, mais il les fait voyager par l'air, ce que réfute Spallanzani, et c'est ainsi que se réfutent l'un l'autre les antagonistes de la spontéparité.

Nous ne nous sommes pas occupé dans les considérations qui précèdent, des vers intestinaux, parce que l'argumentation est, à leur sujet, appuyée sur des remarques toutes différentes; en effet, ce sont d'autres raisons qui s'opposent à ce qu'on les croie venus d'ailleurs que du lieu même où on les trouve. 1° Ils n'ont dans la nature aucun pareil, et ce n'est qu'à une époque où la zoologie n'existait pas pour ainsi dire, qu'on a pu les confondre avec des larves ou des lombrics terrestres. Du temps de Linné même on a pu croire à l'existence de cucurbitains, de fascioles dans les marécages, parce qu'on connaissait mal les planaires; et les ténias qu'on dit avoir trouvés dans les eaux pluviales, étaient peut-être des elminthes non parasites du genre *catenula* que nous avons établi, ou bien, comme on l'a aussi pensé, c'étaient des ténias sortis du corps de quelque poisson, de quelque batracien. Un peu d'attention suffit pour prouver que c'est faute de connaissances anatomiques ou d'examen comparatif qu'on a confondu les gordius libres avec les filaires parasites. 2° Existât-il, même à l'état de liberté, un nombre quelconque de ces animaux qu'on pourrait supposer avalés, eux ou leurs œufs, avec l'eau des boissons, ils ne sauraient arriver dans l'intérieur de ceux de nos organes qui sont privés de communication avec l'extérieur, dans les humeurs de l'œil (divers distomes), dans le cerveau (*cœnurus*), dans le foie (acéphalocystes), dans les muscles ou le tissu cellulaire (cysticerques); ils ne sauraient pénétrer non plus dans les intestins même du fœtus, où pourtant on en a trouvé de diverses espèces (Rudolphi). En effet, chez ceux qui sont gemmipares, les germes sont déjà très-gros, très-visibles à l'œil nu avant de se séparer de la substance maternelle (*acephalocystis granulosa*); et les œufs de ceux d'entre eux qui sont ovipares sont trop gros pour circuler dans nos vaisseaux capillaires et s'exhaler par leurs pores, car ils sont beaucoup plus gros que les globules du sang, et les pores en question ne laissent pas même passer ces globules. Cette considération à elle seule prouverait aussi que les entozoaires ne peuvent être considérés comme transmis des parents aux enfants par voie de génération, car il n'y a entre le fœtus et la mère que des communications vasculaires très-déliées. D'autres raisons, d'ailleurs, repousseraient encore cette doctrine, puisque tel individu renferme des vers quoique ses parents n'en aient point et n'en aient jamais eu, et qu'ils n'aient même pas pu en avoir. Ceci devient on ne peut plus manifeste pour le *cœnurus cerebralis;* car il tue les agneaux qui en sont atteints avant qu'ils soient devenus aptes à la propagation; aussi s'est-on quelquefois borné à dire que, pour les vers intestinaux du moins, leurs œufs pouvaient être ingérés dans les organes digestifs d'individus sains, après avoir été rejetés en dehors par ceux d'individus malades. A cela il est facile de répondre que leur intussusception ne saurait avoir lieu du moins avec l'air inspiré, car ils ne sont nullement volatils; que, pour ce qui est de l'ingestion avec les aliments ou les boissons, cette explication serait tout au plus admissible pour les chiens et les porcs, mais non pour l'espèce humaine, surtout dans les pays civilisés; et que le fœtus ne mange ni ne boit rien qui soit venu du dehors.

Quelques naturalistes pressés par l'évidence en sont venus à admettre que les entozoaires se forment directement dans nos organes; mais ce n'est pas là pour eux une formation semblable à celle dont il a été question ci-dessus, c'est une génération comparable à la propagation ou génération proprement dite, ou bien à une gemmation intérieure. Comme simples comparaisons, ces idées nous paraîtraient assez rationnelles; l'influence de la vie doit se faire sentir dans l'un comme dans l'autre genre de production, mais non sans doute à un égal degré: c'était l'opinion de Redi, de Vallisnieri, c'était à peu près celle de Rudolphi, c'est celle de Morren. Mais y a-t-il là véritablement transformation ou acte de gemmiparité dans les villosités intestinales, comme l'ont pensé, avec Oken, ces deux derniers savants? On peut en douter. Au lieu de cette gemmation intérieure ne se passe-t-il pas plutôt une sorte de travail sécrétoire, jusqu'à un certain point analogue à celui qui sécrète les ovules, comme nous le verrons plus loin? S'il est vrai que les vibrions de la colle et du vinaigre se forment de toutes pièces dans le mucilage en fermentation, pourquoi les ascarides vermiculaires, qui ont absolument la même structure, ne se formeraient-ils pas à l'aide de la chaleur et de l'humidité, dans des matières alimentaires en fermentation et des mucosités qu'on sait être si abondantes chez les individus atteints de maladies vermineuses? La nature variée de ces matières dans différents points du tube digestif expliquerait, et la multiplicité des espèces qu'un même animal peut nourrir, et le siége particulier qu'affecte chacune d'elles; et la différence des aliments et de leurs produits, chez des espèces d'animaux différentes, expliquerait aussi pourquoi on rencontre un si grand nombre d'espèces d'elminthes exclusivement ou presque exclusivement dans telle ou telle espèce d'animal.

En dernière analyse, la spontéparité nous paraît bien réelle et sans plus d'obscurité que tant d'autres phénomènes naturels; mais elle ne nous paraît possible que pour des animaux et des végétaux placés assez bas dans l'échelle organique; nous ne pensons pas même que cette doctrine puisse être appliquée aux animaux supérieurs, à l'aide de la transformation successive et du perfectionnement graduel des espèces, suivant les assertions de

Lamarck, plus logiques et plus scientifiques sans doute, mais non moins hypothétiques que celles de de Maillet. Dès-lors la spontéparité n'a plus rien qui doive répugner aux consciences même les plus scrupuleuses en fait de religion ; aussi les anciens n'avaient-ils jamais cru faire insulte à la divinité, en admettant que la même puissance qui avait créé jadis tous les êtres vivants continuait à en produire encore (1), et Haller même, qui n'adopte point en principe la génération spontanée, déclare-t-il qu'elle n'a rien d'irréligieux. On peut donc l'adopter si l'on trouve concluants les arguments qui précèdent, quelque croyance qu'on professe.

CHAPITRE II.

DE LA FISSIPARITÉ.

Un partage spontané en deux parties dont chacune reprend bientôt, et même avant sa séparation complète, tout ce qui lui manquait d'abord pour constituer un animal entier, voilà la fissiparité, et nous sommes tout préparés à l'intelligence de cet ordre de faits par ceux que nous avons examinés plus haut au sujet de la reproduction partielle. C'est effectivement chez les animaux susceptibles de réparer des pertes considérables, celle d'une partie importante du corps, que s'observe la fissiparité naturelle, et c'est assurément par le même mécanisme que s'effectue l'ampliation des parties séparées. Et ici se

(1) Voyez en particulier Fernel, *de abditis rerum causis*, lib. 1, cap. 8.

trouve un nouveau rapprochement à faire entre la propagation et la nutrition, l'accroissement, rapprochement dont on a eu aussi l'idée pour les formations gemmipares et sexipares, mais qui est moins frappant que dans le cas dont il est actuellement question. On comprend, en effet, comment un individu parvenu aux limites naturelles de son accroissement, mais continuant à se nourrir, ne peut dépasser ces limites qu'en se dédoublant; deux moitiés de cet individu deviennent ainsi, par l'effet continué de la force d'attraction des tissus pour les molécules nutritives, deux individus complets : et qu'on ne croie pas qu'il y a alors simple séparation de zoonites primitivement unis, car il s'agit ici bien souvent de monadaires, c'est-à-dire de corps à un seul organisme. Ce qui prouve qu'on ne pourrait arguer du fait contre le principe, c'est que chacun de ces deux organismes nouvellement complétés se divisera bientôt en deux autres ultérieurement multipliés eux-mêmes, et ce avec une rapidité qui fait en quelques jours d'un seul individu une nombreuse peuplade (Ehrenberg): or, on ne saurait dire qu'il n'y a eu là que dissociation de zoonites primitivement unis, car il faudrait les supposer innombrables dans le premier individu, il faudrait les y supposer en nombre infini dans toute la force du terme, puisque la multiplication fissipare n'a point de limites.

La séparation des deux moitiés d'un animal fissipare s'opère tantôt dans un sens longitudinal et tantôt sur une ligne transverse.

1° On voit souvent, dans les infusions et macérations factices, ou dans les eaux marécageuses, des vorticelles, des trichodes, etc., augmenter de volume, s'élargir, s'échancrer tantôt en avant, tantôt en arrière selon les espèces, offrir peu après dans chacune des parties séparées par l'échancrure une forme régulière de tête ou d'extrémité postérieure; puis, l'échancrure devenant de plus en plus profonde, il arrive un moment où deux individus complets, mais plus petits que l'adulte de la même espèce, ne se tiennent plus que par un point dont l'adhérence bientôt déchirée les laisse complétement libres. Il paraît que les pectoralines, assemblage de monades agrégées régulièrement, se multiplient par une fissiparité latérale de chaque monade, une partie de l'agrégat se dissociant pour en constituer un nouveau quand leur ensemble dépasse le nombre normal qui ne va pas au-delà de seize.

2° Parmi ces mêmes infusoires on en trouve de plus volumineux, les paramécies par exemple, dont le corps elliptique commence au contraire à s'allonger davantage, s'étrangle vers son milieu et offre bientôt un assemblage de deux individus accolés bout à bout. L'antérieur conduit l'autre, c'est l'individu-mère qui conserve la bouche et sans doute la partie la plus essentielle des organes; le postérieur s'en fait une, et on en voit déjà agir les cils ou barbules avant que le décollement s'opère. Dans les planaires, que nous avons vu montrer une si grande aptitude aux reproductions, il est une espèce plus allongée, plus étroite que les autres, et à laquelle nous n'avons jamais reconnu d'organes génitaux visibles à aucune époque de l'année, c'est la *subtentaculée* de Draparnaud : nous nous sommes assuré que cette espèce est fissipare, et c'est derrière le suçoir que la séparation s'opère. L'individu postérieur est par conséquent plus petit que l'antérieur, qui, réparant plus rapidement ses pertes, peut bientôt en subir de nouvelles et multiplier ainsi rapidement l'espèce dont les individus sont très-nombreux dans certaines eaux.

Les naïdes, ou vers d'eau douce, se partagent transversalement en deux parties dont l'antérieure n'a qu'une queue à reproduire, la postérieure reste quelque temps à la surface de la vase, jusqu'à ce que son extrémité antérieure tronquée s'allonge en forme de tête ou de lèvre, se façonne sans doute un ganglion céphalique et s'enfonce à son tour dans la vase. O.-F. Müller a représenté une néréide ou ver marin dont le partage n'est pas encore effectué, quoique déjà la moitié postérieure se soit formé une tête sur laquelle on distingue les points oculiformes, etc.

3° Enfin, si l'on admettait la classe des animaux rhizopodes de Dujardin, qui ne consisteraient guère, suivant lui, que dans une glu vivante et amorphe, ce qui ne s'accorde guère avec la formation régulière des coquilles de quelques-uns d'entre eux, il faudrait aussi admettre une fissiparité irrégulière et résultant de la séparation en gouttelettes égales ou inégales de la masse totale (Peltier). Mais ceci a besoin d'être appuyé sur des observations plus nombreuses.

—

CHAPITRE III.

DE LA GEMMIPARITÉ.

Il est connu de tout le monde que les végétaux ligneux s'accroissent par l'addition de nouveaux rameaux sur les anciennes branches, et l'on a donné le nom de *gemmes* à ces productions nouvelles, à cause de leur forme aux premiers instants de leur apparition. Il est de même des animaux qui se multiplient en produisant, d'un point quelconque de leur surface, un bourgeon, une gemme qui ne tarde pas à se développer, et qui se détache de la souche maternelle quand l'organisme nouveau est apte à se nourrir de lui-même.

La gemmiparité s'observe comme seul mode normal de reproduction chez un certain nombre de monadaires, et conjointement avec l'oviparité chez beaucoup de radiaires agrégés et même chez les mollusques également réunis en populations individualisées en quelque sorte par une continuité de téguments et de vaisseaux; c'est ce que démontreront les détails suivants. Pour y mettre de l'ordre, nous diviserons les animaux gemmipares selon que les bourgeons se produisent à l'intérieur ou à l'extérieur du corps. Dans le premier cas, on a un mode de génération fort voisin de la sexiparité, il se rapprocherait davantage de la fissiparité dans le second; mais il y a ici végétation plutôt que sécrétion des germes, et que partage de la substance vivante en plusieurs portions.

1° La gemmiparité intérieure est le propre des

volvoces, des acéphalocystes, des pandorines, etc., dont l'intérieur se montre rempli d'animaux vésiculaires semblables à la vésicule-mère, et dont les plus gros renferment souvent eux-mêmes d'autres individus qui en contiennent de plus petits; les plus petits adhèrent à la vésicule maternelle dont ils sont une expansion, ce qui est surtout bien évident pour l'acéphalocyste granuleuse de Laennec. La mère finit par périr lorsque sa famille a acquis un développement notable, et chaque individu change alors sa vie comme intra-utérine pour la liberté, s'il est d'espèce vagabonde comme les volvoces. Spallanzani, qui a suivi cette formation *successive* jusqu'à la treizième génération, a cru, bien à tort, que c'était là une preuve de l'emboîtement et de la préexistence des germes; car il ne les a pu voir *simultanément existants* l'un dans l'autre au-delà du troisième degré, et O.-F. Müller n'a aperçu que le quatrième. Ces observations pourraient donc être invoquées, au contraire, pour la doctrine opposée, celle de la création extemporanée des germes.

2° La gemmation extérieure est des plus faciles à observer dans les hydres ou polypes d'eau douce. C'est le plus souvent, comme l'a dit de Blainville, de leur pédicule ou du point où la partie pleine et solide du corps se réunit avec la partie creuse ou gastrique, qu'on voit naître un bouton globuleux qui grossit en peu de jours, et dont le point opposé à celui d'adhérence ne tarde pas à se couronner de petits mamelons, dont l'allongement successif constitue les tentacules qui entourent la bouche. Dans les premiers jours, il y a communication évidente entre l'estomac de la jeune hydre et celui de la mère qui lui fait part des aliments qu'elle avale; mais cette communication se supprime peu après que le nouveau polype a commencé d'allonger ses bras et son corps devenu apte à saisir lui-même sa nourriture. Il se forme souvent ainsi cinq à six jeunes hydres sur une plus âgée, et dans quelques espèces même (*H. fusca*), l'adhérence subsiste encore que déjà les enfants sont devenus parents à leur tour, et que l'ensemble représente un bouquet plus ou moins branchu, mais tôt ou tard il y a séparation et ainsi se multiplie l'espèce.

Il est à croire que les nombreuses têtes ou corps du *cœnurus cerebralis*, qui sont suspendues aux parois d'une vésicule commune dans laquelle ils rentrent et dont ils sortent sans doute à volonté par engaînement, se multiplient de la même manière à mesure que la vésicule-mère s'agrandit.

On en a la certitude pour les sertulaires qui ne sont guère que des hydres restées adhérentes et en partie encroûtées d'un étui calcaire; de même aussi pour les alcyonides et les alcyons (Milne Edwards), radiaires d'organisation assez complexe, pour les caténicelles et les flustres (Spallanzani, Grant), et les alcyonnelles auxquelles il faut joindre les plumatelles et cristatelles (Raspail), animaux terminant le sous-règne des mollusques. En effet, bien que tous ces animaux agrégés puissent aussi produire des œufs, comme nous le verrons plus loin, la production commune qui les réunit pousse aussi de ses portions les plus éloignées de l'empâtement, des nœuds ou boutons d'abord entiers, lesquels, après s'être allongés davantage en forme de bourgeons, s'ouvrent dans un point de la surface et déploient au-dehors des bras qui déjà se montraient auparavant formés à l'intérieur du sac : c'est ainsi que le polypier, je veux dire l'agrégat général, s'agrandit, multiplie ses lames ou ses rameaux. On peut croire que ce double mode de reproduction appartient également à tous les autres polypes proprement dits, ou du moins à la majeure partie d'entre eux.

CHAPITRE IV.

DE LA SEXIPARITÉ EN GÉNÉRAL, OU DES SEXES.

Nous avons cru devoir créer, pour la commodité du langage physiologique, cette expression qui embrasse, comme il est facile de le comprendre, tous les faits de propagation, ou le concours d'individus ou d'organes de deux ordres différents, de caractères essentiellement distincts et constituant ce qu'on nomme les *deux sexes*. Le plus souvent, dans le règne animal, les deux sexes sont partagés entre des individus différents, il y a des mâles ou individus *fécondateurs* et des femelles ou individus *fécondés* ou aptes à l'être ; c'est, au contraire, une disposition rare chez les plantes dont quelques-unes seulement sont *dioïques* ou unisexuelles, c'est-à-dire, que les unes n'ont que des fleurs à étamines, des fleurs mâles, les autres des fleurs à pistil, des fleurs femelles. Ce qui est rare dans les plantes est donc commun dans les animaux, et de même en sens inverse.

En effet, il n'y a que quelques espèces d'animaux dans lesquelles chaque individu porte à la fois les organes des deux sexes, est mâle et femelle tout ensemble; comme le sont, au contraire, presque tous les végétaux dont les fleurs, dites complètes, portent simultanément étamines et pistil.

A. Les individus *monoïques ou bisexuels* sont quelquefois aptes à se féconder eux-mêmes dans leur isolement, et l'on donne le nom d'hermaphrodites aux espèces où cette disposition se montre; c'est ce qui se voit chez les mollusques bivalves, les patelles et oscabrions, qui, pour la plupart fixés au fond des eaux, ne pourraient se chercher l'un l'autre pour procéder à l'accouplement : tel est le cas des polypes à polypiers et des actinies, des ascidies agrégées, des cirrhipèdes, tous également immobiles, des ténias toujours solitaires dans l'intestin de l'homme et souvent aussi dans celui d'autres vertébrés; mais tel est aussi celui des autres radiaires qui jouissent pourtant d'une assez grande mobilité comme les oursins, les astéries, les holothuries, les méduses, les salpas ou biphores, etc.

Chez presque aucun de ces animaux on ne trouve d'organes masculins propres à la copulation, et souvent même on n'en découvre aucun à l'intérieur, de sorte qu'on serait bien fondé à dire, avec Lamark et Carus (1), qu'il y a chez eux plutôt gemmation intérieure que sexiparité; mais ce qui n'a pas été découvert par certains observateurs l'a été par

(1) Carus va jusqu'à croire possible cette gemmation interne chez des animaux à sexes connus. Il ne naît en été, dit-il, que des daphnies femelles qui se reproduisent sans accouplement; en automne il naît des mâles, et les œufs fécondés passent l'hiver.

d'autres, et ce qui n'a été trouvé encore par personne, le sera plus tard peut-être; voici, au reste, en abrégé ce qu'on sait des animaux hermaphrodites.

Chez les polypes ou radiaires agrégés, d'après Cavolini et Cuvier, il y aurait de deux à huit ovaires intestiniformes, répondant aux tentacules qui garnissent la bouche; ces ovaires ne seraient guère que des grappes d'œufs adhérentes aux replis longitudinaux de la cavité gastrique, et formés par gemmation interne d'après les observations de Milne Edwards sur les alcyonides et les alcyons; aucun ne parle d'organes masculins, si ce n'est delle Chiaje pour les madrépores où il aurait vu une sorte de vaisseau spermatique; il en dit autant des actinies chez lesquelles ce canal serait intimement uni à l'oviducte. Spix regardait déjà comme masculins les longs filaments repliés que ces animaux font quelquefois sortir de leur corps, et qui sont avec les grappes d'œufs ou les fœtus logés dans les compartiments de leurs parois et jusque dans leurs tentacules. Je n'ai trouvé dans l'intérieur de ces filaments qu'une matière pulpeuse, tandis que les loges mêmes contenaient, chez l'actinie parasite (*nob.*), une grande quantité de corps microscopiques, hyalins, cylindroïdes, où, pour préciser davantage, en forme de saucisson, ils étaient flottants et libres : était-ce des ovules? On n'a généralement parlé que de fœtus trouvés dans ces loges, et les tentacules même, soit à l'état de développement complet, soit à celui de petites masses arrondies, charnues et sous la forme caractéristique de l'espèce. Pour Cuvier et autres les filaments sont des ovaires, et on ne voit rien de semblable à des organes masculins. On voit des ovaires bien plus manifestes, bien plus reconnaissables à raison de la masse d'œufs qui les constitue, chez les échinodermes ou échiniens, mais Tiedemann y a décrit des vaisseaux spermatiques collés aux ovaires, ils sont admis aussi par Cuvier et de Blainville. Spix admet un vaisseau spermatique ou testicule chez les astéries; et delle Chiaje leur accorde même une sorte de pénis. Chez les méduses, Milne Edwards, Ehrenberg, qui les ont étudiées sous ce rapport avec le plus grand soin, n'ont vu que des organes femelles, des ovaires et oviductes.

On ne connaît, ou peut-être même, faut-il dire, on ne suppose aussi que des ovaires dans les appendices floriformes si multipliés, si bizarres des diphyaires ou acalèphes hydrostatiques; mais rien n'empêche de croire que quelque autre partie tient lieu d'organe mâle, car ces sortes de découvertes augmentent tous les jours. C'est ainsi que les ténias ont passé long-temps pour n'avoir que des ovaires, parce que ceux-ci, ramifiés en forme de rosace, sont très-apparents dans chaque segment bien développé; mais il sort quelquefois aussi du pore propre à chacun de ces segments, un appendice déjà signalé comme pénis par Rudolphi (1), et servant, à ce qu'il paraît même, à un véritable accouplement de certains anneaux du ver avec d'autres plus éloignés, ce qui constituerait véritablement une sorte d'androgynisme. Cet appendice ne serait, selon delle Chiaje, que le prolongement de l'oviducte, et il serait côtoyé par une soie rigide, terminaison d'un canal sperma-

(1) Reconnu même dans les ligules par ce savant observateur.

tique voisin de l'ovaire sans communiquer avec lui, et commençant par un renflement vésiculaire. De même aussi, chez les cirrhipèdes regardés par Cuvier et autres comme exclusivement femelles quant à leur organisation, Wagner et Martin Saint-Ange ont reconnu, outre les ovaires, un testicule et un canal déférent terminé au bout de l'appendice caudal, lequel peut arroser de sperme les œufs à mesure qu'ils sont excrétés dans la coquille qui enveloppe l'animal. Il serait donc bien possible qu'il en fût, jusqu'à un certain point, de même des mollusques qui leur ressemblent aussi à d'autres égards. Les bivalves ont un ovaire qui avait été pris pour un testicule par Baster, et qui peut-être joue le rôle d'organe masculin, c'est-à-dire de sécréteur du sperme avant de sécréter les ovules. Ce que nous dirons bientôt de l'analogie des deux sexes rend cette opinion assez vraisemblable, et la matière blanche, laiteuse, qu'on trouve à une certaine époque dans cet ovaire, tend à la confirmer. Les petites fentes par lesquelles il communique avec la cavité branchiale (Oken, Wagner, etc.) serviraient donc à l'émission de deux produits successivement différents. On sait, au reste, que dans d'autres mollusques acéphales, les ascidies par exemple, il y a un testicule annexé aux ovaires; Meyer, delle Chiaje en admettent aussi chez les salpas; et si l'opinion que nous venons d'énoncer paraissait inadmissible, on pourrait croire encore, ce qui reviendrait à peu près au même, que chez les bivalves, les haliotides, les patelles, fissurelles, etc., les oscabrions (Cuvier) parmi les mollusques ordinaires, chez les alcyonelles

(Raspail), les escarres (Milne Edwards) parmi les mollusques agrégés, les aphrodites chez les annélides, les apus chez les crustacés (Desmarets), si l'on n'a pas trouvé d'autres organes générateurs que des ovaires, c'est que le testicule et l'ovaire sont combinés intimement ensemble. Il faut supposer toutefois encore que les observations ont été assez minutieuses, assez exactes, pour que de nouvelles recherches n'amènent pas d'autres résultats. Le doute à cet égard nous paraît justifié par les observations de Prévost, qui, du moins pour les mulettes (*unio pictorum*), tendent à prouver qu'il y a, non pas hermaphrodisme, mais sexes séparés, les organes génitaux sécrétant exclusivement du sperme dans certains individus, et des œufs dans certains autres.

B. Il y a d'autres animaux monoïques, chez lesquels les organes des deux sexes coexistent avec un degré de perfection bien différent de ce que nous venons de voir, mais qui, par cela même que les deux appareils sont tout voisins et, pour ainsi dire, parallèles mais parfaitement distincts et isolés, ne peuvent se féconder eux-mêmes (1). Chaque individu est donc forcé de se réunir avec un et quelquefois avec deux de ses semblables, donnant et recevant à la fois, fécondant son partner et fécondé par lui. Ces espèces se nomment *androgynes*. Les hirudinées ont un pénis impair situé à quelque distance au-devant d'une vulve unique. Les lombrics ont deux vulves au seizième anneau, et leurs testicules, situés plus en

(1) Il est à remarquer pourtant que, dans les aplysies selon Cuvier, l'escargot selon Prévost, une fente, mais très-susceptible de se fermer et de laisser la cloison complète, existe outre l'oviducte et le canal déférent; de sorte que l'on aurait là une très-grande disposition à l'hermaphrodisme.

avant, excrètent directement, chacun par un pore particulier, leur matière spermatique. Les naïdes ont aussi deux vulves latérales et deux pénis un peu plus en avant. Les planaires n'ont qu'une seule ouverture servant d'issue aux organes mâles et d'entrée aux organes femelles parallèlement placés dans le corps; il en est presque de même des douves ou fascioles, qui ont la vulve ouverte à la base du pénis. Les mollusques gastéropodes terrestres comme le limaçon, plusieurs gastéropodes marins comme les doris, théthys, etc., ont aussi la verge très-voisine de la vulve, et ces parties se montrent sur le coté du cou; l'organe mâle est plus éloigné de l'orifice féminin dans les lymnés et les planorbes, et davantage encore dans les aplysies.

C. Il y a loin de cette disposition à celle que présentent accidentellement les mammifères, l'homme même, et qu'on a désignée sous les noms impropres d'*hermaphrodisme* ou d'*androgynisme*, quand on n'y a pas joint l'épithète de *apparents* ou *faux*, ou d'*incomplets*, comme le veut Isidore Geoffroy-St-Hilaire. Chez les animaux qui, de même que les oiseaux, les reptiles, les poissons, les insectes, crustacés, arachnides, myriapodes, les mollusques céphalopodes et bon nombre de gastéropodes marins (buccin, etc.), les elminthes nématoïdes ou ascaridiens, sont toujours *dioïques* ou unisexuels, c'est-à-dire à sexes différents sur des individus séparés, cette apparence n'est due qu'à l'imperfection des organes d'un sexe que cette imperfection même rend parfois difficile à préciser sans dissections. Ainsi, un certain nombre de mâles ont passé pour androgynes, parce que le périnée était fendu aussi bien que l'urètre en forme de vulve, et le pénis fort réduit et sans canal ; tandis que des individus femelles n'ont dû cette dénomination qu'au grand développement de leur clitoris qui simulait un pénis imperforé.

Ces apparences sont précieuses à noter, parce qu'elles nous révèlent l'identité fondamentale ou primitive de l'un et de l'autre sexe. Remarquons d'abord que leur coexistence chez un même individu, dans les espèces androgynes, ne prouve rien contre cette identité, et peut être au contraire invoquée en sa faveur. En effet : 1° ou bien il existe un appareil mâle et un femelle placés parallèlement chez des animaux à forme irrégulière, à symétrie bouleversée quant aux organes splanchniques, les mollusques en un mot, et il est assez naturel de penser que l'appareil mâle et le femelle ne sont qu'une paire d'appareils reproducteurs, dont une moitié s'est modifiée d'une façon, l'autre d'une manière différente ; aussi n'y a-t-il jamais alors qu'un testicule et qu'un ovaire, qu'un pénis et une vulve. On parle de crabes ayant à droite un appareil féminin, un masculin à gauche ; on voit des papillons dont les ailes portent d'un côté la couleur des mâles, tandis que celles du côté opposé portent les couleurs de la femelle, et l'on assure qu'intérieurement un ovaire répond aux couleurs féminines, un appareil spermatique aux couleurs masculines (Js. Geoffroy). C'est le cas du limaçon, sauf le rejet latéral des deux appareils qui ont au reste, pour l'ordinaire (exception, doris), suivi cette sorte de déplacement normal. Ce déplacement forcé semble avoir annihilé l'un de ces deux appareils chez les gastéropodes à sexes séparés, les buccins, etc. (1). 2° Il existe quelquefois un double appareil mâle et un double appareil femelle bien complets et bien symétriques, mais c'est chez des animaux segmentés, chez des annélides dont chaque anneau représente une double zoonite; et lorsqu'on voit deux vulves à un anneau, deux pénis ou pores masculins à un autre, l'identité n'en est que plus manifeste, et l'on ne peut concevoir des doutes sur cette vérité, que chaque segment a ainsi son représentant d'organes reproducteurs identique, quand on voit certains de ces organes se répéter à d'autres anneaux, comme le montrent les sept à huit paires de testicules de la sangsue, les quatre à cinq du lombric.

Chez les animaux dioïques, la position des organes génitaux de l'un et de l'autre sexe est généralement identique, et le plus souvent elle est terminale, voisine de l'anus. Quelques exceptions à cette dernière règle confirment l'identité; car si chez les araignées (2), les faucheurs, les crustacés, les jules, l'orifice des organes génitaux est située à la partie postérieure de la région thoracique, c'est pour le mâle comme pour la femelle, seulement avec quelques très-petites différences. Certes ces particularités infirment assez l'objection qu'on voudrait tirer de

(1) Toutefois, l'écartement antéro-postérieur qui existe chez les aplysies, les lymnés, entre l'orifice mâle et le femelle, pourrait faire croire qu'il s'agit ici plutôt de deux appareils appartenant à des segments impairs successifs et différents, comme chez la sangsue, que d'une seule paire dont les deux moitiés sont diversement modifiées.

(2) Il faut pour celles-ci faire une exception relativement aux organes *copulateurs* mâles qui occupent l'extrémité des palpes; les oviductes et les canaux spermatiques ou testiculaires occupent, au contraire, exactement le même siége et s'ouvrent au même point.

celle bien plus grande qu'il y a entre le mâle des libellules dont les organes génitaux sont à la partie antérieure de l'abdomen, et la femelle qui les a au bout postérieur ; cette disparité s'explique aisément d'après ce que nous avons dit précédemment des annélides.

L'identité des appareils mâle et femelle s'appuie encore bien puissamment sur l'identité de leurs éléments dans la chenille, où ils sont représentés par des organes réniformes situés vers le milieu du dos (Herold), et dans les vertébrés même où les corps d'Oken en forment le germe. Et chez beaucoup d'animaux invertébrés, il est difficile de distinguer avant la puberté les vaisseaux spermatiques des oviductes ; ceux de l'ascaride lombricoïde ne diffèrent pas au premier aspect, il faut examiner leur contenu pour en reconnaître la différence ; puis on voit que le conduit spermatique est simple, les ovaires et oviductes doubles ou bifurqués, et que le premier s'ouvre vers l'extrémité postérieure, l'autre vers le milieu du corps ; mais chez les animaux supérieurs, même à l'état d'embryon assez avancé dans son organisation, celui de l'homme même, on peut établir entre les diverses parties des deux appareils un parallèle très-régulier. Arrêtons-nous-y un instant, ce sera une occasion pour énumérer les pièces principales de l'un et de l'autre, et nous préparer ainsi aux études subséquentes (1).

(1) On pourrait tirer parti d'une comparaison semblable entre les organes réputés mâles et femelles des végétaux. L'identité élémentaire des étamines et des pistils semble démontrée, en effet, par leur égale transformation en pétales dans les fleurs doubles, et par la transformation rare, il est vrai, des anthères en ovaires, comme de Candolle en a fait figurer un remarquable exemple pour le pavot.

1° Les *organes formateurs*, les testicules et les ovaires se ressemblent à beaucoup d'égards, surtout avant que leur destination spéciale se prononce; les ovaires et les testicules (laitance) des poissons occupent le même siége et offrent les mêmes dimensions, même après la puberté. Chez les mollusques, la structure des uns ou des autres est si peu caractéristique, que l'illustre Cuvier, suivi en cela par Carus et de Blainville, a constamment pris, du moins chez tous les gastéropodes, le testicule pour l'ovaire et réciproquement, ainsi que l'a démontré Prevost pour l'escargot et que nous l'avons constaté dans la limace tachetée et la rouge. Cette erreur, au reste, avait été commise par Swamerdam pour plusieurs gastéropodes, mais non pour l'escargot de vigne; elle a été rectifiée aussi par plusieurs anatomistes allemands. C'est vers la région lombaire, dans l'abdomen, que siègent et les testicules et les ovaires chez les oiseaux et les reptiles, et le siége est absolument le même durant la majeure partie de la vie intra-utérine chez l'homme et les mammifères. La forme, les dimensions, la substance composante sont aussi assez semblables dans ces premiers temps de la vie pour permettre un moment de doute au premier abord; l'épididyme et le canal déférent ressemblent beaucoup aussi au pavillon et au tube de la trompe.

2° Quant aux *organes conservateurs*, il faut convenir encore que, dans l'état embryonnaire, il n'y a pas de grandes différences entre les vésicules séminales et les cornes de la matrice (*ad-uterum* de Geoffroy St-Hilaire); car celle-ci est alors bifurquée, même dans l'espèce humaine, et ses dimensions proportionnelles sont fort réduites. Quant au corps de l'utérus, on l'a comparé à la prostate du mâle, et s'il n'y a pas prochaine analogie entre ces deux parties, du moins y a-t-il ressemblance alors de siége, de forme et de dimensions.

3° Les *organes copulateurs*, à cette même époque, diffèrent beaucoup moins que par la suite; car si l'on fait abstraction du vagin, qui d'abord est bien peu développé, on trouvera facilement à comparer le pénis, qui, dit-on, est d'abord fendu en dessous comme chez les faux hermaphrodites atteints d'hypospadias, avec le clitoris qui est à pareil âge si volumineux, qu'on croirait y voir un véritable pénis derrière lequel se reconnaît à peine la vulve extrêmement petite alors (1).

4° Enfin, quant aux mamelles, c'est une chose de notoriété vulgaire que leur existence chez les deux sexes, avec la différence seulement d'une sorte d'atrophie chez le mâle. L'identité est complète dans l'enfant naissant, et l'on trouve alors, au moins chez l'homme, une sécrétion lactiforme, peu abondante il est vrai et tout-à-fait passagère.

Cette comparaison philosophique déjà connue de l'antiquité, remise en honneur dans les temps modernes, en France par de Blainville, en Allemagne par de nombreux écrivains, semble effectivement prouver que les organes des deux sexes sont formés

(1) Le clitoris peut devenir plus semblable encore à la verge, si, par la soudure des nymphes, dont nous avons vu un exemple chez une fille, il se forme une sorte de prolongement urétral : c'est ce qui paraît avoir lieu normalement chez la taupe, ainsi que nous nous en sommes assuré. Geoffroy-Saint-Hilaire a pensé qu'il y avait là un urètre continu et complet, mais nous l'avons trouvé interrompu au niveau de l'hymen.

d'éléments identiques, qu'ils ont été primitivement ou *en germe* absolument les mêmes; mais leurs différences à l'état adulte, chez la plupart des animaux, prouvent aussi qu'ils ont suivi, dans leur développement, une marche différente, on pourrait presque dire opposée. Il est certain qu'ils ont éprouvé, les uns comme les autres, de grandes métamorphoses depuis le moment de leur apparition jusqu'à celui de leur maturité, et que le sexe féminin n'a pas subi moins d'élaborations, d'évolutions que le masculin; que le premier n'est pas, comme on l'a souvent répété, le résultat d'une sorte d'arrêt dans un développement dont le second serait le plus haut degré. Il est même des cas où l'on pourrait dire que c'est tout le contraire, puisqu'on voit, par exemple parmi les abeilles, la femelle féconde nourrie bien plus délicatement et plus abondamment à l'état de larve que les mâles, dont la nourriture est la même que celle des neutres; hâtons-nous toutefois de dire que nous ne voyons là qu'une condition propre à favoriser la production de l'énorme quantité d'œufs que devra contenir la première.

CHAPITRE V.

DES ACTES OU INTERVIENNENT LES DEUX SEXES.

ARTICLE I.er — De la puberté, ou préparation aux actes de propagation.

§ I.er *Considérations générales.*

L'aptitude aux actes de propagation n'existe point ordinairement dans le premier âge de la vie; elle ne s'établit guère qu'après un accroissement complet ou à peu près chez les animaux sans métamorphoses, et qu'à l'état parfait chez ceux où ces métamorphoses s'opèrent. Toutefois, il est des exceptions à ces deux règles; car, dans notre espèce même, la femme continue souvent à grandir après une première couche, et la fécondation a été fréquemment opérée par de jeunes garçons dont la taille était loin encore de son terme d'accroissement. Cette particularité est beaucoup plus marquée chez les poissons, qui, selon Buffon, peuvent frayer lorsqu'ils n'ont atteint que le quart et même la huitième partie de leur taille future; chez les reptiles (lézards, tortues, etc.), dont la taille double presque depuis le moment de leurs premiers actes propagateurs jusqu'à leur *summum* de longueur; certaines aranéides, la lycose narbonnaise par exemple, nous ont offert la même particularité.

En ce qui concerne le deuxième cas, on voit des femelles de pucerons pondre avant d'avoir acquis les ailes qui dénotent dans leur espèce le passage de l'état de la larve à l'état parfait, et que d'autres individus de leur sexe acquièrent avant de se réunir au mâle. Toutefois on peut dire, en règle générale, que l'époque à laquelle la fécondité se prononce est d'autant plus tardive que la vie est plus longue, l'accroissement plus lent. Chez l'homme, cette époque qu'on nomme l'*âge de la puberté* est, terme moyen, fixée entre douze et quatorze ans, plus hâtive dans les pays chauds et dans les individus des races mongole et nègre. Le bœuf, le cheval, deviennent pour la première fois pubères à deux ans ou deux ans et demi, le chameau à trois ans, le cerf, le bélier à dix-huit mois, le lapin à cinq ou six mois; et généralement l'aptitude à la propagation se déclare un peu plutôt chez la femelle que chez le mâle.

La puberté, une fois établie dans l'espèce humaine, dure, d'une manière continue, pendant un laps de temps considérable, permettant aux individus de procéder sans règle, sans périodicité, aux actes propagateurs. Chez beaucoup d'autres animaux, il n'y a aussi qu'une puberté, mais elle est courte comme la vie des individus, et ne s'emploie qu'à une seule génération. Un plus grand nombre d'espèces peut-être ont, au contraire, la faculté de se propager à plusieurs reprises, mais c'est ordinairement à des époques périodiques, et le plus souvent même une seule fois dans l'année. On peut dire alors, avec Prévost et Dumas, qu'il y a autant de pubertés particulières; car ces observateurs ont prouvé que les organes génitaux du mâle étaient dans tout autre temps véritablement comparables à ceux de l'impubère par accroissement insuffisant, que l'on n'y trouvait point d'animalcules spermatiques, et l'on sait d'ailleurs que, dans les intervalles, disparaissent souvent les caractères extérieurs qui indiquent l'activité des organes sexuels et celle qu'ils impriment à toute l'économie, comme nous le verrons ci-après.

Les *causes* de l'établissement de la puberté dans le premier cas, celui d'une puberté unique, sont évidemment à rechercher dans l'accroissement terminé des organes génitaux, dans l'excès de nourriture qui y institue alors des sécrétions nouvelles. C'est effectivement dans l'achèvement de l'ovaire et du testicule que nous paraît être le point de départ de tous les phénomènes qui nous occuperont bientôt, car ils diffèrent beaucoup de l'enfant à l'adolescent pubère et par la forme et par le volume, et ces changements se sont produits avec lenteur. D'abord allongés et grêles, les ovaires de la femme et des mammifères se renflent, deviennent piriformes et contiennent des vésicules; ceux des animaux ovipares, long-temps invisibles, se montrent enfin comme une grappe d'ovules. Le testicule prend des dimensions graduellement plus considérables et une structure filamenteuse plus distincte. Ce n'est qu'après cela que les autres organes génitaux prennent un développement et une activité proportionnels, et ce n'est pas lentement et du même pas que le reste du corps, comme les testicules, les ovaires, mais rapidement et comme sous une impulsion spéciale et indépendante du reste de l'économie. La castration, c'est-à-dire l'ablation des testicules ou des ovaires, supprime tous les phénomènes de puberté, empêche le développement des traits caractéristiques des sexes, ou les fait même disparaître s'ils s'étaient montrés déjà, en même temps qu'elle les rend stériles (1).

Quant aux causes de pubertés temporaires ou périodiques, nul doute qu'elles ne tiennent essentiellement à la nature, c'est-à-dire à la constitution organique des animaux, constitution devenue héréditaire après s'être à la longue établie sous l'influence

(1) L'ablation des ovaires herniés chez deux femmes a fait cesser la menstruation et atrophié les mamelles (Pott). On châtre de même que les coqs et les verrats, les poules et les truies pour les engraisser plus aisément en supprimant l'*œstrum*. On assure que la sécrétion du lait se continue pendant plusieurs années chez les vaches châtrées après avoir mis bas.

des saisons. En effet, dans nos contrées, c'est généralement au retour des chaleurs, au printemps, que s'établit le *rut*, et l'homme civilisé lui-même en ressent l'influence jusqu'à un certain degré; mais cette influence est atténuée par les soins qu'il prend pour se soustraire au froid, par sa nourriture à peu près toujours égale; elle l'est aussi à un certain point chez les animaux domestiques dont le rut est assez variable et se répète souvent plusieurs fois dans l'année, comme chez le chat, le lapin, le chien; il semble même quelquefois excité autant par le froid que par la chaleur chez ce dernier animal, pourvu que ce soit un froid sec et un temps serein (1). La surabondance de nourriture est souvent mise au nombre des causes qui mettent les animaux sauvages en amour, et en effet les insectivores peuvent au printemps se refaire de leur long jeûne hibernal, aussi nichent-ils à cette époque; mais pour les frugivores le temps de l'abondance est plutôt le milieu de l'été, et cependant la plupart n'en sont pas moins en rut au printemps, qui ne leur donne guère que des bourgeons et des herbes. Au reste, de toutes ces causes réunies, quelle qu'en soit la combinaison, résulte cette augmentation de sensibilité, d'énergie, cet orgasme des parties génitales qui incite instinctivement le mâle et la femelle à se rapprocher et à se livrer à la copulation. La cause immédiate de cet *œstrum* qu'on nomme encore *rut*, *chaleur*, et qui, devenu plus intellectuel et plus affectif, prend parmi

(1) D'après Spallanzani, les loups et les renards sont en chaleur au mois de janvier; les chats en septembre, janvier et mai; le cerf en septembre et octobre. Il assure que les batraciens sont en amour un ou deux mois plus tôt en Italie qu'en Allemagne et en Suisse.

nous le nom d'*amour*, et le mérite aussi pour quelques animaux constants dans leur union conjugale, cette cause prochaine peut bien être en partie due à l'excitation directe des organes génitaux par la présence du sperme chez le mâle, des ovules ou germes chez la femelle, agissant sympathiquement jusque sur l'encéphale; mais à son tour l'encéphale réagit aussi et agit quelquefois primitivement sur les organes génitaux, comme nous le prouveront assez les phénomènes de certains modes de copulation ou de fécondation.

Ce rapport mutuel de l'encéphale et des organes génitaux est assez démontré, chez l'homme, par le délire qu'excite dans la nymphomanie l'éréthisme de ces organes, par la fureur qui accompagne le rut chez beaucoup d'animaux mâles, par les *désirs* phénomènes intellectuels que produisent les *besoins* phénomènes tout locaux, et en sens inverse par les effets connus que produisent sur les parties génitales la vue d'objets ou de figures obscènes, des propos ou des rêves lascifs. Les penchants que certains hommes ont vers les idées et les actions érotiques semblent aussi souvent encore siéger dans l'encéphale que dans l'appareil de la génération; puis la paralysie que leur inflige la tristesse ou l'appréhension; la mélancolie que d'autre part détermine leur ablation, leur annihilation par une cause quelconque, ou bien leur affaiblissement dans ces pertes séminales qui simulent souvent l'hypocondrie (Lallemand); voilà de nouvelles démonstrations de cette vérité. Mais peut-on partir de ces faits pour établir, avec Gall, que c'est *le cervelet* qui est le siége de ces sympathies actives et passives? Assurément, rien de tout ce qui vient d'être dit ne le prouve d'une manière tant soit peu positive, car on pourrait rapporter au cerveau la majeure partie de ces phénomènes.

Tout ce qu'on peut dire de plus raisonnable à cet égard, c'est que, chez les animaux vertébrés, *le cervelet et la moelle allongée* président surtout aux sensations internes et aux actes instinctifs, comme nous avons été conduits à l'affirmer dans une autre partie de cet ouvrage; ils sont nécessairement en rapport avec les organes génitaux, comme ils le sont avec les organes respiratoires et digestifs. Mais c'est se mettre en contradiction avec la raison et avec les faits, que de vouloir que le cervelet soit uniquement ou spécialement consacré à la génération, que ses variations de volume correspondent aux variations de volume de ces organes, etc. Que l'enfant ait le cervelet petit par rapport au cerveau, ce n'est pas à dire pour cela qu'il le soit par rapport au reste du corps, car l'enfant à la tête grosse proportionnellement. Que certains animaux très-portés aux actes propagateurs aient un cervelet volumineux, on leur opposera les reptiles batraciens où il est presque nul. Que dans l'apoplexie cérébelleuse il y ait érection du pénis; c'est la même chose dans la strangulation qui comprime tout l'encéphale, dans les lésions même de la moelle épinière, comme le prouvent tous les jours les faits chirurgicaux. Enfin que dans certaines surexcitations des parties génitales, après des excès vénériens, dans la métrite, il y ait à l'occiput des sensations pénibles et qu'on se soit bien trouvé d'applications réfrigérantes sur ce lieu, cela prouve tout au plus que le cervelet a, comme au reste le cerveau, mais un peu plus peut-être, des rapports avec les organes sexuels par l'intermédiaire de la moelle épinière, mais non qu'il est exclusivement à leur service, ou eux au sien.

Ces rapports, le cervelet ne les a même plus chez les animaux sans vertèbres où il est entièrement destiné aux organes de la manducation; c'est du dernier renflement de la chaîne ganglionnaire que l'appareil génital reçoit chez eux tous ses nerfs, et le ganglion formé, dans le papillon, par la soudure de trois de ceux de la chenille, a un volume proportonné à celui des organes toujours fort volumineux avec lesquels il est en relation directe.

En nous restreignant à ce qui concerne les organes génitaux dans les deux sexes, les phénomènes qui y manifestent l'aptitude aux fonctions propagatrices sont, outre le développement déjà mentionné, une sensibilité beaucoup plus vive, un travail sécrétoire tout nouveau mais différent dans l'un et dans l'autre, une érectilité ou une expansibilité portée souvent à l'extrême surtout chez le mâle, et divers phénomènes aussi plus marqués dans ce sexe mais plus généraux, plus étrangers en apparence à la propagation même. De tous ces phénomènes, quelques-uns recevront, à l'article de la copulation, tous leurs développements convenables, parce que c'est alors seulement qu'ils se manifestent avec énergie; les autres vont être ici passés en revue successivement dans les deux sexes.

§ II. *Phénomènes de la puberté chez le mâle.*

Dans la première enfance il est souvent impossible de distinguer les individus mâles des femelles, et cette assertion peut être prise à la lettre chez les animaux à métamorphose et dont les organes génitaux n'existent point ou sont rudimentaires, chez la larve, les reptiles batraciens, les insectes, les arachnides même dont le premier âge diffère si peu de l'état adulte; on croirait, à en voir une nichée, qu'elle n'est composée que d'individus femelles, car généralement la femelle conserve plutôt que le mâle les caractères de l'enfance. Chez les animaux sans métamorphose, mais dont les organes génitaux sont cachés, la confusion entre les deux sexes n'est pas moins facile au premier âge, comme le prouvent les oiseaux, les salamandres, les lézards, les serpents, les poissons, etc.; quelquefois même à l'état adulte, lorsque le temps des amours est passé, le mâle redevient semblable ou presque semblable à la femelle, l'oiseau prend son plumage d'hiver, la salamandre perd ses ornements caractéristiques, etc. Nous pouvons donc considérer comme attributs véritables de la puberté, les particularités distinctives que le mâle nous offre dans diverses parties de son corps, et nous en parlerons brièvement avant que de nous arrêter aux fonctions préparatoires à la propagation qui le concernent spécialement.

1° Ces *particularités secondaires* sont, en effet, si bien sous l'influence des fonctions génératrices, qu'on les voit manquer ou diminuer considérablement quand on supprime les organes principaux de ces fonctions, les testicules ; nouvelle preuve de l'influence primordiale de ces parties sur le reste de l'appareil propagateur. On sait que l'eunuque conserve la voix, les traits de l'enfance, et se rapproche par le caractère et les goûts du sexe féminin ; le chapon apprend aisément à couver et à conduire des poussins. Le bois ne repousse point si le cerf est châtré peu après la chute de cet ornement masculin, qui, au contraire, ne tombe et ne se renouvelle plus si l'animal est châtré dans le moment où sa tête en est ornée. Le bœuf perd la fierté, l'indocilité du taureau, etc. Toutefois, il est des qualités qui ne s'effacent point totalement : la taille et la force, sinon le courage, restent souvent au même point chez le hougre et chez l'étalon. Une *taille* plus avantageuse est souvent un des attributs de la masculinité, comme nous le voyons dans l'espèce humaine et chez la plupart des quadrupèdes, chez tous les oiseaux dont le mâle rassemble autour de lui plusieurs femelles, comme le coq, le paon. C'est l'inverse pour les oiseaux de proie dont le mâle prenait, en fauconnerie, le nom de *tiercelet;* c'est la même chose chez les crustacés, les arachnides, les insectes, les elminthes à sexes séparés, etc. La différence est surtout énorme pour les ixodes dont le mâle, reconnu par de Geer, semblerait, lors de son accouplement, être une tique parasite fixée sous l'abdomen de la femelle. Il en est presque de même des épéires fasciée et soyeuse. Mais ces mâles plus petits n'en sont que plus agiles et n'en sont quelquefois pas moins forts ; ils ont des membres plus allongés et proportionnellement plus robustes, des armes plus redoutables;

chez les araignées ces différences sont portées au point qu'on croirait aisément avoir affaire à des espèces différentes quand il ne s'agit que de sexes distincts, et cette erreur a été commise même par des naturalistes distingués. En général, le mâle, même des vertébrés, a la tête et le cou plus forts, les membres et le thorax plus amples, le ventre au contraire beaucoup plus resserré, les formes plus sveltes et plus dégagées : de là, plus d'aptitude à chercher la femelle qui semble faite pour l'attendre. Ceci devient frappant à l'égard de plusieurs phalènes dont les mâles voltigent avec légèreté, tandis que les femelles sont totalement privées d'ailes, et en raison de la pesanteur de leur énorme ventre peuvent à peine changer de place. La disparate est plus marquée encore chez les gallinsectes ou coccus, cochenille, kermès, etc. Le mâle est un insecte ailé, fort délié, assez semblable à un puceron ; la femelle énormément plus grosse, pareille en petit à une carapace de tortue, se fixe immobile sur une branche d'arbre et semble s'y convertir en une calotte, sous laquelle se couvent les œufs qu'elle pond après avoir été fécondés à travers une fente de la voûte dorsale par le mâle qui vient se promener sur elle. Les lampyres femelles méritent seuls le nom de *ver luisant*, et diffèrent peu de la larve; tandis que le mâle est un insecte coléoptère très-agile et qui vient la chercher à travers les airs. Il en est de même du cébrion géant qui voltige à rase-terre après les pluies d'orage pour féconder sa femelle privée d'ailes, et qui ne laisse saillir hors de son trou souterrain que le bout de l'abdomen.

Nous avons parlé des *armes* qui sont souvent l'apanage exclusif du mâle, comme le bois du cerf, les cornes de certaines variétés de brebis, les ergots du coq, et qui d'autres fois ne sont qu'une exagération des parties dont la femelle est également pourvue, comme les mandibules énormes du lucane cerf-volant, de plusieurs saltiques, tétragnathes, clubiones et liniphies. Il ne s'agit, d'autres fois, que d'*ornements* particuliers parmi lesquels il suffit de rappeler la barbe de l'homme, la crinière du lion et d'une espèce de phoque, les crêtes membraneuses et les palmures des salamandres dans la saison des amours, les caroncules du dindon, la queue et l'aigrette du paon, la crête et la queue du coq, la collerette du combattant, les goîtres, les crêtes cutanées des basilics, dragons, lophyres, etc.; les antennes feuilletées ou en panache des insectes, et même, jusqu'à un certain point, cette sorte de vessie que le chameau fait paraître à sa bouche au temps du rut, et que Savi a reconnu n'être que le voile du palais distendu, poussé en avant. Il faut voir, sans doute, dans ces singulières productions une preuve de l'expansion générale décidée par la puberté, et qui va même jusqu'à une érection véritable dans les caroncules du dindon, etc. Les *couleurs* soit de la peau même ou du têt qui la représente, soit de ses appendices, poils, plumes ou écailles, sont à peu près toujours beaucoup plus vives chez le mâle que chez la femelle; on connaît assez les différences que présentent, sous ce rapport, les oiseaux, les insectes, les papillons par exemple, différences qui s'effacent en partie pour les premières quand la saison des amours est passée, comme s'ils voulaient déposer alors leur parure nuptiale pour prendre un habit d'hiver plus chaud et moins brillant. Parmi les mammifères les différences sont moindres, mais le mandrill nous en présente pourtant un exemple bien remarquable dans le rouge vif de son nez, le bleu éclatant de ses joues; communément, quand la différence est réelle, la femelle ressemble au jeune et conserve la livrée, c'est-à-dire la teinte et les nuances caractéristiques de ce jeune âge; la femelle du lézard vert est souvent rayée de jaune comme tous les individus en bas âge et l'on en a fait un lézard à deux raies; la couleuvre de Montpellier femelle conserve en tout ou en partie les taches, les dessins qui ont disparu sur la peau du mâle adulte : à peine trouve-t-on quelques exceptions à cette règle, et c'est chez les araignées; le mâle des épeïres ressemble plus que la femelle aux jeunes individus; celui de la ségestrie perfide, marqué de chevrons comme le jeune, a été pris pour une espèce à part (*S. sénoculée*), parce que la femelle a perdu ces maculations pour prendre une teinte noirâtre uniforme. Une singularité remarquable, et qui prouve que les couleurs ternes des femelles ne sont point une marque d'arrêt, d'infériorité, mais bien de spécialité, de nature propre à leur sexe, c'est que des femelles d'oiseaux, des faisannes, des poules, devenues stériles par les progrès de l'âge, ont assez souvent pris le plumage et les allures, la voix même du coq (Isidore Geoffroy, Yarrell). Or, elles n'ont certes pas gagné mais plutôt perdu quant à leur importance sexuelle; mais puisqu'il est survenu chez elles une expansion analogue à celle du mâle, cette expansion ne saurait être attribuée, comme l'ont voulu quelques physiologistes, à la diffusion du sperme dans toute l'économie. Cette opinion avait surtout été émise en raison de l'*odeur* particulière et souvent fétide qu'exhalent certains mâles au moment du rut, odeur qui n'est que le résultat d'une sécrétion sébacée ; le bouc est proverbial sous ce rapport. Les cryptes muqueux voisins de l'oreille, chez le chameau et l'éléphant, sont moins répandus, mais leur activité est plus grande ; et sans doute il en est ainsi, à plus forte raison, des follicules préputiaux qui sécrètent le musc et le castoréum.

L'augmentation de force, de gravité de la voix chez l'homme devenu pubère, le développement rapide du larynx qui en est cause, sont des phénomènes bien connus, et l'on sait aussi que le rugissement du lion, le hennissement du cheval, le beuglement du taureau, etc., sont bien différents de la voix toujours plus grêle et plus faible de leurs compagnes; mais c'est chez les oiseaux chanteurs, chez le coq, chez le paon même et chez le dindon que ces différences deviennent surtout saillantes. En les plaçant ici dans une énumération assez ample d'autres caractères distinctifs, nous donnons assez à comprendre que nous ne voyons pas là, comme les physiologistes qui n'ont étudié que l'homme, l'effet d'une sympathie particulière entre les organes génitaux et le larynx, mais bien d'une activité générale développée par synergie, par *consensus universus*, sous l'influence de celle dont les testicules sont devenus *primitivement* et essentiellement le siége. Tout, en effet, en ressent dans l'économie l'impression stimulante, et, comme nous l'avons dit déjà, la violence des passions, l'audace et l'inflexibilité du caractère dans le sexe masculin viennent le prouver encore. Opposera-t-on à ces remarques, qu'il serait si facile d'appuyer de faits innombrables, quelques objections en faveur d'une doctrine qui veut placer dans l'encéphale toute impulsion primitive en fait d'instincts, de penchants, de caractères? Dira-t-on que le jeune garçon se montre plus turbulent que la jeune fille, quoique les organes génitaux de l'un et de l'autre se taisent encore? Nous n'en disconviendrons pas, mais nous expliquerons ce fait par l'hérédité. Si, comme il est infiniment probable, le mâle a donné ainsi son sexe au nouveau produit vivant, s'il lui a donné souvent sa ressemblance de visage, de forme partielle ou générale, n'a-t-il pas pu lui donner aussi son caractère et ses aptitudes?

2° Les *particularités essentielles* des fonctions préparatoires, parmi celles qui sont dévolues au sexe masculin, consistent surtout en ce qui concerne la *sécrétion du sperme*. De longs canaux tortueux, repliés à l'extrême, parfois renflés en différents points, telle est l'idée générale qu'on peut se faire de l'organe sécréteur du sperme. Nous trouvons cet organe à son plus grand état de simplicité chez un certain nombre d'insectes, chez les araignées, les crustacés même où l'on ne trouve guère qu'un long vaisseau aveugle, tortueux, pelotonné, mais uniforme et assez large; ce vaisseau est d'une excessive longueur et d'une grande ténuité vers son extrémité flottante chez l'ascaride lombricoïde, chez quelques araignées (pholcus); il y a à son extrémité cœcale une vésicule préparatoire qu'il ne faut pas confondre avec des vésicules servant de réservoir, comme celles de l'homme. Ces vésicules préparatoires sont multiples chez certains insectes, et coexistent parfois avec des vésicules conservatrices; au contraire, elles semblent exister toutes seules dans les lombrics; il y en a de quatre à sept paires; elles communiquent ensemble par un canal qui va de l'une à l'autre, et paraissent s'ouvrir directement au-dehors (1); mais les hirudinées nous en montrent de plus nombreuses encore (de huit à douze paires) et évidemment suivies d'un canal commun pour chaque côté, lequel, après avoir reçu toutes leurs communications, forme lui-même, en se pelotonnant, une masse comparable à l'épididyme des animaux vertébrés avant de s'ouvrir dans un pénis impair. Les organes sécréteurs du sperme se compliquent, se ramifient, se pelotonnent dans beaucoup d'insectes (Léon Dufour) et tous les mollusques gastéropodes (2); chez

(1) Dans les naïdes il n'y a que deux vésicules mais à long cou, et ouvertes presque directement à l'extérieur chacune par un pore latéral.

(2) Nous nous sommes positivement assuré que l'organe granuleux qui occupe la partie postérieure de la masse viscérale des hélices, est, non pas un ovaire, mais une grappe de fines vésicules préparatoires bien représentée par Swammerdam; leurs canaux particuliers se réunissent en un seul canal déférent, flexueux comme de coutume, qui vient s'accoler à un ovaire charnu, pulpeux, contre l'oviducte même qu'il côtoie ensuite. Ce canal déférent, plus court que l'oviducte, lui fait une sorte de bride ou de mésentère; de là le nom de ligament de la matrice que Swammerdam lui donnait : il est pourvu de nombreux cœcums latéraux très-minces, qu'on a appelés prostate et qui composent un testicule très-allongé. Enfin, ce canal va se terminer à la verge; une dissection délicate nous a permis de le suivre sans équivoque dans tout le trajet. Cuvier, trompé par l'aspect glanduleux de l'ovaire et l'aspect vésiculeux du testicule, en avait changé le nom, mais l'erreur a été reconnue depuis et signalée par Tréviranus, Prévost, Müller, Wagner; ce dernier dit avoir vu dans l'ovaire les vitellus environnés du chorion.

les poissons, ils forment, au temps du rut, une masse considérable connue sous le nom de *laite* ou *laitance ;* et ce qui est assez singulier, leur canal excréteur s'ouvre au-dehors derrière l'anus. Les reptiles et les oiseaux ont, comme les mammifères, des testicules glanduliformes composés de nombreux et longs fils pelotonnés, anastomosés en réseau (Lauth), et donnant naissance à un tronc tortueux et replié lui-même de manière à former souvent une autre masse nommée épididyme, après quoi il va s'ouvrir vers l'extérieur, dans le cloaque chez les premiers, dans un urètre dépendant d'une verge complète chez les derniers, qui ont fréquemment, d'ailleurs, quelque réservoir où le sperme s'amasse et se conserve pour l'usage (vésicules séminales). Il y a de plus aussi, chez la plupart d'entre eux, des organes sécréteurs d'humeurs auxiliaires, mais peu abondantes, et qui, selon Berzelius, servent moins à étendre le sperme qu'à en faciliter l'éjaculation : ce sont les glandes de Cowper et la prostate dont le produit a beaucoup de ressemblance avec le mucus ordinaire. Tous ces organes prennent, à la puberté ou dans le rut, un développement plus considérable ; leur appareil se prolonge même avec un luxe étonnant dans la taupe et beaucoup de rongeurs ; les testicules, enfermés dans l'abdomen en tout autre temps, en sortent chez plusieurs de ces animaux, et l'on voit les vésicules séminales acquérir une ampleur, une complexité, une multiplicité de lobes et de lobules tout-à-fait singulières.

Le *sperme* abonde alors dans ses réservoirs ; et cette humeur différerait peu du mucus ou des humeurs accessoires ci-dessus indiquées, si l'on s'en tenait aux recherches des chimistes. Du mucus et du phosphate de chaux cristallisable (1), voilà ce qui, selon Vauquelin, domine dans le sperme des mammifères ; Berzelius y soupçonne plutôt du phosphate ammoniaco-magnésien et une substance particulière dite *spermatine*, substance d'abord grumeleuse, insoluble dans l'eau, coagulable dans l'alcool, mais bientôt déliquescente et alors soluble dans l'eau et incoagulable par l'alcool. Voilà, certes, bien peu de choses pour une matière si remarquable ; l'inspection seule nous en apprendra davantage. Cette liqueur, généralement visqueuse, blanchâtre ou lactescente, plus pesante que l'eau et d'une odeur spéciale, nous offre, au moment de son émission, dans les animaux supérieurs, cette intéressante particularité qu'elle se coagule presque immédiatement pour se liquéfier de nouveau bientôt après ; et ni la perte de chaleur ni le desséchement ne peuvent être invoqués pour l'explication de ces faits, car ils ont lieu dans l'eau même et se succèdent de si près, que si l'on voulait accorder quelque influence aux agents extérieurs, il faudrait convenir que les mêmes causes produisent des effets tout contraires. Ce qu'il faut voir ici, c'est sans doute un phénomène analogue à ceux dont le sang, et surtout le sang artériel, nous donne le spectacle, mais avec moins de promptitude : coagulation d'abord, puis dissociation des principes élémentaires ; et c'est à une sorte de vie, ou plutôt à sa cessation, que nous avons ailleurs attribué ces faits. Nous les rapporterons

(1) Il a trouvé de plus un peu de phosphore dans la laitance des poissons.

donc ici à la même cause, mais plus intense et plus fugace à la fois. La vie se manifeste, d'ailleurs, dans le sperme d'une manière plus parlante encore quand on le soumet à l'inspection microscopique ; et c'est là un fait des plus étonnants, quelque opinion qu'on adopte sur les corpuscules qui s'y meuvent.

Ces corpuscules, découverts presque simultanément par Hartsoecker et Leeuwenhoeck, et regardés par eux, ainsi que par la majeure partie des observateurs modernes, comme des animalcules en forme de têtards, ne sont pour Buffon que des molécules organiques et demi-vivantes ; pour de Blainville et Raspail, que des grumeaux mis en mouvement par des causes chimico-physiques. Bory Saint-Vincent, Prévost et Dumas s'en sont occupés de nos jours avec plus de détails, et nous ont fait connaître ceux d'un assez grand nombre d'animaux. Déjà Gleichen avait figuré ceux de l'homme, du chien, de l'âne, du cheval, du taureau, du bouc, de la grenouille et du coq, et y avait signalé des différences et ressemblances assez remarquables : ceux du cheval et de l'âne, du taureau et du bouc diffèrent moins entre eux que des autres; ceux de la grenouille et du coq sont aussi tout particuliers, mais sans avoir rien qui rappelle quelque chose de la forme de l'animal. Les observateurs modernes nommés plus haut ont donné des figures plus nombreuses et plus soignées encore, mieux différenciées par conséquent ; on y remarque que la partie renflée de chaque animalcule contient communément un globule transparent (1), mais il y en a plusieurs

(1) Je trouve dans ceux de l'homme que la partie élargie ou la tête est aplatie ;

chez les rongeurs ; ce renflement est allongé chez la plupart des oiseaux : ceux des batraciens anoures ressemblent à ceux des mammifères, mais la forme est beaucoup plus allongée chez les salamandres, la vipère ; elle l'est davantage encore dans la carpe, l'escargot. Les animalcules de ce dernier animal et de la salamandre aquatique ont des dimensions de dix à vingt fois plus considérables que ceux des plus grands animaux examinés jusqu'ici ; nous les avons trouvés aussi grands et fort allongés dans le lombric terrestre. Mais ceux de la sangsue nous ont paru globuleux, et l'on représente à peu près de même ceux du ver-à-soie ; nous observerons à ce sujet, qu'il peut y avoir de grandes différences entre le sperme pris dans tel ou tel point de l'appareil séminifère : Leeuwenhoeckni, Gleichen n'ont point trouvé d'animalcules dans le testicule des animaux soumis à leurs recherches, mais seulement des globules, et c'est dans les vésicules servant de première origine à cet appareil, que nous avions pris le sperme des sangsues qui a servi à nos observations. Tout porte à croire que les animalcules spermatiques sont une partie très-essentielle de la liqueur fécondante ; car Prévost et Dumas n'en ont point trouvé chez les animaux impubères ou stériles comme les mulets, et ils n'ont jamais obtenu de fécondation artificielle quand ils ont employé seulement la partie du sperme qui leur servait

vue de profil, elle se montre mince en avant, renflée en arrière, c'est-à-dire à l'origine de la queue, comme si une sorte de ventre était là fixé sous un disque. Il reste assurément beaucoup à observer encore en ce qui concerne ces singuliers êtres, et il serait à désirer que nos Ehrenberg portassent leur attention sur cet intéressant sujet.

de véhicule. Ces animalcules sont probablement sécrétés d'abord du sang (1), sous forme de globules inégaux en volume et irrégulièrement agrégés; et c'est peu à peu, en cheminant dans les très-longs canaux capillaires dont la substance du testicule se compose, que leur organisation (telle quelle) s'achève, que leur vie (telle quelle aussi) se développe. On peut même penser que déjà, avant la sécrétion, le sang commence à s'élaborer dans ces longues et grêles artères spermatiques qui, chez les mammifères du moins, parcourent un si long trajet avant d'arriver à leur destination. Berzelius remarque avec raison que cette sécrétion s'opère avec beaucoup de lenteur, ce qui suppose une élaboration plus considérable que pour aucun autre produit liquide; et combien, en effet, ne faut-il pas supposer de perfection dans le travail propre à produire une matière si merveilleuse quant aux effets qu'elle doit produire; une matière qui semble devoir contenir élémentairement la représentation de tous les organes de l'embryon futur, sans toutefois avoir emprunté ses principes à tous les organes du père, comme le supposait Buffon; qui, du moins, doit concourir à la formation d'organismes élémentaires dont l'ensemble manifestera bientôt de nouvelles facultés formatrices graduellement croissant en intensité et en perfection! La chimie, avons-nous dit, ne nous décèle rien de ces merveilleuses propriétés; l'inspection directe ou microscopique ne nous les

(1) Supposer ici avec Morren une gemmation interne, c'est avancer une allégation sans preuve, uniquement pour échapper à la nécessité d'admettre ailleurs la génération spontanée; c'est méconnaître l'analogie si évidente entre cette sécrétion et toutes les autres.

découvre pas non plus d'une manière manifeste, mais elles nous apprennent du moins qu'il y a *vie* dans cette matière; sa coagulabilité en est un indice, ainsi que le mouvement oscillatoire de l'innombrable foule d'animalcules dont elle est peuplée. Ces animalcules, qui ne sont assurément que des éléments de l'organisation future, et non des organismes déjà constitués (1), vivent à leur manière, sans pouvoir être néanmoins considérés non plus comme des infusoires parasites, ainsi que le voudrait Spallanzani; ils conservent même cette vie pendant un temps illimité, pour ainsi dire, tant qu'ils restent dans des circonstances favorables, dans les réservoirs ou vésicules spermatiques des mammifères mâles, dans certaines vésicules (copulatrices) des ovipares femelles vertébrés ou invertébrés; et des expériences récentes ont démontré qu'ils vivaient plutôt dans certains véhicules que dans d'autres, dans le sang, le lait, le mucus vaginal et utérin, par exemple (Donné).

Terminons ce paragraphe en disant un mot des corps singuliers découverts par Needham, dans les organes mâles des mollusques céphalopodes: ce sont des cylindres de consistance subcartilagineuse, rangés et serrés parallèlement et qui ont plusieurs lignes de longueur; mis dans l'eau ils s'ouvrent comme un étui à aiguilles, un ressort en hélice repousse assez loin le couvercle, et une matière pulpeuse s'échappe du cylindre. On ne connaît pas

(1) Toutefois ils se meuvent bien évidemment au moyen de leur queue, comme les têtards de grenouilles et les poissons; ils cheminent véritablement et changent quelquefois de route, quoi qu'on en ait dit; s'ils ne rétrogradent pas, c'est que leur aviron ne peut servir qu'à les pousser en avant. L'étincelle électrique les tue; ce que ne fait pas, dit-on, un courant galvanique.

assez encore l'usage de ces singuliers corps, mais il nous paraît assez rationnel de les comparer aux granules du pollen, ou poussière fécondante des végétaux. Les anthères sécrètent, comme on sait, cette poudre que le microscope montre formée de globules vésiculeux, et l'on a observé que ces vésicules se crèvent quand on les humecte. Amici et Ad. Brongniart ont constaté que, dans cette explosion, le contenu ne s'échappe point irrégulièrement, mais qu'il s'allonge en cylindre, contenu encore dans un long boyau formé par une membranule interne. Le liquide enfermé dans ce boyau est chargé de molécules (pulviscules) qu'on a cru pouvoir comparer aux animalcules spermatiques, et auxquels on a cru même pouvoir attribuer des mouvements progressifs, à la vérité fort obscurs.

§ III. *Phénomènes de la puberté chez la femelle.*

Nous avons ci-dessus fait entendre que l'ovaire, en se formant ou en grandissant par degrés, arrivait enfin à un degré d'accroissement ou de perfectionnement qui le met en état d'agir. Ceci n'a point lieu chez certaines femelles qu'une nourriture insuffisante, lorsqu'elles sont à l'état de larves, empêche d'acquérir tous les attributs de leur sexe, et ne leur en laisse que quelques rudiments qui pourtant peuvent encore accidentellement se développer assez pour devenir féconds : c'est ce qu'ont, pour les abeilles ouvrières, constaté les dissections de la D^lle^ Jurine, celles de Ratzeburg et les observations d'Huber. La même stérilité s'observe, pour des causes moins connues, chez les mules qui, assez souvent il est vrai, font infraction à la règle en recevant le mâle et subissant la gravidité (Gleichen, Buffon, Bory Saint-Vincent, etc.). Les carpeaux du Rhin ne sont aussi, suivant Gaspard, que des femelles dont l'ovaire a avorté; chez les ovipares, on voit que ses grains prennent l'apparence de véritables œufs ou ovules; chez les vivipares, les vésicules dites de de Graaf se montrent déjà bien avant la puberté dans l'intérieur de la substance charnue de leur ovaire, tantôt divisées en forme de grappe et tantôt en une seule masse. Ces vésicules prenant un développement bien plus considérable (1), l'organe réagit alors sur toute l'économie et notamment sur les autres parties de l'appareil génital. Chez la femme, par exemple, on voit que le caractère, la voix changent souvent à cette époque qui fait parfois cesser certaines maladies (scrofules, épilepsie, etc.) et en développe quelquefois d'autres (hystérie, chlorose). La matrice, sous cette influence, change rapidement ses dimensions; en moins d'un an, elle double presque son grand diamètre, et c'est le corps (*ad uterum* de Geoffroy) correspondant aux cornes utérines des mammifères qui subit cette ampliation. Il y a en même temps augmentation d'épaisseur, de rougeur, de fermeté. Les trompes utérines éprouvent des changements analogues; de plus, elles se remplissent d'une mucosité blanchâtre; leurs parois devenues plus musculaires s'agitent parfois d'un mouvement péristaltique, et leur pavillon frangé devient susceptible d'une érection dans laquelle il

(1) L'ovaire de la truie en bas âge est une glandule ovalaire; à l'état pubère, c'est une grappe à grains presque totalement isolés (Wrisberg).

embrasse l'ovaire correspondant et l'enveloppe en partie ; on l'a trouvé dans cet état même chez des femelles vierges, dans des circonstances particulières et qui nous occuperont plus loin. Chez les biches et daims soumis à ses observations, Harvey trouvait, dans le temps du rut, la matrice constamment épaissie, enflammée comme la lèvre d'un enfant piquée par une abeille, disait-il, et parfois même il en a trouvé la surface en suppuration. Les mamelles mêmes, tout éloignées qu'elles sont, chez la femme, des organes génitaux, semblent naître sous leur influence rudimentaire jusqu'à la puberté ; elles commencent alors à se tuméfier quelquefois avec douleur. Au reste, leurs relations sympathiques avec le reste de l'appareil producteur sont assez manifestées au temps de la grossesse et de l'accouchement, et même hors de ce temps, par la turgescence qui survient au sein lors de la menstruation chez beaucoup de femmes, et par la réaction voluptueuse que la titillation du mamelon excite à son tour dans les organes génitaux proprement dits.

Ces phénomènes se reproduisent à chaque puberté nouvelle chez les animaux à rut périodique, et il s'y joint le plus souvent alors des symptômes non équivoques de turgescence dans le vagin et les parties sexuelles extérieures, en même temps que des signes d'agitation physique et morale qui font dire que l'animal est *en chaleur*. C'est alors, en effet, que la femelle appelle le mâle par un cri particulier, qu'elle répand des effluves odorants qui l'attirent, et quelquefois une lumière phosphorescente, sorte de phare qui le guide de loin ; c'est alors qu'elle l'excite par une fuite simulée, par des postures lascives, quelquefois même, s'il est froid ou encore inhabile, par des actes de masculinité qu'elle simule sur lui, ou bien par des caresses qu'elle est d'ordinaire accoutumée à recevoir, chez les oiseaux par exemple (1). La vulve est alors parfois considérablement tuméfiée, comme enflammée ; la membrane muqueuse fait quelquefois saillie au-dehors, et laisse écouler une matière qui doit être la source des effluves dont il était question plus haut, à en juger par l'effet qu'elle paraît produire sur l'odorat des animaux mâles qui s'en approchent (2), et par l'avidité avec laquelle certains la recueillent, comme les chiens nous le prouvent. Cette matière est quelquefois sanguinolente, c'est même du sang chez la genette (Fréd. Cuvier). Cette excitation se propage indubitablement à la matrice, et ceci explique comment, chez un certain nombre d'animaux domestiques, la femelle entre en chaleur peu de jours après l'accouchement. On est ainsi conduit à trouver une grande analogie entre ces phénomènes d'orgasme momentané chez les animaux, et ceux de la *menstruation* chez la femme. Ici la puberté n'a lieu qu'une fois dans la vie, si l'on entend par là

(1) Il est à remarquer que ces caresses ont du rapport avec les devoirs qu'auront ultérieurement à remplir les parents envers leurs petits ; cette sorte de baisers que se donnent mutuellement le mâle et la femelle des oiseaux n'est que le prélude de leur manière de nourrir leur progéniture, et ne s'observe guère que chez ceux qui *donnent la becquée*. C'est un acte *instinctif* qui se montre ainsi manifestement lié à d'autres phénomènes fort différents, mais qui prouve par cela même qu'il a la même cause et le même point de départ.

(2) Le taureau, selon Buffon, refuse de couvrir les vaches qui ont conçu, lors même qu'elles offrent encore des signes de chaleur. Un renard en rut, mis en rapport avec une chienne en chaleur, s'en approchait souvent, mais s'en retournait tristement après l'avoir flairée de trop près.

l'établissement de la fécondité, et elle se continue sans interruption pendant un laps de temps considérable (de la 12e à la 45e année environ). La menstruation cesse alors et la stérilité survient; il est donc évident qu'il y a liaison entre cette exhalation périodique de sang et les fonctions de propagation. La turgescence, la fluxion normale dont les organes génitaux deviennent le siége à chaque mois lunaire, ne sont donc qu'une sorte de renovation des phénomènes de la puberté; aussi bien des femmes se sentent-elles plus portées aux plaisirs amoureux, et conçoivent-elles avec plus de facilité quand cette exhalation est à son déclin ou récemment terminée. De même que chez la plupart des animaux l'excitation sexuelle est subordonnée à la température de l'air, au climat, à la saison; de même, jusqu'à un certain point, en est-il de la menstruation. Plus précoce dans les pays chauds que dans les contrées froides ou tempérées, on dit qu'elle est tellement influencée par le froid de la région polaire, que les femmes, en Laponie, ne seraient réglées que deux ou trois fois par an (Martin St-Ange et Grimaud), comme si le cours du soleil portait sur ce phénomène son influence immédiate. Cette exhalation sanguine, dont la matrice est le siége (comme le démontre aisément l'inspection par le spéculum, ou l'inspection directe dans les cas de prolapsus), est parfois remplacée par une sécrétion abondante de mucus, et souvent aussi ce mucus, mêlé au sang, le rend plus clair et incoagulable: qualités qu'on a bien à tort données comme constantes, et qui ne sont pas plus applicables à la généralité des cas que l'âcreté et les autres propriétés malfaisantes qu'on a aussi attribuées à ce produit, et qui se réduisent à un certain degré de fermentation acescente ou putride quand il séjourne quelque temps dans le vagin. La menstruation sanguine n'est pas exclusive à l'espèce humaine ; Lesson et Garnot l'ont constatée chez des roussettes; Buffon la note comme réelle chez un grand nombre de singes et de makis, et personne n'a démenti ses observations à cet égard. Mais, comme on voit, ce n'est pas là un phénomène assez général pour qu'on puisse y voir une sorte de préparation à la nutrition d'un fœtus. Croire que le sang même, chez la femme, est destiné à fournir, en temps convenable, au fœtus les matériaux de son accroissement, c'est oublier l'énorme disproportion qu'il y a entre les quelques onces de sang menstruel retenu pendant la grossesse, deux livres au plus, et la masse solide et organisée de l'enfant et de ses annexes, en y joignant l'augmentation de la matrice même, qui, considérés ensemble, seulement en poids, représenteraient sept à huit fois peut-être cette quantité.

Les ovaires, considérés exclusivement chez la femme et les animaux voisins, étaient nommés, par les anciens, testicules féminins, et on les croyait, ainsi que l'ont voulu soutenir encore quelques modernes, aptes à sécréter un sperme analogue à celui du mâle. Cette opinion, sur laquelle nous aurons à revenir un moment encore dans l'article suivant, perd toute vraisemblance quand on considère l'ovaire chez les animaux ovipares; là évidemment ce qu'il contient et fournit est l'œuf ou ses principales parties, et comme il a été un âge où rien n'existait à la place de ces ovules, on peut dire qu'ils ont été sécrétés par les membranes de l'ovaire, membranes très-vasculeuses, qui les enveloppent d'abord de toutes parts et ne les laissent échapper que graduellement et en temps opportun. La sécrétion ou formation de ces ovules est toute sous l'empire de la puberté et indépendante de la fécondation, car les choses peuvent aller chez les oiseaux, les papillons femelles, jusqu'à une ponte d'œufs tout semblables à ceux que le sperme a fécondés : c'est ce qu'on nomme œufs clairs, œufs stériles, ce sont ceux des femelles qu'on tient totalement séparées du mâle, et c'est là au reste le cas des poissons osseux à l'état normal, comme on le verra ci-après. On reconnaît surtout dans ces ovules arrivés à une certaine grosseur, avant de quitter l'ovaire, le *vitellus* ou jaune, et à son centre, une petite vésicule découverte par Purkinje et à laquelle plusieurs physiologistes attachent une grande importance; ils la regardent comme contenant les éléments du futur embryon. Quant aux animaux vivipares, on ne trouve point dans leur ovaire des produits aussi semblables à ceux que la fécondation développera, et pourtant il paraît bien que, chez eux, une excitation solitaire ou spontanée peut produire des effets analogues à ceux de la fécondation, et chasser de l'ovaire des germes stériles; du moins a-t-on trouvé les traces de ces phénomènes, c'est-à-dire des *corps jaunes* chez des femmes qui n'avaient point conçu (Rœderer, Haighton), chez des femelles dont la trompe utérine avait été liée avant le coït (Haighton), chez des vierges même (Vallisnieri,

Santorini, Bertrandi, Home, Brugnone, Cruikshank), et qui plus est chez des mules (Brugnone). Dans tous ces cas indifféremment les ovules ont été stériles, soit qu'ils eussent été *excrétés* sous l'influence d'un coït insuffisant, soit qu'ils l'eussent été par le seul effet de l'*œstrum*, de la masturbation, des rêves voluptueux, etc. Ces ovules sécrétés et excrétés par l'ovaire des vivipares, de Graaf croyait les reconnaître dans les vésicules auxquelles on a donné son nom; mais elles sont généralement si volumineuses et les premiers ovules perceptibles après leur excrétion si petits, qu'il ne saurait y avoir identité. L'analogie nous empêche pourtant de croire que les vivipares ne fournissent que des fluides amorphes, ainsi que le voulaient Buffon et Haighton; de même que les ovipares, ils doivent fournir des corps vitellins. Ce n'est plus d'ailleurs aujourd'hui sur des conjectures que s'appuie cette opinion mais sur des observations positives. C'est une des plus intéressantes découvertes que l'on ait faites de nos jours, que celle des vrais ovules dans les vésicules ovariques des mammifères antécédemment à la fécondation, et tout le mérite en appartient à de Baër; car si Plagge, Prévost et Dumas les ont aperçus, le premier a obscurci sa découverte par des additions qui ont pu la faire croire toute d'imagination, les seconds ne lui ont pas donné suite. Quant à Malpighi, Home et Bauer, ce n'est que dans le corps jaune et partant après la conception qu'ils croyaient avoir observé l'ovule dans l'ovaire même. De Baër a vu cet ovule à travers la vésicule de de Graaf dans ses points transparents chez la chienne, le hérisson, etc.; il a toujours pu l'extraire chez ces animaux et chez une foule d'autres, même chez la femme. Il nous le représente comme une vésicule transparente à parois proportionnellement assez épaisses, dans le centre de laquelle en est une autre à parois granuleuses et dont le contenu est également granuleux. Le tout a de $^{1}/_{20}$ à $^{1}/_{30}$ de ligne de diamètre. Autour de ce globule est accumulée une petite masse de granules plus gros que ceux que renferme la vésicule intérieure, c'est ce qu'il nomme *cumulus*, et cette masse s'amincit au pourtour en une lamelle appliquée sans adhérences aux parois de la vésicule de de Graaf, dans une étendue égale au tiers et peut-être plus de la surface interne qui constitue le *disque proligère*. Nous avons constaté parfaitement ces vérités sur un ovaire de vache, seulement nous n'avons pas vu que les granules intérieurs fussent contenus dans une vésicule à part; tout s'est écoulé, *sans reste*, par l'écrasement de l'ovule entre deux verres, et si de Baër en a vu une couche rester adhérente au-dedans du globule rompu, c'est, sans doute, parce qu'il l'avait préalablement coagulé par l'alcool. Faudra-t-il, en conséquence, penser avec lui que cet ovule n'est autre que la vésicule de Purkinje, telle qu'on la trouve au centre des œufs des ovipares? La suite des phénomènes de la gravidité prouve, au contraire, que c'est un vrai vitellus servant de base à la cicatricule, à l'embryon futur, etc. Si l'on s'en rapporte aux observations plus récentes de Coste, qui a parfaitement observé l'ovule de de Baër dans les lapins et les brebis, la vésicule de Purkinje s'y retrouverait sous forme d'un globule distinct mais bien plus petit que l'ovule même voisin d'un des points de sa paroi interne, du reste fort délicat et facile à détruire.

ARTICLE II. — De l'Accouplement.

§ Ier. *Appariation.*

Beaucoup d'animaux n'exercent le coït qu'au moment de la rencontre de deux individus de sexe différent ; rencontre fortuite ou précédée de recherches de la part du mâle, d'appel du côté de la femelle, quelle que soit la manière dont cet appel ait lieu (phosphorescence, odeurs). Nous avons déjà parlé (*caractères du sexe masculin*) des cas où la femelle immobile ne peut qu'attendre et attirer le mâle ; dans d'autres espèces plus agiles, la rencontre a lieu au sein de l'air, et c'est loin du sol que sont célébrées leurs noces aériennes : telles sont nos abeilles, telles la plupart des fourmis, les éphémères, les papillons de jour, les tipules et les cousins, les libellules, etc. ; souvent cette copulation de rencontre est la seule et unique qui doive s'opérer, le mâle ne tardant pas à périr, la femelle devant périr elle-même après la ponte, comme on le voit chez la plupart des insectes et beaucoup d'araignées. D'autres fois le coït est multiplié, et le plus souvent il y a alors appariation plus ou moins durable. Le mâle et la femelle ne s'apparient ordinairement que pour une saison ; ils bâtissent parfois ensemble une retraite pour eux et pour leurs petits, mais bien souvent le mâle quitte sa compagne dès qu'elle est fécondée et lui laisse exclusivement le soin de leur commune progéniture ; il lui aide, au contraire, parfois à la nourrir, à l'élever, et il y a moins des espèces où l'appariation une fois faite doit durer pour toute la vie. Parmi ces animaux à réunions plus ou moins durables, il en est de monogames simples, c'est-à-dire formant un seul couple; de monogames agrégés composant une nombreuse réunion de nids dont chacun appartient à un seul ménage de deux individus; d'autres sont polygames et pourraient se diviser en polyandres comme les abeilles et polygynes comme le coq, le paon, le tétras, le cerf, le cheval sauvage, etc. On pourrait, au contraire, nommer agames les animaux où la réunion simultanée de deux individus n'est point nécessaire à la fécondation, comme nous allons le dire à l'instant.

§ II. *Copulation ou coït.*

A. Les poissons osseux n'ont pas de copulation proprement dite (1): les femelles déposent leur frai, c'est-à-dire leurs œufs, dans des bas-fonds voisins du rivage, des étangs saumâtres en communication peu directe avec les eaux trop agitées de la mer, à l'embouchure des ruisseaux qui tombent dans les lacs; et c'est là que, à leur tour, les mâles viennent épancher leur laite ou sperme (2), l'éjaculation étant déterminée chez eux par la présence de ce produit, comme celle de la femelle le fait chez d'autres mâles dont nous allons parler. Il n'est pas besoin sans doute de ces frottements du ventre sur les graviers ou les pierres, dont on a supposé la nécessité, sans

(1) Exception douteuse pour l'anableps de Surinam, dont un prolongement péniforme, appartenant à la nageoire anale, servirait, dit-on, à une copulation réelle.

(2) Le même mode de fécondation que celui des poissons ordinaire aurait lieu pour les mulettes (*unio pictorum*), selon Prévost, qui ne les croit point hermaphrodites

doute parce qu'ils sont souvent inévitables dans les circonstances dont nous venons de parler, mais qui ne sauraient avoir aucune efficacité sur un fond vaseux ou herbu.

B. Cet effet tout moral, si l'on peut ainsi parler, est bien manifeste dans l'accouplement des tritons ou salamandres aquatiques. Ici le mâle poursuit avec activité sa femelle, et quand elle est en repos sur la vase, il se suspend obliquement à ses côtés sans la toucher même du museau, qui s'en écarte moins que la queue, agitant vivement le bout de cette dernière partie pour se soutenir à la même distance; bientôt de son cloaque entr'ouvert s'échappe un nuage spermatique qui se répand jusque sur la femelle excitée par la présence du mâle, et dont le cloaque en reçoit une partie et le conserve pour la fécondation ultérieure des œufs qu'elle ne tardera pas à pondre.

C. Il y a entre les deux sexes un contact plus intime, mais ordinairement sans approche, ou du moins sans contact mutuel des organes génitaux, chez les batraciens anoures; ici encore la cause de l'éjaculation est toute mentale, il n'y a d'autre excitation directe que celle, bien légère, que pourrait produire sur l'orifice de l'anus le contact des œufs que la femelle pousse graduellement au-dehors et que parfois le mâle tire avec ses pattes de derrière (crapaud accoucheur, pipa), les antérieures tenant la femelle fortement embrassée. Durant cette longue étreinte, les œufs sont fréquemment arrosés du sperme masculin, dont, au reste, une bien petite quantité mélangée à l'eau suffit à la fécondation d'après les expériences de Spallanzani, comme l'ont aussi montré pour les poissons celles de Jacopi.

D. La copulation par apposition réciproque des parties sexuelles nous est déjà présentée, dans le règne végétal, par quelques plantes dont les fleurs, comme celles de l'épine-vinette et de la pariétaire, ont des étamines mobiles, et qui, le moment de la fécondation venu, appliquent les anthères contre le stigmate (1); certaines conferves même rapprochent et accollent leurs filaments, et la communication qui s'établit entre leurs cavités intérieures a été considérée comme une sorte de copulation, d'où le nom de *conjugées* que leur a donné Bory-Saint-Vincent. Mais, parmi les animaux, nous avons un exemple remarquable de cette sorte de coït chez les lombrics terrestres: ce renflement singulier de couleur plus pâle, de consistance plus molle que le reste du corps, le *clitellum* qui signale la turgescence pubérale, et sur la nature, les usages duquel on a bien varié, ne nous paraît être autre chose qu'un *organe d'adhésion*. On voit, en effet, à son côté ventral, toujours aplati, des sillons ou des points enfoncés, sortes de cotyles que Savigny a pris pour des pores et qui ne sont que des ventouses adhésives. Par leur moyen, deux individus peuvent se saisir mutuellement après s'être placés *tête-bêche* et ventre à ventre, ayant chacun la double vulve de leur seizième anneau (après la lèvre) appliquée vis-à-vis des orifices par lesquels les testicules communiquent directement au-dehors et répandent en nappe leur

(1) Il y a une sorte d'intromission de la part des grains du pollen et du long boyau qui, selon Amici et Brongniart, s'en échappe pour pénétrer dans les pores du stigmate et s'enfonce profondément dans la substance du pistil.

contenu lactescent. Certes, il n'y a pas d'intromission, mais seulement absorption de sperme, et le prétendu pénis que O.-F. Müller et autres ont cru voir dans des points si variés, et tantôt impair, tantôt pair, n'était qu'un lambeau de l'épiderme décollé par l'adhésion du clitellum de l'autre individu; ce n'est pas, en effet, sans d'assez violents efforts qu'ils se détachent quand on les surprend au milieu de leur opération conjugale. Les vulves communiquent avec des oviductes dans lesquels on trouve souvent une matière blanche ; c'est sans doute le sperme absorbé et porté jusque dans leur premier élargissement, qui tient lieu de la poche copulatrice dont nous parlerons plus loin.

Il y a simple apposition aussi des organes génitaux par la membrane muqueuse de leurs cloaques instantanément ouverts et renversés au-dehors, chez la majeure partie des oiseaux ; aussi le coït est-il chez eux entièrement bref. Les canaux déférents du coq, par exemple, ne présentent à leur orifice dans le cloaque qu'un double mamelon médiocrement saillant, et qui ne mérite pas le nom de double verge que les anatomistes lui ont quelquefois donné ; quant à la poule, dans son cloaque aussi débouche une vésicule dite copulatrice (*bursa Fabricii*), et qu'on a cru, peut-être à tort, destinée à recevoir immédiatement et à conserver le sperme. Chez les raies et les squales, il paraît y avoir aussi un accouplement par simple contact ; car les deux appendices ou membres que le mâle porte vers l'origine de la queue, paraissent généralement beaucoup trop considérables pour pouvoir être introduits, du moins simultanément, dans les organes féminins; peut-être le sont-ils isolément, et la gouttière dont ils sont souvent creusés conduit-elle la liqueur séminale.

E. Il y a aussi intromission successive de deux pénis dans une vulve impaire chez les araignées, et cette copulation, qui reçoit un nouveau degré de singularité en raison de la situation des organes masculins placés au bout des palpes maxillaires, devient plus étonnante encore quand on s'est assuré comme nous qu'il n'y a nul rapprochement ventre à ventre des individus, comme l'a cru Treviranus, et que pourtant, comme il l'a dit avec plus de raison, il n'y a pas la moindre communication vasculaire entre les organes copulateurs et ceux qui sécrètent le sperme, ceux-ci occupant dans l'abdomen la même place que les ovaires chez la femelle, et s'ouvrant au-dehors par un orifice placé au même endroit que la vulve. On trouve manifestement au bout de chaque palpe, avec plus ou moins de pièces accessoires, une vésicule souvent susceptible d'une grande turgescence au moment de l'acte sexuel, et une sorte de siphon plus ou moins long et toujours corné qui lui sert de canal de décharge; serait-ce aussi pour elle un moyen d'absorption, le mâle chargeant préalablement par là ses vésicules dans l'orifice des organes sécréteurs? Toujours est-il qu'il n'est pas permis de ne voir dans les palpes que des organes de simple excitation; ils sont assurément aussi fécondateurs. On voit encore, dans plusieurs mollusques gastéropodes, le pénis éloigné de l'ouverture du canal spermatique; chez les aplysies, par exemple, cette ouverture est située latéralement, mais vers la partie moyenne du corps et même plus en arrière, tandis que la verge est toute voisine de la tête ; mais un sillon profond marche de l'une à l'autre de ces parties, se prolonge sous le pénis et sert évidemment de conducteur au sperme. Bien d'autres animaux, en effet, n'ont aussi pour l'intromission et la conduite du sperme dans les parties femelles, autre chose qu'un pénis imperforé mais pourvu d'un sillon dans lequel les canaux spermatiques versent leur fluide, sillon parfois très-profond et susceptible comme chez les tortues, les crocodiles, de se convertir dans l'érection en un canal complet. C'est à peu près la même chose chez l'autruche, dont l'énorme pénis a été comparé à une langue de bœuf, et chez les oiseaux palmipèdes où il est extrêmement long et contourné en pas de vis. Celui de l'ornithorhynque, d'après les observations de Meckel, est percé d'un vrai canal et reçoit par sa base le sperme épanché dans une sorte d'urètre destiné à transmettre directement l'urine dans le cloaque. Le canal pénien qui ne donne passage qu'au sperme se divise vers le gland, d'après Geoffroy-Saint-Hilaire, en deux branches subdivisées elles-mêmes, de sorte que l'éjaculation se fait en arrosoir par le sommet de quatre mamelons coniques. Le pénis est imperforé et sans sillons chez les serpents et les lézards, mais la fécondation n'en est pas moins facile ; car ces verges sans gouttières sont doubles, et quand elles sortent, en se retournant, de la base de la queue dont elles renflent chez le mâle la base en forme de bulbe, le cloaque de la femelle est assez large pour les recevoir toutes deux à la fois.

Quant aux pénis perforés, ils sont quelquefois doubles aussi et correspondent à deux vulves également séparées: tel est le cas des crustacés décapodes. Chez plusieurs marsupiaux (sarigue), le pénis est bifurqué comme pour répondre à la division du vagin de la femelle ; mais chaque partie de la bifurcation n'a tout au plus qu'une simple rigole pour continuer le trajet d'un urètre unique. Chez tous les autres mammifères la verge est simple, et le canal de l'urètre s'ouvre à son extrémité par un orifice unique.

Que le pénis soit simple ou double, perforé ou imperforé, une *condition* indispensable pour qu'il puisse être introduit, c'est un certain degré d'allongement et de rigidité. Plusieurs procédés naturels pourvoient à cette nécessité. 1° Le pénis peut être *contractile*, fourni de fibres musculaires transversales qui l'allongent et le roidissent, cela se voit chez les animaux qui l'ont tubuleux et membraneux ; à l'état de flaccidité, il est alors ordinairement contenu à l'intérieur du corps et retourné ou *invaginé* en lui-même, la partie terminale étant reçue dans la partie basilaire : c'est ce qui a lieu chez les canards, les lézards, les couleuvres, les limaçons et autres mollusques gastéropodes ; des fibres longitudinales servent à cette rétraction, et de plus, lors même que les transversales agissent pour développer, déployer l'organe et le roidir, les longitudinales peuvent encore, s'il a beaucoup de longueur, lui imprimer des mouvements ondulatoires qui en facilitent l'intromission par une sorte de reptation vermiculaire. Le long pénis entièrement mou des limaçons, des planaires, des sangsues, la verge filiforme et finement articulée des faucheurs sont dans ce cas. 2° Il est toutefois nécessaire, dans ces circonstances même, qu'il y ait dans cet organe une *expansion* analogue à celle qui, sous le nom d'*érection*, sert seule à donner au pénis de l'homme et de beaucoup d'autres animaux sa consistance et ses dimensions considérablement accrues au moment du coït, comme on peut en prendre une idée mieux encore chez le cheval et le bœuf. Cette érection doit être très-rapide chez les oiseaux palmipèdes, qui ne laissent rien voir hors de leur cloaque à l'instant où ils en appliquent l'ouverture sur celle de la femelle, et qui, un instant après, se retirent laissant pendre un long appendice en tire-bouchon redevenu instantanément flaccide et qui ne tarde pas à rentrer. L'érection serait due, selon delle Chiaje, pour les mollusques marins dont la verge est souvent énorme, à la diffusion, dans le tissu de cet organe, de l'eau circulant dans les conduits aquifères. Cette assertion, dubitative toutefois, nous paraît peu probable : l'érection est sans doute chez eux, comme chez les mollusques terrestres, en partie musculaire, en partie expansive ; elle peut d'ailleurs dans certains cas, chez les buccins par exemple, être facilitée par la dureté de la peau qui recouvre leur énorme appendice (1). Cuvier, qui la croit difficile en raison de cette circonstance, remarque lui-même que les nombreux replis de son canal déférent indiquent un déploiement considérable lors de l'érection.

(1) Enorme, parce qu'il ne s'invagine pas en lui-même, et reste toujours pendant au-dehors.

Dans les vertébrés, et notamment dans les mammifères, on sait que l'érection est essentiellement due à l'afflux du sang dans un tissu spongieux dit *érectile* ou caverneux; tissu dont les cellules ou aréoles communiquent très-certainement avec les artères, puisqu'une injection bien faite sur le cadavre reproduit une érection complète, mais communiquent certainement aussi ensemble de toutes parts, puisque l'insufflation par un trou fait à la gaîne fibreuse des corps caverneux produit le même résultat. Ceci semblerait un peu infirmer l'observation récente de J. Müller, savoir: que le tissu érectile serait le résultat de la subdivision et de l'ampliation de rameaux artériels contournés en tire-bouchon: cette disposition en hélice n'est qu'une circonstance nécessitée par l'allongement et la rétraction qu'éprouvent ces vaisseaux dans les alternatives d'érection et de flaccidité; on les retrouve aux artères utérines de la femme. Cuvier, d'après la dissection du pénis de l'éléphant, regardait le tissu caverneux de la verge comme le résultat d'une sorte de plexus veineux dont les rameaux renflés auraient ensemble d'innombrables communications: le sang y serait versé par les artères, comme il l'est dans les sinus utérins de la femme durant la menstruation ou la grossesse. L'érection, à quelque disposition anatomique qu'on la rattache, est évidemment un des phénomènes d'*expansion* les plus remarquables, et nous renvoyons à ce sujet aux fonctions locomotrices qui nous ont ailleurs occupé; elle est, comme tous les autres phénomènes de la copulation, sous l'influence directe d'une innervation très-active. C'est ce que prouve assez l'effet des pensées lascives ou des excitations locales; c'est ce que prouve encore la chaleur, l'exaltation de sensibilité qui l'accompagnent : c'est presque un état inflammatoire, c'est l'image la plus complète de ce qu'on nomme orgasme ou turgescence. Les organes de la femelle éprouvent quelque chose d'analogue dans toute leur étendue, et des parties même éloignées, les crêtes, les caroncules, les mamelles, y participent à divers degrés.

3° Dans quelques cas où la rigidité produite par les deux modes précédents ne saurait suffire, on trouve d'autres auxiliaires: ainsi, la verge double des crustacés décapodes, qui paraît ne consister que dans un renversement du canal spermatique, lequel s'introduit seul dans la vulve (Milne Edwards), est néanmoins guidée et soutenue par la première et quelquefois la deuxième paire de pattes abdominales, conformées en stylet. On peut attribuer le même office aux appendices volumineux, véritables membres articulés, musculeux et canaliculés, qui avoisinent la base de la queue chez les raies et les squales, et sont une dépendance des nageoires ventrales; toutefois on les donne plus généralement comme servant, durant la copulation de ces animaux, à fixer le mâle contre la femelle, et on leur a même donné, pour cette raison, le nom de *crochet*, qui ne leur convient guère en général. La verge observée par Treviranus serait trop courte pour être dirigée par les appendices, qui sont trop grands pour qu'on puisse aisément supposer qu'ils sont introduits dans le cloaque, ainsi que l'ont voulu pourtant des hommes très-recommandables. C'est la rigidité des enveloppes même du pénis, qui supplée à sa faiblesse, comme organe érectile, chez les insectes dont la verge représente un appendice écailleux, quelquefois articulé, toujours mobile, pourvu de muscles qui souvent le font à volonté rentrer et sortir. Chez les coléoptères, l'énorme pénis qui remplit le tiers ou le quart postérieur de l'abdomen, est ainsi avancé ou reculé au moyen d'une sorte de chevalet sur lequel sa base est articulée, et que meuvent des muscles extenseurs et fléchisseurs. Toutefois, diverses parties de ce membre écailleux, son extrémité surtout, offrent de la mollesse et de l'expansibilité, et témoignent d'une sensibilité tout aussi vive que chez les animaux à pénis caverneux. Le tissu caverneux même se trouve combiné d'une autre manière avec des parties solides, chez un certain nombre de mammifères. Un os existe dans la verge des chiens, des carnassiers vermiformes, des hérissons, de la taupe, etc. Ce dernier animal s'en servirait même, selon Geoffroy Saint-Hilaire, comme d'une sorte de trois-quarts pour percer une membrane, sorte d'hymen complet obturant la vulve de la femelle.

La rigidité de l'érection proprement dite suffit, chez l'homme et un petit nombre d'autres mammifères, pour franchir des obstacles, à la vérité moins complets, qu'oppose, lors des premières approches, le rétrécissement de l'orifice du vagin. La femme est presque seule exposée, en pareil cas, à des déchirures d'une sorte de valvule membraneuse qui séparait le vagin de la vulve proprement dite. Cette séparation n'existe *généralement* pas chez les autres mammifères à un aussi haut degré, bien que communément la vulve ou la partie qui est située au-dessous de l'ouverture de l'urètre ait la forme d'un vrai canal. L'hymen de la vache, de la jument et autres femelles, décrit par Cuvier et Duvernoy, ne semble pas de nature à nécessiter des ruptures véritables. Quant aux autres parties dures dont semble hérissé le pénis de certains mâles, et qu'on croirait devoir causer à la femelle de vives douleurs, ces épines, ces crochets redoutables ne causent aucune sensation pénible : ce sont des papilles assez molles, comme on peut s'en assurer en touchant la verge des couleuvres, celle du chat, dont la femelle souffre plus des morsures du mâle et de l'impression de ses griffes, que de l'introduction de son pénis assez court, assez exigu, incliné en arrière à l'état de repos, et qui, ne se redressant peut-être pas bien aisément pendant l'action, nécessite ainsi plus d'efforts.

Après cet exposé des conditions nécessaires à l'exécution du coït, disons un mot de quelques particularités qu'on peut nommer *auxiliaires*. Les serpents s'entortillent pour se presser mutuellement durant le coït, et l'on assure que les lézards tirent le même parti de leur queue. Le vibrion du vinaigre mâle nageant auprès de sa femelle enveloppe tout-à-coup la région de la vulve de l'extrémité postérieure de son corps, et l'ascaride lombricoïde doit en faire autant, à en juger par la forme de sa queue. Nous parlions tout à l'heure des griffes et des dents du matou, et l'on sait, en effet, qu'il s'accroche ainsi sur le dos de la chatte dont il mord le chignon; les oiseaux se maintiennent en place de la même façon, et quelques insectes sont pourvus à cet effet de crochets particuliers; la cantharide mâle saisit ainsi les antennes de la femelle; le dytisque se fixe à des stries dont les élytres de la femelle seule sont sillonnés, et le mâle a des cotyles ou ventouses aux pattes antérieures pour ajouter encore à la solidité de son étreinte; le mâle de la grenouille rousse a, ce semble, dans une pareille vue, le pouce de chaque main très-gonflé et hérissé de papilles dures et noires, au temps des amours courbées seulement. Beaucoup d'insectes, les papillons et les phalènes en particulier, ont le pénis armé de tenailles mobiles qui accrochent et retiennent le derrière de la femelle pour prolonger la copulation. L'échinorhynque géant a une verge en forme de cloche, qui emboîte et retient comme une ventouse l'extrémité du corps de la femelle (J. Cloquet). Chez certaines espèces de mouches, cette circonstance est encore plus prononcée : c'est le cloaque même du mâle qui reçoit et retient le pondoir allongé de la femelle. Le chien nous donne tous les jours le spectacle d'un coït prolongé forcément en raison de la turgescence considérable de son pénis après qu'il a été introduit dans le vagin à la faveur de l'os qui le soutient. Ce n'est qu'après l'intromission qu'a lieu l'érection véritable, et alors la verge se gonfle en totalité; mais c'est principalement vers la base de son os qu'elle se renfle des deux côtés en hémisphère, de manière à dépasser de beaucoup les dimensions de la vulve au-delà de laquelle il a pénétré; il faut que la turgescence cesse pour que la désunion soit possible. Cette érection partielle rend facile le renversement de la verge en arrière ; de-là, l'attitude particulière que le chien peut, sans gêne ni douleur, garder durant une longue copulation.

Des attitudes particulières sont, chez d'autres animaux, nécessitées par la disposition mutuelle des organes. Celle des libellules est des plus bizarres : le mâle armé de pinces au bout de son corps saisit le cou de la femelle et l'entraîne à sa suite ; bientôt celle-ci se voit forcée de céder à ses désirs, elle recourbe en dessous son long abdomen que termine la vulve, et porte cette ouverture sous le deuxième anneau de celui du mâle, dont les organes génitaux sont tout voisins du corselet. Le grillon des champs se glisse sous sa femelle, saisit avec des pinces post-abdominales la tarière de celle-ci, la fléchit fortement et rapproche ainsi la vulve de son propre pénis qui s'y introduit à l'instant : l'accouplement dure une minute. C'est aussi en dessous de la femelle et souvent entre ses pattes que se place le mâle très-petit des ixodes, des dermanysses, et ce en raison de la situation antérieure et inférieure des organes génitaux ; c'est pour une autre raison, facile à comprendre, que les deux individus se placent ventre à ventre chez les hérissons et les porcs-épics ; c'est, enfin, pour cause de conformation particulière aussi que la femelle de l'éléphant se couche sur le dos, que les cétacés se tiennent embrassés ventre à ventre dans une situation perpendiculaire, que la femelle du chameau s'accroupit, que la grue reste debout, que la femelle du hanneton traîne après elle son mâle renversé sur le dos et la tête en arrière : les appendices caudiformes du dernier arceau dorsal nécessitent cette attitude.

Mais il en est qui sont nécessitées par une circonstance d'un tout autre intérêt, celle d'une double intromission pour une fécondation réciproque chez les androgynes pourvus de pénis. Les limnées ne peuvent jouer avec un autre individu que le rôle de mâle et celui de femelle avec un troisième, et chacun de ces individus étant dans le même cas, il résulte souvent de ces copulations de longues chaînes qu'on voit flotter dans les eaux stagnantes : cela tient au grand écartement des organes mâles et des femelles ; toutefois ils sont autant écartés chez les sangsues, qui sont, il est vrai, favorisées par la longueur de leur pénis : ces animaux doivent alors se placer, comme les lombrics, en sens opposés. Odier a vu se croiser en sautoir les branchiodelles de l'écrevisse pour cette copulation mutuelle. Les planaires, d'après les observations de Baër et les nôtres, se placent, pour cette double intromission, queue contre queue, suffisamment relevées pour que les pores génitaux de l'un et de l'autre individu soient en contact; l'organe mâle sort ici du même point qui sert d'entrée aux organes femelles. Il en est presque de même des escargots et des limaces ; aussi la double intromission peut-elle avoir lieu sans peine dès que les deux individus se touchent réciproquement par leur côté droit : la grande longueur et la mobilité de leurs verges, qui parfois s'entortillent ensemble, en facilitent beaucoup l'introduction ; on sait qu'alors toute la poche génitale se renverse au-dehors, faisant ainsi saillir à la fois et la verge et l'ouverture de l'oviducte ; de plus même, chez l'escargot, il sort ainsi un dard cristallin, dont les deux individus se piquent mutuellement comme pour s'exciter par des agaceries préalables, et qui ne tarde pas à se détacher pour se reproduire plus tard. La verge de l'*helix algira*, que j'ai observée en pareille circonstance, est fort grosse, hérissée de papilles et fusiforme de manière à rendre la séparation des deux individus plus difficile.

Finissons cette étude de la copulation par quelques considérations sur des objets de détail, savoir : l'*éjaculation* du sperme, et le *sentiment voluptueux* qui l'accompagne.

Le sperme du mâle est éjaculé le plus souvent avec force et rapidité, et l'on trouve l'explication du fait, d'une part, dans l'expansion des canaux excréteurs, de l'urètre de l'homme, par exemple, dont les parois sont soutenues extérieurement par un tissu érectile continu avec celui du gland, et qui s'épanouit en même temps que celui du corps caverneux ; et d'autre part, dans la contraction spasmodique des canaux spermatiques, des vésicules séminales, de l'urètre : ce dernier est muni de muscles particuliers (bulbo-caverneux), et sa membrane interne est susceptible d'une contraction bien connue des chirurgiens, ce qui n'implique point contradiction avec la texture érectile dont nous parlions ci-dessus. Quant aux canaux déférents d'apparence fibro-cartilagineuse, mais en réalité fibrilleux chez l'homme, leurs fibres musculaires sont, dit-on, fort visibles dans le taureau (A. Cooper). Leur contraction seule suffit, chez le coq, pour donner à l'éjaculation une telle force qu'on peut l'appeler explosive, comme nous l'avons constaté plusieurs fois dans des cas de coït manqué; elle explique bien comment est compensée l'absence d'un pénis conducteur. Des vésicules séminales ne sont donc pas nécessaires pour que l'émission du sperme ait lieu avec la force suffisante, car il n'y en a pas chez les oiseaux; il n'y en a pas davantage chez le chat, le putois (Prévost et Dumas), non plus que chez le chien, et pourtant la copulation ne se prolonge pas chez ceux-là comme chez celui-ci; chez le chien même, on a pu s'assurer maintes fois qu'il y a une éjaculation rapide, instantanée, mais elle est peu abondante, l'épididyme et les canaux déférents, les lacunes de la prostate ne pouvant contenir qu'une quantité médiocre de fluide. Sans doute il en faut davantage pour assurer la fécondation; aussi le sperme continue-t-il à couler goutte à goutte dans les organes de la femelle tant que dure l'accouplement; l'action sécrétoire du testicule et de la prostate est alors singulièrement activée, et lors de la séparation, surtout si elle est hâtée par de mauvais traitements, la vulve en laisse écouler une quantité considérable. Chez beaucoup d'insectes, il paraît se faire de même une instillation lente, à en juger par la longueur du coït; en pareil cas, une seule copulation équivaut ordinairement à plusieurs: de-là sa rareté chez le chien, sa fréquence connue chez le passereau. Les batraciens anoures offrent une série d'éjaculations qui, dans un seul accouplement, équivalent à de nombreux coïts.

Bien souvent la femelle évacue dans le même acte un liquide connu surtout chez la femme, et que, en raison de leurs théories, les anciens physiologistes, et Buffon également, ont pu prendre pour un sperme féminin comparable au masculin, et venu des ovaires qu'ils nommaient *testiculi muliebres*. Mais on a bien constaté aujourd'hui que les ovaires ne sécrètent rien de semblable, et il y a tout lieu de croire que ce n'est qu'une mucosité surabondante, instantanément sécrétée peut-être par le col de la matrice qui possède des follicules volumineux et produit habituellement une matière visqueuse, et plus certainement encore par les follicules du vagin, par les lacunes surtout qui, longues et rameuses (de Graaf), avoisinent le canal de l'urètre, et ont été comparées, non sans raison, à la prostate de l'homme. Cette éjaculation ne saurait donc être comparée qu'à l'émission du fluide prostatique, excrétion secondaire et simplement auxiliaire chez l'homme (1), et qui s'observe, à ce qu'il paraît, chez les eunuques quand ils conservent quelque aptitude à l'érection, de même que chez les enfants aux approches de la puberté.

La volupté commune aux deux sexes dans la copulation est un signe d'excitation nerveuse portée au plus haut degré, et dont les excrétions qui viennent de nous occuper sont assurément aussi un effet bien positif. Mais ces émissions ne sauraient être

(1) Il n'y en a jamais qu'une goutte selon Berzelius, et c'est la première partie qui s'échappe lors de l'éjaculation, comme pour préparer les voies au sperme. Une éjaculation commencée durant le rêve, ou par une excitation locale, peut s'arrêter à cette excrétion qu'accompagne un sentiment de plaisir moins vif et moins spasmodique que celui de l'éjaculation complète.

regardées comme cause des sensations qui les accompagnent, ainsi qu'on l'a prétendu quelquefois; car il y a de telles sensations, sans évacuation aucune, comme ne le prouve que trop la fâcheuse habitude de la masturbation répandue chez les enfants. D'un autre côté, ce que nous avons dit de l'éjaculation et de ses causes toutes idéales, toutes d'imagination dans certaines espèces (1) qui n'ont besoin pour cela d'aucun frottement, même d'aucun contact avec la femelle; et d'une autre part, ce qui se passe chez nous-mêmes dans les rêves lubriques, dans certains écarts d'imagination, tout cela prouve assez que la volupté n'est point due à un toucher exalté dans les organes génitaux, à un sixième sens, point de vue qui d'ailleurs nous a plus spécialement occupé en son lieu. Toutefois il est certain que la sensibilité du gland de la verge ou du clitoris est considérablement exaltée, même quand l'éjaculation a lieu, par la seule influence de l'imagination; ces parties ne supportent pas alors le plus léger frottement sans causer de nouvelles secousses, et on peut en dire autant de celles de l'urètre et des autres canaux que traverse le sperme quand il jaillit avec rapidité. Il n'est pas douteux que des attouchements intimes, que des frottements réitérés sur ces organes et quelques parties qui sont en relation avec eux, soit en raison du voisinage, soit par sympathie comme les mamelons, ne concourent puissamment à développer ces secousses nerveuses que les animaux ne

(1) Spallanzani dit, il est vrai, avoir vu continuer la copulation et l'éjaculation long-temps après la décapitation d'un mâle de grenouille; mais il n'était pas assez anatomiste pour qu'on puisse avoir confiance dans cette expérience, qui, sans doute, n'avait emporté qu'une médiocre partie de l'encéphale.

recherchent pas moins vivement que l'homme, et que plusieurs savent aussi bien que lui se procurer solitairement ou par des rapprochements contre nature (1). Mais assurément, quel qu'en soit le point de départ, cet acte d'innervation est généralement ressenti; de-là cette secousse universelle qu'il produit, de-là ces mouvements involontaires (2), comme convulsifs, qu'il met en jeu et qui ont un rapport plus ou moins direct avec la copulation, mais dont plusieurs aussi se rapportent à d'autres parties des phénomènes de la propagation : tels sont les baisers qui ne paraissent que des actes instinctifs liés à la *nutrication* du produit futur; du moins ne s'observent-ils guère (à part l'homme civilisé, dont l'imagination a pris presque partout la place de l'instinct) que chez les oiseaux qui nourrissent avec le bec leurs petits et parfois même leurs femelles dans le temps de l'incubation (pigeons et passereaux).

De cette généralité d'action résulte d'ordinaire un épuisement aussi général et quelquefois définitif, puisque beaucoup d'insectes et d'arachnides, mâles surtout, ne survivent que de peu à la copulation; la plupart, d'ailleurs, donnent les signes d'un collapsus depuis long-temps remarqué, et une sorte de syncope ou de résolution des forces se manifeste,

(1) On sait combien les singes sont enclins à la masturbation ; on l'assure des chauves-souris. Les cobaies mâles se livrent de rudes combats, et le vainqueur fait, dit-on, subir au vaincu un traitement humiliant (Desmoulins). Nous avons vu des canards, des coqs, traiter aussi en femelles des mâles plus faibles qu'eux. « En mettant ensemble dans une cage des tourterelles mâles et dans une autre des tourterelles femelles, on les verra se joindre et s'accoupler comme s'ils étaient de sexe différent ; seulement cet excès arrive plus promptement et plus souvent aux mâles qu'aux femelles. » (Buffon.)

(2) Voyez à ce sujet les articles *Instincts*, etc.

soit chez le mâle, soit chez la femelle, durant les coïts rapides et quelquefois même durant ceux qui se prolongent ou se répètent perpétuellement pendant un certain temps, comme on le voit pour le mâle du hanneton, la femelle de plusieurs araignées, etc., etc. Les oiseaux montrent en général peu d'abattement, et souvent, au contraire, de la vivacité après le coït ; mais pendant sa courte durée le collapsus est marqué quelquefois par la chute du mâle, qui se relève à l'instant même. Il en est à peu près ainsi des mammifères ; aussi n'est-ce qu'à une répétition fréquente de l'acte vénérien qu'ils doivent l'épuisement, la faiblesse et la maigreur dans laquelle ils tombent quelquefois, surtout si un seul mâle a plusieurs femelles à sa dévotion (cerf, etc.) Pour l'homme, on sait où peuvent conduire des excès en ce genre, et on les a attribués, à tort sans doute pour beaucoup de cas, à une trop forte dépense de sperme, car l'épuisement des enfants impubères ne saurait tenir à cette cause ; mais l'excessive faiblesse qui accompagne aussi les pertes de semence non voluptueuses (Lallemand) prouve bien que ce fluide ne doit pas être comparé, masse pour masse, au simple produit de toute autre sécrétion. Comment, en effet, un produit si remarquable, destiné à produire des résultats si importants, à créer en partie un nouvel être, ne serait-il pas élaboré d'une manière toute spéciale ; ne contiendrait-il pas les principes les plus nutritifs, les plus précieux, physiologiquement parlant, que l'économie animale pût produire ? Aussi est-ce dans sa constitution même qu'il faut placer ses vertus prolifiques, et non principalement comme on l'a voulu faire dans la dépense d'agent nerveux qui en accompagne l'émission.

On a comparé cette secousse nerveuse à une décharge électrique; on a pensé que des fluides en opposition de polarité pour le mâle et pour la femelle se concentraient alors et se combinaient dans l'ovaire. Tous ces raisonnements tombent devant quelques faits incontestables, savoir : que bien des femmes ont conçu sans aucune sensation voluptueuse, et que l'on peut produire des fécondations artificielles chez les batraciens, les poissons, avec du sperme directement tiré des réservoirs du mâle et des œufs enlevés du corps des femelles, le tout sans exaltation nerveuse, sans excitation voluptueuse ou rien qui y ressemble. Si donc le sperme et les ovules sont imprégnés de l'agent vital, comme cela est probable, c'est dans l'acte même de leur sécrétion (1) et non dans celui de la copulation qu'il faut en chercher la source; et quant à la volupté, ce n'est sans doute, ainsi qu'on l'a dit depuis long-temps, qu'un appât naturel sans lequel la propagation et la conservation des espèces ne seraient pas suffisamment assurées.

ARTICLE III.—De la fécondation ou conception.

Nous considérerons ici seulement le rôle que joue le sperme dans la procréation du nouvel être vivant, renvoyant pour les autres phénomènes de cette procréation, soit aux phénomènes exclusivement fémi-

(1) L'influx des centres nerveux peut très-bien agir alors sans secousses sensibles sur les organes génitaux, comme ceux-ci réagissent à leur tour sur les centres nerveux (voy. ci-dessus *Puberté*). La première proposition serait prouvée par l'atrophie des testicules observée par Wardrop à la suite d'une commotion de la moelle épinière.

nins ou maternels, soit à l'étude du produit même de la génération. Un premier fait à établir, c'est la nécessité de l'intervention du sperme, puis la nécessité du contact immédiat avec les matériaux fournis par la femelle; nous rechercherons ensuite dans quel lieu ce contact s'opère chez différents animaux.

§ Ier.

C'est un fait de notoriété vulgaire que la *nécessité du sperme* pour la fécondation, et il suffit de rappeler, pour la prouver, les soins que prennent des parents intéressés à ne rien procréer, et la stérilité des impubères, des eunuques même, quand il ont des érections complètes et sont capables d'une éjaculation prostatique (Haller), à moins toutefois que la castration n'ait été opérée après la puberté, auquel cas le sperme contenu dans les vésicules séminales pourrait encore opérer une fécondation. La stérilité des mulets n'est pas moins probante, puisque, dans leurs sécrétions génitales, ni de Gleichen, ni Prévost et Dumas, n'ont pu apercevoir les animalcules spermatiques quoique ces animaux donnent souvent des signes de rut, et qu'il leur arrive assez souvent de saillir les juments ou les mules qui sont à leur disposition. Cette vérité semblait donc n'avoir pas besoin de preuves nouvelles, et cependant Spallanzani a cru devoir en chercher; il en a fourni une de plus à la science, et nous avons déjà vu plus haut quelle était surtout sa véritable signification: le sperme éjaculé par un chien, et reçu dans une seringue convenablement échauffée, a fécondé la chienne dans le vagin de laquelle cette matière a été poussée, et cette expérience a eu les mêmes résultats entre les mains de Rossi. Les objections qu'on voudrait donc opposer à la nécessité de l'intervention du sperme dans la conception, ne sauraient tout au plus porter que sur des cas exceptionnels qu'il est bon d'examiner.

D'abord, la séparation et l'éloignement des organes sécréteurs du sperme et des organes excitateurs, c'est-à-dire du pénis dans certains cas, pourrait faire élever des doutes à ce sujet; mais nous avons déjà montré ailleurs comment on pouvait, et chez les mollusques gastéropodes qui sont dans ce cas, et chez les araignées, concevoir la transmission du sperme au moyen d'un pénis qui le reçoit par un sillon de communication, ou bien qui s'en est chargé d'avance. On a pu supposer, il est vrai, et même pour des mollusques dont la verge et le testicule ont des rapports beaucoup plus prochains, qu'un individu androgyne pouvait se féconder lui-même par transvasation du sperme dans les organes féminins, au moyen de communications directes entre les deux appareils; et Cuvier suppose même inévitable le contact des œufs et du sperme du même individu dans l'aplysie. Le rapprochement de deux individus ne servirait donc qu'à exciter; mais alors à quoi bon cette intromission si remarquable dont il a été question déjà et sur laquelle nous allons bientôt revenir? Si les choses ne se passent pas ainsi dans les androgynes, cela doit être supposé pour les hermaphrodites; nous l'avons dit des mollusques acéphales, c'est chose patente pour les cirripèdes; on pourrait le dire aussi de certains poissons, s'il est vrai que les ovaires du serran prennent à leur partie postérieure l'aspect d'une laitance (Cuvier). L'analogie, la presque identité que nous avons reconnue entre les organes sexuels masculins et féminins, rend ceci très-intelligible et peut nous faire comprendre comment, en ce qui concerne les lamproies (1), on a pu dire qu'il n'existait que des femelles, prenant le testicule pour un ovaire auquel il ressemble beaucoup (Magendie et Desmoulins).

C'est plus particulièrement chez les pucerons qu'on a reconnu la réalité d'une fécondation sans accouplement, sans secours aucun d'un individu étranger. Les expériences de Bonnet, répétées par Duvau et autres, prouvent en effet que des femelles, nées au printemps d'œufs qui ont passé l'hiver, peuvent, étant parfaitement isolées, produire des petits vivants, et qui, soigneusement isolés eux-mêmes, séparés de tout mâle par conséquent, produiront d'autres femelles non moins fécondes, et ce, jusqu'à la neuvième, la onzième génération. Faudra-t-il penser, avec Bonnet, Spallanzani, Dutrochet, que la fécondation d'une première mère, opérée à la fin de l'automne, suffit à celle de toute sa postérité à venir jusqu'au onzième degré (2)? Supposera-t-on que l'œuf primitif était tellement imbibé de sperme, que l'animal auquel il a donné naissance en a imbibé son

(1) On a dit la même chose des syngnathes, de la fistulaire (Pallas), du pagel, du serran et de plusieurs pleuronectes (Rondelet); on l'a dit des cypris parmi les entomostracés. Quant aux anguilles, comme elles fraient communément loin de nos yeux et probablement même le plus souvent en mer, on doit peu s'étonner de ne trouver souvent aucun organe sexuel dans celles qu'on pêche dans les eaux douces; toutefois les organes masculin et féminin y ont été décrits par Vallisnieri.

(2) Jurine a supposé qu'il en était ainsi pour les daphnies, dont un accouplement peut féconder, dit-il, jusqu'à six générations.

premier produit au point que celui-ci a pu propager au sien les principes fécondateurs, et que l'épuisement complet n'ait lieu qu'après onze déboîtements successifs? C'est une théorie par trop ridicule pour être sérieusement examinée. Pensera-t-on, avec Léon Dufour et Morren, qu'il y a, dans les ovaires de chacune de ces mères qui se succèdent, formation spontanée d'individus nouveaux, soit au milieu des liquides sécrétés, soit par individualisation d'un tissu précédemment organisé, ou pour parler plus nettement par gemmation intérieure; la femelle seule, dans ces cas comme dans l'autre, suffisant ici à une production qui réclame ordinairement le concours des deux sexes? Cette opinion, si on veut la mettre en rapport avec la vraie théorie de l'embryogénie, revient à peu près à celle de Réaumur qui regarde les pucerons comme hermaphrodites (1). Nous adoptons volontiers cette opinion en comparant, dans ce cas, les ovaires de ces insectes à ceux du serran qui, dans une certaine partie de leur étendue, sont transformés en organes sécréteurs du sperme. L'anatomie faite par Dutrochet, Léon Dufour, Morren, est insuffisante pour faire prononcer sur ce problème, et l'on n'a pas lieu de s'étonner de leurs dissidences en considérant la délicatesse et les petites dimensions de ces viscères qu'ils ont d'ailleurs étudiés sur des espèces différentes. De nouvelles recherches sur les mêmes espèces où la génération monoïque a été bien constatée, seraient donc nécessaires à ce

(1) Il semble que c'est ainsi seulement que peut s'expliquer ce fait énoncé par L.-C. Treviranus, qu'un papillon femelle éclos dans son cabinet a pondu des œufs féconds, sans avoir communiqué avec aucun mâle.

sujet; car la vésicule accessoire reconnue par Dutrochet, si ce n'est pas un renflement de l'intestin, comme le croit Morren, pourrait bien être un organe sécréteur du sperme. Nos propres observations ne nous ont pas suffisamment éclairé là-dessus; mais, en écrasant sous le microscope des femelles adultes, nous avons isolé plusieurs organes arrondis et renfermant une matière filamenteuse, à filaments courts, parallèles, rayonnés, renflés à un bout; peut-être était-ce là des testicules. Nous avons constaté aussi que déjà, à l'état de larve aplatie et de taille inférieure de plus de moitié à celle de l'adulte, on trouvait des fœtus tout formés dans les ovaires; la génération est donc ici très-précoce et la puberté précède l'état parfait : observation faite par Réaumur.

§ II.

Non-seulement le sperme paraît nécessaire à la fécondation, mais encore il faut son *contact matériel* avec l'ovule ou ses éléments. C'est en déposant sur des œufs récemment pondus ou extraits même de l'oviducte des grenouilles, des bombyces à soie, le sperme extrait du corps du mâle, que Spallanzani, Prévost et Dumas ont fécondé ces œufs, sans cela stériles. Or, il a été bien démontré par eux que, si la dilution de cette liqueur dans une quantité assez considérable d'eau n'empêchait point la fécondation, du moins il ne suffisait pas pour cela d'une vapeur ou d'un influx non matériel. Ces trois observateurs ont même reconnu que la liqueur séminale passée à plusieurs filtres et dépouillée ainsi d'animalcules spermatiques devenait totalement insuffisante; Spallanzani avait observé aussi que le sperme séché ne reprenait pas par la dissolution ses propriétés actives; que l'eau spermatisée les perdait par de violentes agitations, par l'exposition à diverses vapeurs âcres, par un mélange d'alcool, de sel, d'encre, par l'influence d'une chaleur un peu forte, en un mot par toute cause capable de tuer les animalcules, et Prévost et Dumas notent aussi que l'action d'une bouteille de Leyde rend pour la même raison le sperme stérile. Il y a plus, Prévost, examinant ce qui se passe autour des œufs de poissons déposés dans de l'eau spermatisée, a vu de manifestes courants entraîner vers eux les animalcules spermatiques. La doctrine de l'*aura seminalis* n'est donc pas admissible, et la fécondation des végétaux par l'intermédiaire de l'air ne peut être invoquée à l'appui. En effet, le *pollen*, composé de grains ou sacs microscopiques pulvérulents, peut bien être transporté par les airs, comme le prouve la fécondation naturelle ou artificielle des végétaux dioïques, des palmiers par exemple; mais ce n'est pas là un transport de vapeur, de quintessence, d'esprit séminal. On sait très-bien aujourd'hui que les grains du pollen appliqués sur le stigmate de la fleur femelle y éprouvent, par endosmose, une rupture qui permet la sortie d'un boyau membraneux qui s'enfonce dans le tissu du pistil et y laisse échapper le véritable sperme, c'est-à-dire une liqueur dite *fovilla*, chargée de corpuscules dans lesquels on a pensé trouver l'analogue des animalcules spermatiques des animaux (Amici, Brongniart).

§ III.

Nous avons déjà vu que, chez les poissons, les batraciens anoures, c'est *hors du corps* de la femelle que l'imprégnation a lieu ; il n'en est pas ainsi évidemment des animaux à copulation proprement dite, puisqu'il y a toujours *introduction du sperme*, même chez les salamandres, où il n'y a pas contact immédiat entre les individus des deux sexes : les salamandres, en effet, pondent des œufs féconds et qui parfois même sont incubés dans l'intérieur de leur corps. Toutefois, cette introduction du sperme ne paraît pas avoir lieu au même degré dans tous les cas : ou bien il est reçu et conservé en dépôt dans un *réservoir particulier*, ou bien il est directement transmis *jusqu'à l'ovaire*.

A. Chez la majeure partie des animaux invertébrés, l'ovaire n'étant qu'une ramification de l'oviducte, et celui-ci étant bouché par les œufs les plus développés, la pénétration du sperme ne saurait avoir lieu bien avant ; il faut donc que ce produit d'un seul coït séjourne dans la partie du canal qui est la plus voisine de l'extérieur, et féconde les œufs au fur et à mesure qu'ils descendent. On conçoit que cela puisse se faire à travers leur coque si elle est mince et membraneuse, et quand elle est dure comme celle des papillons, elle est ordinairement ombiliquée, c'est-à-dire marquée d'une cicatrice froncée vers un des bouts, ce qui semble indiquer que là a existé d'abord un trou pour la pénétration du sperme. Mais pour que le sperme déposé dans les organes génitaux de la femelle ne soit pas entraîné par les premiers œufs sortis, il existe souvent là un réservoir qui a été parfaitement décrit par Malpighi dans le bombyce du ver-à-soie; chez d'autres invertébrés, on a pu prendre cette poche pour un organe préparateur des viscosités qui enduisent les œufs (1) (Marcel de Serres, Léon Dufour). Mais Malpighi a fort bien décrit aussi ces vésicules sécrétoires, et les a distinguées nettement du réservoir en question où est déposé, selon lui, le sperme du mâle lors de la copulation (2); il l'appelle utérus, et fait remarquer que l'œuf ou les quelques œufs les plus voisins de son orifice sont les seuls qui se montrent fécondés, à en juger par leur changement de couleur, quand on ouvre le corps d'une femelle qui n'a point encore pondu. De nos jours, Audouin a constaté plus directement le fait en trouvant dans cette *poche*, qu'il nomme *copulatrice*, le pénis du mâle, soit qu'il fixât les parties dans cette disposition réciproque en les traversant avec une épingle avant la dissection, comme chez le hanneton, soit qu'il retrouvât dans la poche de la femelle le pénis arraché du mâle, comme dans la cantharide (3). De même, Milne Edwards a vu le double pénis d'un crabe tourteau resté dans les vulves et les poches copulatrices de la femelle; et dans des expériences faites avec adresse, Prévost a trouvé le pénis de

(1) Tout récemment on a fait voir que, dans la cigale, l'orifice de l'oviducte dans une sorte de cloaque ne pouvait recevoir le pénis du mâle, soit en raison de sa position, soit par son étroitesse; tandis que la vésicule en question, située vis-à-vis de la vulve, peut le recevoir aisément (Doyère).

(2) Je trouve de même dans l'ixode plombé une vésicule ovale et deux autres cylindroïdes, communiquant avec le vagin qui reçoit les deux oviductes.

(3) Cette évulsion est à ce qu'il paraît naturelle; Huber l'a constatée pour les abeilles.

l'un des individus accouplés dans le long canal conduisant à la vésicule de l'autre, chez les lymnées, mollusques androgynes, et il a constaté dans ce cas la présence du sperme. Déjà Cuvier avait observé que cette vésicule à long cou a, dans les longueurs variées de son canal, selon les espèces, un rapport assez constant avec les dimensions de la verge; aussi avait-il eu d'abord l'idée que c'était là une poche copulatrice, idée qu'il a abandonnée depuis sans motifs valables. Cette vésicule à long cou, nous l'avions remarquée dans les planaires qui sont également androgynes, mais sans en avoir constaté l'usage réel.

On conçoit qu'au moyen d'un tel réservoir, dans lequel les animalcules spermatiques peuvent continuer à vivre comme dans les vésicules séminales du mâle, la fécondité de la femelle puisse être établie pour un grand nombre d'œufs et pour un temps considérable; aussi assure-t-on que l'abeille reine peut être fécondée pour deux ans par un seul coït (Huber), que les paludines (Carus), les limaces (Laurent) peuvent de même procéder à plusieurs pontes productives sans nouvelle copulation, qu'enfin on en pourrait dire autant des araignées pour deux années consécutives (Lister, Audibert) et même pour toute leur vie (Tremeyer). En supposant cette dernière observation exacte, il faut supposer que l'oviducte même peut remplir les fonctions de réservoir, car nous n'avons point trouvé chez les araignées de bourse particulière. Milne Edwards n'en a point trouvé non plus aux crustacés macroures, bien qu'il en ait vu une chez les brachyures : il soupçonne, en conséquence, que chez les premiers il n'y a pas copulation, mais simple aspersion des œufs après leur ponte, opinion qui ne nous semble pas suffisamment appuyée.

B. Quant aux animaux ovipares à oviducte séparé de l'ovaire par une solution de continuité presque complète, les œufs ne sauraient obturer le canal, à moins qu'ils n'y descendent, comme chez les grenouilles, avant l'époque de l'accouplement. Cette circonstance même est assez prouvée chez les ovipares par la ponte d'œufs inféconds en l'absence de tout mâle ; et si l'on admet que la fécondation peut avoir lieu avec un pareil état de choses, on est bien forcé d'admettre, comme pour les derniers des exemples cités ci-dessus, qu'il y a imprégnation dans l'oviducte même et conservation du sperme fécondateur dans les sinuosités et les plis de ce canal.

Mais on pourrait croire aussi que la véritable fécondation n'a lieu que quand l'oviducte est libre, et qu'alors le sperme est porté sur l'ovaire pour en imprégner simultanément tous les ovules. Voici encore d'autres arguments à cette dernière théorie, outre la difficulté qu'établirait une fécondation constatée malgré l'occupation de l'oviducte par des œufs déjà détachés de l'ovaire : d'abord Spallanzani a constaté que les œufs de grenouille siégeant encore dans l'ovaire ne sont pas susceptibles d'être fécondés par l'irrigation spermatique ; en second lieu, on ne voit pas pourquoi, chez la poule, qui ne pond qu'un œuf par jour, il n'y aurait pas progrès égal, maturité simultanée des ovules, si on les supposait fécondés simultanément dans l'ovaire, et ayant, en conséquence, reçu ensemble une impulsion vitale nouvelle; car on sait qu'un seul coït permet à une poule de pondre pendant un mois, et même au dire de Fabrice d'Aquapendente pendant un an, des œufs féconds: donc notre première supposition offre plus de probabilités que la deuxième. On pourrait aller plus loin encore et assimiler ce qui se passe ici avec ce que nous avons dit précédemment des insectes et des mollusques. En effet, c'est pour la poule même qu'on a eu la première idée d'une mise en réserve du sperme, et c'est à Fabrice d'Aquapendente qu'elle est due. On trouve au cloaque des oiseaux une bourse impaire (*bursa Fabricii*), que Geoffroy Saint-Hilaire nomme vésicule séminale, pensant comme Fabrice que c'est là que le coq injecte son fluide; mais il serait difficile de bien comprendre la fécondation par du sperme conservé dans le *bursa Fabricii*, puisque l'œuf ne fait que traverser instantanément le cloaque et y arrive muni de sa coque; en second lieu, cette vésicule, ainsi que l'ont remarqué Harvey, de Graaf, Schneider, Carus et Geoffroy St-Hilaire lui-même, existe chez le mâle comme chez la femelle; et si ce dernier savant la regarde comme identique, et comme méritant le nom et remplissant la fonction de vésicule séminale; si, chez des poules dont la ponte était empêchée, il n'a pas vu l'œuf subir d'incubation intérieure, on peut objecter que, chez la poule même, Prévost (d'après l'assertion d'Audouin) a reconnu le sperme du mâle dans l'oviducte; qu'il faut bien qu'il s'y répande chez les serpents, les lézards, etc., qui n'ont point de bourse copulatrice ou *bursa Fabricii*, et dont plusieurs espèces font éprouver à leurs œufs une incubation intérieure, au point de n'accoucher ensuite que de petits vivants. Ceci s'appliquerait par conséquent aussi à plusieurs invertébrés, insectes ou mollusques dont nous ferons plus loin l'énumération.

C. Dans les mammifères ou animaux vivipares on n'observe jamais l'encombrement des voies génitales par des œufs détachés de l'ovaire avant la fécondation (1). Ces voies restent donc libres, et pour admettre que l'ovule est fécondé dans l'ovaire même, il n'est pas nécessaire d'en venir, avec Harvey, Bartholin, Fantoni, Malpighi et plus récemment Grasmeyer, à l'idée d'une résorption du sperme qu'ils font voyager avec le sang, et porter, soit en substance, soit en *aura*, à l'ovaire par des capillaires artériels, après avoir même imprégné toute l'économie par une sorte de *contagion* (Harvey) assimilée à celle des virus.

Si les ovules des grenouilles ne peuvent être fécondés dans l'ovaire, il n'en est pas ainsi des mammifères, et l'existence positive des cas de grossesses ovariques ou abdominales, chez la femme, le prouve suffisamment; car si ce n'est pas dans l'ovaire même, c'est du moins *immédiatement* à la sortie de cet organe que le germe a été fécondé dans ces circonstances. Du reste, si l'on ne peut voir opérer le sperme dans ce point même, on a du moins la certitude qu'il en arrive bien près; car Prévost et Dumas ont reconnu la présence des *animalcules spermatiques*, non-seulement dans la ma-

(1) Les fausses grossesses, même chez la femme, sont toujours un résultat d'imprégnation.

trice, mais jusque dans la trompe utérine, où Leeuwenhoeck les avait déjà trouvés sur une lapine. Ce fait est plus important que les observations de femmes assassinées durant l'acte du coït, et dans l'utérus et les trompes desquelles on dit avoir trouvé le sperme; car on a pu prendre pour tels le mucus glaireux de la matrice et le mucus lactescent que nous avons nous-même vu dans les trompes de filles vierges, à l'époque de la puberté. Ni ces derniers observateurs, ni Harvey qui déclare n'en avoir jamais vu dans l'utérus des biches ouvertes après le coït, ni Haller et autres qui font des déclarations analogues, n'avaient employé le microscope, qui seul peut donner des notions positives à cet égard.

D'après Prévost et Dumas, ce n'est pas instantanément mais en plusieurs jours que les animalcules arrivent dans les trompes des chiennes imprégnées, et il semblerait que ce voyage ne fût dû qu'à l'activité spontanée des animalcules, ainsi que l'avait pensé Leeuwenhoeck; mais cette reptation si lente, vu la petitesse de ces corpuscules mouvants, doit être puissamment aidée par les contractions antipéristaltiques de l'utérus et de l'ovaire, d'où résulte une sorte de succion qui seule peut expliquer la pénétration de l'humeur fécondante dans l'utérus d'une fille ou d'une femme qui n'a point eu d'enfant encore, car l'orifice en est alors fort étroit et nullement béant. En admettant cette succion, on peut concevoir que l'arrivée des animalcules au voisinage de l'ovaire soit quelquefois instantanée, et que la fécondation succède immédiatement au coït, pour peu que les corps jaunes dont il sera question bientôt existent déjà et soient voisins de leur période de rupture, comme cela peut s'être préparé spontanément chez une femme passionnée, et mieux encore chez celles qui ont répété précédemment le coït.

Ainsi, le sperme arrivant jusqu'auprès de l'ovaire sera là prêt à féconder l'un après l'autre tous les ovules successivement fournis à la trompe, et la multiplicité des produits ne dépendra que du nombre des ovules successivement disponibles, et non d'une imprégnation simultanée dans l'ovaire même; le nombre des copulations pourra donc *quelquefois* (1), sous ce rapport, influer sur celui des produits, moins en fournissant du sperme en nouvelle quantité, qu'en réitérant l'orgasme qui met les vésicules de l'ovaire en maturité. Plus ces vésicules seront naturellement libres et nombreuses, plus l'animal sera disposé à produire, dans une même portée, comme le prouvent les rongeurs, les marsupiaux, le hérisson, la truie dont l'ovaire est en grappe, ou peu s'en faut; aussi jamais la fécondité des mammifères n'est-elle comparable à celle des invertébrés, des poissons et des reptiles; il en est de même des oiseaux, et pour la même raison.

Dans l'espèce humaine, celle du bœuf, du cheval, chaque ovaire ne fournit généralement qu'un ovule; l'un et l'autre peuvent en fournir chacun un, de là les jumeaux. Mais les cas où des femmes ont donné le jour à trois, quatre et même cinq enfants, tout exceptionnels qu'ils sont, n'en prouvent

(1) « Ce n'est point du nombre des accouplements que dépend le nombre des petits; car l'on s'est assuré que le cochon et le chien n'ont besoin que d'un seul accouplement pour produire, et pour produire en grand nombre. » (Buffon.)

pas moins que chaque ovaire peut en fournir plusieurs. Une fois les ovules mis en mouvement par une fécondation arrivée dans la trompe, toute fécondation nouvelle cesse ordinairement d'avoir lieu ; le sperme semble avoir été annihilé, quoique sans doute bien peu de ses particules actives aient été utilisées. On peut croire aussi que cette matière ne reste dès-lors inutile que parce qu'il n'y a plus exhibition de nouveaux ovules. La chaleur des femelles cesse, en effet, ordinairement tout-à-fait après l'imprégnation fertile ; et si, habituellement, la truie et parfois encore la vache et la jument, si la femme même font exception sous ce rapport, peut-être la rareté des superfétations tient-elle moins à ce que le sperme ne peut plus arriver dans un utérus gravide, qu'à l'impossibilité où est la trompe de recevoir de nouveaux ovules, en raison de la présence du corps jaune en regard de son pavillon.

Toutefois, on comprend qu'il pourrait bien arriver le contraire de ce que nous venons de dire, et peut-être l'inégalité de taille qu'on remarque si souvent entre deux jumeaux (1) tient-elle à une véritable différence d'âge, explicable par des fécondations successives, toutes comparables à celles des œufs de la poule dans l'oviducte. On conçoit, au reste, qu'il ne peut guère être alors question des *superfétations*

(1) Cela est même certain pour les animaux à portée nombreuse ; chez les chiens, les chats, etc., le dernier est ordinairement plus petit et plus faible. J'ai trouvé dans chaque corne de l'utérus d'une taupe des petits dont la différence était énorme, le plus éloigné de l'ovaire ayant douze à quinze fois la longueur du dernier ; cette différence est assez visible aussi pour le lapin dans les fig. de de Graaf et de Prévost et Dumas. Une chatte, dont toutes les couches sont abortives, rend des fœtus fort inégaux dans leur développement ; d'après ce que je tiens d'un de mes amis, ces inégalités s'effacent sans doute à mesure qu'approche le terme de la gestation.

à plusieurs mois de différence, non plus que des cas où des jumeaux de deux couleurs devaient être évidemment rapportés à une paternité double. Les premières n'ont été bien constatées que sur des animaux à utérus double, comme le lapin, ou sur des femmes portant, par anomalie, la même conformation. Quant aux autres, ce ne sont pas des superfétations, mais des fécondations doubles et opérées par deux pères différents dans deux instants fort rapprochés l'un de l'autre ; on cite effectivement quatre à cinq exemples bien constatés de femmes accouchées en même temps d'un négrillon et d'un enfant blanc, mais tous deux du même terme.

CHAPITRE VI.

DES ACTES MATERNELS.

Nous allons examiner sous ce titre tous les phénomènes qui se passent dans les organes féminins, depuis l'instant où tout commerce avec les masculins a cessé, mais qui sont toutefois la continuation et l'effet de ce qu'ont produit les rapprochements sexuels.

Tous les phénomènes dont il a été question jusqu'ici ne sont en réalité que des préparations au grand acte de la production d'un nouvel être ; ceux qui feront l'objet de cet article marchent parallèlement avec cette production et avec les développements ultérieurs qui en dépendent. Ils commencent à la conception et finissent à l'éducation du nouveau produit, et dans l'intervalle qu'ils embrassent, ils se sous-divisent en périodes composant autant d'actes particuliers toujours comparables, mais pourtant offrant aussi des différences souvent importantes et même fondamentales, selon le type de conformation des organes, type dont les trois formes principales nous ont déjà servi de base dans l'étude de la fécondation, et devront établir également ici nos divisions primaires; quant aux secondaires, elles sont naturellement tracées par les périodes susdites qui sont aussi distinctes par leur nature même que par leur siége anatomique.

ARTICLE I.er — Animaux à oviductes et ovaires continus (invertébrés).

Des cœcums plus ou moins longs, plus ou moins rameux, terminés quelquefois en cul-de-sac assez obtus, plus souvent en pointe effilée, se montrent remplis d'œufs d'autant plus gros et plus consistants, qu'ils se rapprochent davantage des passages qui doivent les conduire au-dehors. Sont-ils d'abord enfermés dans l'épaisseur des parois mêmes de l'ovaire, comme le donne à entendre Milne Edwards pour les crustacés? Rien ne le prouve, et je vois au contraire ceux des pucerons se former au centre d'un petit renflement terminal de chaque cœcum ovarique. C'est donc par sécrétion, par apposition de globules séparés des fluides circulants, par l'organe même et par les affinités nouvelles qui s'établissent entre ces molécules, que l'ovule paraît d'abord être formé et accru ensuite à mesure qu'il descend davantage.

Quel que soit son premier point de départ, toujours est-il qu'il grossit en descendant, qu'il est donc nourri quoique détaché des parois de l'ovaire et simplement contigu avec elles. Cet ovaire, au reste, reçoit, à cet effet, une affluence de matière nutritive, et nous devons en juger ainsi quand nous voyons chez certains insectes le cœur ou vaisseau dorsal se bifurquer en avant, une branche se portant dans le corselet et la tête, l'autre à l'ovaire où elle se ramifie évidemment (voy. *Circulation*). Aussi cet ovaire acquiert-il souvent d'énormes dimensions et sécrète-t-il une quantité d'œufs véritablement immense, et qui n'est égalée, surpassée peut-être, dans l'ordre des vertébrés, que chez les poissons (1) qui, à la rigueur, devraient rentrer dans la présente division, et chez les reptiles batraciens : de là, le volume considérable de l'abdomen chez la femelle, volume qui la rend parfois presque incapable, incapable même de tout mouvement comme nous le voyons pour certaines phalènes, coccus, termes, etc. Ces derniers insectes nous présentent surtout le développement le plus remarquable de l'abdomen, qui prend la grosseur et la longueur d'un doigt, tandis que la tête et le corselet n'ont pas la grandeur de ceux d'une guêpe ; et ici on voit que ce n'est pas l'effet d'une simple distension, car la peau de l'ab-

(1) On porte à 500 le nombre d'œufs pondus par le bombyce à soie, certaines mouches en font 2,000 à chaque portée, et on estime à 40,000 ceux que peut pondre une mère-abeille ; on dit que la femelle du termite fatal peut en déposer jusqu'à 80,000 en 24 heures ; mais comme les œufs contenus dans le ventre de celle-ci sont presque aussi gros que les ovules médiocrement développés des poissons qui forment des masses bien autrement considérables, on doit peu s'étonner de voir le nombre de ceux-ci estimé jusqu'à plusieurs millions, plus de 9,000,000 dans une seule morue (Leeuwenhoeck), plus de 300,000 dans une carpe (Petit), près de 15,000,000 dans un esturgeon (Rousseau).

domen s'est épaissie, renforcée, au lieu de s'amincir. Il en est de même, sans doute, de la chique (*pulex penetrans*), dont le ventre membraneux acquiert, sous l'épiderme de l'homme que l'animal a perforé pour s'y cacher, le volume d'un petit pois, tandis que la tête reste presque imperceptible.

Nous avons dit que, la plupart du temps, ces œufs sont fécondés à leur passage dans les dernières parties de l'oviducte; après quoi ils sont immédiatement pondus, s'enduisant seulement auparavant d'une matière visqueuse, sécrétée ou par les parois même de l'oviducte, ou par des poches du cœcum ou grappes particulières, laquelle est destinée tantôt à les agglutiner aux corps voisins, tantôt à les réunir entre eux, tantôt à ajouter seulement une pellicule de plus à leurs enveloppes, cette matière ne tardant pas à se dessécher ou à se condenser même sous l'eau pour les espèces aquatiques. Chez l'escargot, on peut croire que la couche des cristaux calcaires, qu'a découverte Turpin dans la coque de ses œufs, est fournie par les vésicules multifides dans lesquelles Cuvier a signalé une matière d'aspect laiteux. Chez les animaux à œufs composés, les planaires, les sangsues, etc., une dilatation des oviductes voisins du dehors (matrice des sansgsues) fournit à plusieurs ovules qui s'y amassent ensemble une enveloppe commune, d'abord molle, qui se durcit au-dehors et parfois (*sanguisuga off.*) se recouvre d'une écume qui ne tarde pas elle-même à se solidifier en forme d'éponge. Il n'y aurait donc souvent entre ces animaux de différence relative à la ponte que celle-ci, que la même poche fournirait par degrés la matière d'enveloppe aux uns, les en couvrirait simultanément, après les avoir retenus dans son intérieur même chez les autres.

Quant à leur expulsion qu'on nomme *ponte*, elle est ordinairement fort simple, et c'est le plus souvent un à un, tantôt en série continue, en chapelet (tipules, mollusques), tantôt et plus souvent isolément qu'ils sont évacués; parfois ils sont lancés même à quelque distance, c'est ce que montrent la mouche baliste et une espèce de tipule (Kirby); ou jetés au hasard, plus souvent déposés avec soin et lenteur, et parfois avec beaucoup d'ordre. Beaucoup d'insectes et quelques arachnides sont pourvus, à cet effet, d'un instrument particulier qu'on nomme *pondoir*; tantôt c'est un simple prolongement mou, contractile, annelé des anneaux de l'abdomen, comme chez les papillons, les mouches, tantôt il est armé de tarières et de scies propres à entamer les tissus des animaux ou des végétaux dans la substance desquels les larves doivent vivre en parasites (ichneumons, cynips, tenthrèdes, cigales), ou bien la terre dont l'humidité est nécessaire à leur éclosion (sauterelles et grillons, etc.). Le tube et l'ouverture du pondoir seraient quelquefois, à ce qu'il paraît, tout autres que la vulve; dans la cigale, on assure que c'est un prolongement du cloaque postérieur même à cette ouverture sexuelle (Doyère); il en doit être ainsi des ichneumons, cynips, etc. Mais c'est à tort que Chabrier a cru que les ixodes pondaient par la bouche; nous avons signalé ailleurs le voisinage de la bouche et de la vulve, et l'on a reconnu depuis que ce voisinage avait causé l'erreur (Lucas).

Il arrive quelquefois qu'au lieu d'œufs ce sont des petits vivants que la mère met au monde. Les œufs ont été alors fécondés dans l'ovaire même et le plus souvent pourtant dans sa partie la moins reculée, d'où résulte que l'accouchement est très-fréquemment réitéré, les produits n'arrivant que successivement à la maturité convenable à leur expulsion. Dans tous les cas, les choses ne se passent point comme chez les vrais vivipares ; il y a eu seulement ici une sorte d'*incubation intérieure*, et l'on a appelé ces animaux ovo-vivipares pour les distinguer des mammifères dont l'œuf n'est pas seulement couvé, mais dont le fœtus est nourri par la mère durant son séjour intérieur. Des exemples d'invertébrés ovo-vivipares nous sont fournis par les pucerons (*aphis*) qui accouchent de larves peu différentes de leur mère, ayant toutes les pieds longs et enveloppant le contour de leur abdomen dont l'extrémité se présente constamment la première aux passages. D'autres exemples sont donnés par une petite tipule, une espèce de cochenille, quelques punaises (Lacordaire), par diverses mouches (*M. carnaria*) qui jettent une à une des larves vermiformes toutes vivantes sur les viandes gâtées, tandis que leurs congénères (*M. vomitoria*) n'y déposent que des paquets d'œufs allongés et dont, à la vérité, l'éclosion ne se fait guère attendre. D'autres diptères sont plus singuliers encore, en ce que chaque larve éclose dans le corps de la mère y est conservée jusqu'à son changement en nymphe et n'est expulsée qu'alors, ayant conséquemment une taille aussi grande que la mère dont elle a distendu l'abdomen ; de-là le nom de *pupi-*

pares qu'on leur a donné (hippobosque). Les actinies contiennent des œufs ronds, qui sont quelquefois rejetés en même temps que le sont des fœtus semblables à leur mère, à part le nombre de tentacules qui est beaucoup moindre (Rapp). La filaire de Médine se remplit tellement de fœtus tout formés, qu'on a eu la singulière idée de la regarder comme un agrégat de vermisseaux de même forme que l'ensemble; il en est à peu près ainsi du cucullan, du vibrion de la colle, dont la progéniture sort plutôt par ses propres efforts que par ceux de la mère qui souvent même est dilacérée, détruite dans cette opération. Plusieurs mollusques gastéropodes (paludines, sabots), ou acéphales (anodontes, unios), et les scorpions donnent aussi naissance à des petits tout formés.

Parmi les ovipares proprement dits, c'est-à-dire dans la masse des invertébrés, il en est un certain nombre dont les œufs sont encore, après la ponte, l'objet d'une sollicitude maternelle. Plusieurs les agglomèrent et les recouvrent d'une abondante couche de mucosités comme les mollusques, d'autres les revêtent de soie comme les araignées, ou de poils arrachés à leur abdomen comme certains papillons, d'autres les élèvent sur un pédicule (branchiodèles, planaire brune, hémerobe); mais tous ces détails relatifs à ce que Burdach a désigné sous le nom collectif de *nidamentum* (1) appartiendraient, en majeure partie, à l'histoire naturelle. Nous ajouterons seulement que plusieurs animaux invertébrés

(1) Voy. un mémoire de Lund (*Ann. des sc. nat.*) sur les enveloppes des œufs des mollusques.

ont ceci de remarquable, qu'ils pondent leurs œufs déjà réunis en masse, et parfois même composent un œuf véritablement unique mais à plusieurs germes. Il n'y a qu'un pas de la capsule à loges nombreuses dont accouche la blatte en une seule fois, et l'ensemble lamelleux que fabrique la mante en déposant successivement chaque couche d'œufs entre des couches de mucus desséché; chaque loge contient dans l'un et l'autre cas un œuf bien séparé, mais il n'en est pas de même de l'œuf composé à enveloppes communes dont nous parlerons ailleurs quand il sera question des parties constituantes ou intérieures.

Tous les invertébrés n'abandonnent pas ce dépôt précieux; les uns couvent véritablement leurs œufs; les bivalves les couvent dans leurs branchies où les ovaires les déposent; la clepsine aplatie, sorte de sangsue à sang blanc, les tient sous son corps creusé en cuiller; d'autres les couvrent aussi de leur corps bientôt desséché, car elles survivent peu à la ponte, tous les gallinsectes (*coccus*) (1). Il en est qui périssent aussi après s'être emprisonnés avec leurs œufs pour les veiller de plus près, comme plusieurs aranéides (clubione, micrommate, thomise, etc.). La forficule paraît aussi couver les siens, et ses soins ne sont pas inutiles, car les coques dures et épaisses, les enveloppes soyeuses et autres dont recouvrent leurs œufs bien des insectes et des araignées n'empêchent pas certains ichneumons d'y enfoncer les leurs, d'où naissent des larves qui en dévorent le contenu. Pour les mieux protéger, certaines aranéides les portent

(1) Lacordaire en dit autant des pucerons. Tous ceux que j'ai vus, secs, gonflés et collés sur des feuilles ou tiges, contenaient non des œufs, mais une larve d'ichneumon à divers degrés de développement.

partout avec elles dans un sac factice (dolomède, lycose, pholcus), tandis que divers crustacés les tiennent dans des poches naturelles, soit sur le dos comme l'*éphippium* des daphnies, soit sous le corps comme le font les cloportes, les aselles, les cyames, soit au voisinage de l'anus comme les branchipes, les cyclopes, les lernées, les nicothoés, dont le sac simple ou double n'est qu'un prolongement de la membrane interne des ovaires. Enfin, les écrevisses tiennent leurs œufs suspendus aux fausses pattes abdominales, et protégés par la concavité de leur abdomen caudiforme.

Ces incubations sont, au reste, bien différentes de celles des oiseaux; elles n'échauffent nullement les œufs qui ne reçoivent que de la température atmosphérique la chaleur nécessaire à leur fructification; aussi l'époque de leur éclosion varie-t-elle en grande partie selon la saison où ils sont pondus; tels passent l'hiver s'ils sont pondus en automne, qui éclosent après quelques semaines si c'est en été. Ceci se remarque notamment chez les lépidoptères mais non chez tous; car le ver-à-soie, par exemple, passe la fin de l'été, l'automne et l'hiver à l'état d'œuf, à moins qu'on ne le fasse éclore à force de chaleur. L'idiosyncrasie y est donc pour beaucoup, de même que la nature des enveloppes de l'œuf. Celui de la *M. vomitoria* éclot en vingt-quatre et quelquefois en quatre heures, celui des abeilles en trois jours, des grillons en un mois, etc.

Un grand nombre d'invertébrés, d'insectes surtout, meurt après la ponte et ne peut en conséquence donner long-temps des soins à une progéniture.

Toutefois on a reconnu dans certaines punaises (Dorthesia) des soins maternels, la mère rassemblant et portant ses petits. Les scorpions, les lycoses portent aussi les leurs sur leur dos ; la clepsine bioculée porte les siens suspendus sous son ventre creusé en cuiller ; on a dit même, mais sans preuves, que les aphis nourrissent leurs nouveau-nés de la matière miellée qu'exsudent les tubes abdominaux des deux sexes ; mais on sait bien positivement que les fourmis, les termès et les abeilles neutres nourrissent les larves nées des femelles de leur république, que les guêpes nourrissent leurs propres petits comme les oiseaux. Ce sont là des cas exceptionnels ; en général, les soins maternels des insectes sont tous de prévision instinctive : de là, les industries employées pour les déposer, dans des circonstances convenables, sur la plante ou la substance quelconque qui doit nourrir la larve ; les provisions entassées avec l'œuf dans des retraites confectionnées avec soin, etc., etc.

ARTICLE II. — Des phénomènes maternels chez les animaux ovipares à solution de continuité entre l'ovaire et l'oviducte. (Vertébrés ovipares.)

Il n'y a pas, chez les poissons osseux, de scissure entre l'oviducte et l'ovaire, et sous ce rapport on eût pu les ranger parmi les animaux de l'article précédent ; ils leur ressemblent encore par l'innombrable quantité de leurs œufs. Les sacs ovariens ne sont point ici ramifiés, mais pourvus de lames intérieures auxquelles les œufs sont attachés par des vaisseaux et même comme enchâssés dans une membrane fine qui se rompt à la maturité. La plupart du temps, les œufs, par le fait de cette rupture, deviennent libres dans la cavité de l'ovaire et sont pondus en masses par les oviductes qui s'ouvrent derrière l'anus ; mais quelquefois aussi, comme dans la lamproie (Duméril), la truite et le saumon (Carus), les œufs tombent dans la cavité abdominale et n'en sortent que par des ouvertures voisines de l'anus et qui font communiquer le péritoine avec l'extérieur. La même chose aurait lieu, dit-on, chez les aphrodites et les lombrics terrestres, ce qui est fort douteux au moins quant à ces derniers; dès-lors tout est fait pour la mère, l'œuf est abandonné, si ce n'est peut-être chez quelques gobies qui construisent une sorte de nid et semblent veiller à leur progéniture; au reste, il faut bien qu'il y ait aussi quelque chose de particulier chez l'anableps de Surinam, la blennie vivipare, plusieurs silures, peut-être même l'anguille (Lacépède), qui pondent non des œufs mais des petits vivants. Pour ces poissons ovo-vivipares, la fécondation des œufs ne se fait donc pas au-dehors; et après la ponte, comme pour la masse des poissons osseux, il faut qu'il y ait sinon copulation complète, du moins rapprochement des individus et absorption par la femelle du sperme éjaculé par le mâle, ainsi que le font les salamandres. Il semble que les choses doivent se passer ainsi pour la truite, dont les œufs isolément jetés au fond des eaux pourraient difficilement recevoir l'aspersion masculine. L'hippocampe et les syngnathes en général offrent une autre singularité, c'est qu'ils portent leurs œufs jusqu'à éclosion, dans une poche pendante derrière l'anus comme un certain nombre d'entomostracés.

Les poissons chondroptérygiens ressemblent, au contraire, aux reptiles tant par leur double ovaire que par leur double oviducte à pavillon largement ouvert. Quant aux reptiles, on a fait remarquer avec raison que chez les batraciens, le paquet considérable des œufs se trouve fort éloigné de l'orifice des trompes; je trouve, en effet, dans le crapaud brun (*B. fuscus*) leur pavillon fixé au-dessus de chaque lobe du foie; de sorte que les ovules doivent y arriver en les côtoyant derrière cet organe, ou bien en passant par-devant dans sa scissure près de la vésicule biliaire; le pavillon est du reste assez large pour les recevoir. Chez les serpents et chez les lézards, l'ovaire n'est pas une grappe mais un sac purement membraneux et très-allongé, chez les premiers garni de filaments lâches, et comme caverneux chez les seconds, mais chez les uns et les autres terminé en pointe aux deux bouts. C'est dans l'épaisseur de ses parois que se forment les ovules qui fond d'abord saillie vers la cavité interne et non au-dehors; on peut s'en assurer sans peine en les soufflant. L'oviducte tient à l'une des extrémités de ce sac par le bout d'un pavillon long et large. Il n'y a donc nulle communication directe de la cavité de l'ovaire avec l'intérieur de l'oviducte, encore moins y aurait-il continuité complète de l'un à l'autre, ainsi que le pensait Dutrochet, trompé par la forme tubuleuse des ovaires qu'il avait bien reconnue chez les couleuvres. Mais cette disposition remarquable n'empêche pas sans doute que les œufs en maturité ne saillent au-dehors et ne s'échappent par une rupture de l'enveloppe extérieure seulement de l'ovaire ; car nous avons vu des calices chez le lézard vert, et les ovules les plus gros se déchiraient extérieurement par la distension de l'ovaire sur un sujet conservé dans l'alcool.

Les œufs des reptiles et des poissons chondroptérygiens séjournent, en général, davantage que ceux des oiseaux dans l'oviducte ; ils y éprouvent parfois un commencement d'incubation (couleuvre vipérine et autres), et assez souvent encore une incubation complète qui permet au petit de naître tout formé. C'est ce qu'on remarque assez fréquemment chez les raies et les squales, qui tantôt pondent des petits vivants, et tantôt rejettent ces œufs à formes singulières, qui sont pourvus de quatre appendices fendus et destinés à conduire l'eau dans l'intérieur de leur enveloppe cornée (1). Tel est le cas aussi de la salamandre terrestre, dont les têtards ne sont ordinairement expulsés que quand est arrivé ou presque arrivé le moment de leur métamorphose. Des petits bien formés, ayant une taille qui étonne au premier abord, sont mis au jour par la femelle de l'orvet, de la vipère, de quelques lézards surtout dans les pays chauds. Au Chili, dit-on (Cocteau), les lézards ont beaucoup de tendance à se montrer ovo-vivipares ; mais on en a vu aussi des exemples accidentels en quelque sorte pour des espèces com-

(1) Ces œufs sont ronds dans l'ovaire ; mais quand il n'y a pas d'incubation intérieure, c'est dans une dilatation anguleuse et à parois glandulaires de l'oviducte qu'ils se moulent ultérieurement, et prennent leur forme bizarre et leur enveloppe cornée.

munes dans nos contrées, telles le lézard des murailles (*var. crocea*).

Prévost et Dumas, pensant aux ophidiens seulement, ont cru que l'ovo-viviparité dépendait de l'étendue des organes respiratoires qui peuvent médiatement transmettre de l'air aux œufs en contact indirect avec eux dans la longueur du corps ; mais il n'en est pas ainsi des sauriens, et quant aux salamandres, nous verrons ailleurs que l'argument tiré des branchies de la larve est insignifiant, et il ne devrait pas faire exception pour la terrestre, pas plus que la cause susdite pour la vipère ; car quelle différence y a-t-il sous le premier rapport entre la vipère et les couleuvres ovipares? quelle, sous le second point de vue, entre la salamandre terrestre et les aquatiques? Dutrochet a remarqué que l'œuf incubé de la vipère a des membranes très-minces, et qu'il tient assez intimement à l'intérieur de l'oviducte qui est très-vasculeux ; à la vérité, les membranes de l'œuf le sont peu et les adhérences sont faibles; on ne peut donc pas dire qu'il y a là viviparité, vie placentale. Que ces rapports aident au développement du fœtus, cela se peut; mais qu'il y ait pour cela rupture de la coque et que tout dépende de là, les faits invoqués par Dutrochet ne sont pas suffisants pour le prouver, et l'incubation plus ou moins complète (si ordinaire d'après Dutrochet même) des œufs de la couleuvre vipérine et autres, dont l'œuf conserve la coque, n'est pas en faveur de la théorie énoncée par ce savant académicien.

Il n'y a, du reste, guère d'exemples parmi les

reptiles de soins ultérieurs donnés au produit de la ponte. Les crocodiles, les tortues, les lézards, les serpents, enterrent leurs œufs et les abandonnent, les batraciens les laissent flotter dans les eaux, ou bien les attachent dans les plis des feuilles aquatiques (tritons); le crapaud accoucheur (*obstetricans vulgaris*) mâle traîne cependant les œufs pelotonnés à ses pattes postérieures, jusqu'au moment où, les têtards étant près d'éclore, il les dépose dans l'eau, et la femelle du pipa reçoit son frai sur le dos, où il est, dit-on, posé par le mâle; là, la peau se gonfle et se dispose en cellules nombreuses, dans chacune desquelles un têtard vit, se nourrit et se métamorphose, pouvant s'y mouvoir et peut-être en sortir et y rentrer au besoin jusqu'à un certain âge, comme les petits des marsupiaux dans la poche maternelle.

Les ovules des oiseaux acquièrent, dans leur ovaire, le volume qu'on connaît au jaune dans les œufs pondus, et il est facile de les étudier dans cette poche membraneuse à parois minces et vasculaires où chaque œuf occupe une loge particulière, semblant suspendu à une sorte de mésentère commun. Les plus petits de ces ovules sont formés de la vésicule dite de Purkinje, recouverte presque immédiatement par la membrane du jaune; mais peu à peu celle-ci sécrète sa matière émulsive, que la coction nous montre y être déposée par couches concentriques très-régulières. La vésicule de Purkinje se rapproche de la surface à mesure que la maturité de l'ovule s'approche, et quand il est près de descendre dans l'oviducte, elle vient, dit-on, occuper le milieu d'une tache circulaire de couleur pâle et qu'on nomme la cicatricule (Prévost), ou bien la former par sa rupture en mêlant son contenu à la portion voisine du vitellus. On pourrait, selon Emmert, distinguer dans cette grappe les éléments de deux ovaires distincts, de même qu'il a retrouvé le rudiment du deuxième oviducte formant un petit cul-de-sac au côté droit du cloaque. (*Voir* les planches de la *Philos. anat.* de Geoffroy Saint-Hilaire : *Monstruosités.*) C'est, en effet, l'oviducte gauche qui seul se développe au degré convenable, comme le prouve son insertion au cloaque; de là il monte en faisant diverses circonvolutions pour s'épanouir en un large pavillon membraneux tout près de l'ovaire. C'est ce pavillon qui reçoit successivement chacun des ovules parvenus à maturité; ces ovules constituent le jaune ou vitellus de l'œuf futur; la membrane vasculeuse qui les emprisonne s'amincit à mesure qu'ils grossissent, et quand l'un d'eux a acquis les dimensions voulues, c'est-à-dire celles qu'il ne devra plus dépasser, elle s'éraille longitudinalement sur la ligne médiane, s'ouvre peu à peu, se réduit à une cupule hémisphérique d'où l'ovule s'échappe pour passer dans l'oviducte, laissant ainsi son calice vide. (*Voyez la fig. de* de Graaf, Carus, etc.) Cette maturation successive est indépendante jusqu'à un certain point de la copulation (*ova subventanea*), mais activée et régularisée par cet acte; elle varie, quant à son activité, selon l'espèce et les individus, et l'imagination semble avoir aussi sur elle quelque influence.

Il s'en faut de beaucoup, en effet, que le nombre des œufs pondus soit proportionnel à celui des ovules contenus dans l'ovaire, où l'on en trouve ordinairement plusieurs centaines ; et l'on sait que certains oiseaux, les gallinacés, pondent beaucoup plus d'œufs que les autres, surtout si on leur enlève le produit de leur ponte, ne laissant dans le nid qu'un seul œuf souvent même factice. On sait aussi que les bonnes poules pondent tous les jours, que d'autres mettent un jour d'intervalle entre chaque ponte, que certaines font des œufs à deux jaunes, deux ovules étant arrivés à la fois à maturité. On nous a parlé d'une poule qui, arrivée à un âge assez avancé, se mit à pondre seulement tous les trois jours, mais tous les œufs étaient énormes et contenaient deux jaunes (1) : elle mourut épuisée au bout de trois semaines, l'expulsion du dernier œuf n'avait pu être achevée. Ce fait nous paraît s'expliquer, non par une maturation irrégulière des œufs, mais par une ampliation anormale de l'oviducte qui permettait à deux ovules de se réunir habituellement ensemble, comme cela a lieu chez les sangsues, les planaires, etc. Nous conclurions de là que la succession des œufs un à un tient non-seulement à la régularité de la maturation, mais encore 1° à l'action de l'oviducte qui doit saisir et attirer l'ovule par une sorte de succion pour le détacher de l'ovaire, sans quoi il arriverait souvent qu'il tombât dans la cavité abdominale ; 2° à la longueur, à l'étroitesse et à la contractilité de cet oviducte qui ne permet ordinairement aux œufs de le traverser qu'à la file, et en les séparant même par des étranglements complets.

(1) Il ne faut pas confondre ces œufs à deux jaunes avec ceux à deux ou trois cicatricules que Malpighi dit avoir observés ; dans les uns la monstruosité date de l'oviducte, dans les autres elle date de l'ovaire.

Ce sont ces étranglements qui, avec quelques particularités de texture et de fonctions, ont fait comparer diverses régions de l'oviducte à la trompe, à la matrice et au vagin des mammifères. Cette détermination, admise par Tiedemann avec quelques modifications d'après Fabrice, Harvey, de Graaf, est rejetée par Geoffroy Saint-Hilaire et Carus, qui ne voient dans tout l'oviducte rien que l'analogue de la trompe des mammifères. Toutefois c'est, dit-on, principalement dans une partie à parois plus épaisses et garnie non-seulement de plis comme le reste, mais encore de villosités très-longues et très-serrées (Carus), que se sécrète abondamment la matière albumineuse qui forme le blanc de l'œuf et la partie calcaire qui en constitue la coquille : on pourrait la considérer comme l'analogue de la corne de l'utérus. Les phénomènes qui s'y passent n'ont peut-être pas été suffisamment étudiés, comme l'observe Geoffroy Saint-Hilaire. Ce savant du premier ordre semble croire qu'il y a, dans cette opération, départ des principes du sang, dont l'albumine se déposerait d'un côté et le carbonate calcaire de l'autre ; mais cette théorie devient inadmissible quand on considère qu'une membrane épaisse sépare ces deux productions qui doivent en conséquence avoir pris naissance successivement. Il nous paraît plus probable que le blanc et sa pellicule ont été produits durant le passage de l'œuf à travers les premières portions de l'oviducte ; ce qui le prouve, c'est la torsion des deux chalazes ou cordons contournés en spirale qui, des deux pôles du jaune, correspondent aux deux bouts de l'œuf, s'étendent à travers le blanc dont ils semblent n'être qu'une condensation : leur formation a été attribuée à une rotation qu'éprouverait sur son axe le vitellus en descendant comme en pas de vis dans l'oviducte, et en effet les deux chalazes sont, comme cela doit être dans cette supposition, tordues en sens opposés l'une de l'autre. Le blanc participe jusqu'à quelque distance à cette torsion, de là les filaments que Coste et Delpech ont regardés comme des ramifications du cylindre central.

Quant à la pellicule sous-jacente à la coque, elle est aussi due à une sécrétion, comme le prouve son apparition tardive ; elle est composée au moins de deux lames, Dutrochet en a même compté quatre chez des couleuvres. De même aussi le blanc est composé de couches concentriques d'inégale épaisseur, vérité facile à démontrer par la coction ; cette disposition commune indique pour ces deux productions des dépôts successifs, et pour la dernière en particulier, des condensations dues à un peu plus d'activité dans le travail d'absorption qui accompagne la sécrétion. Les stries rameuses qu'on remarque dans la pellicule ne sont que des amincissements comparables à ceux qu'on voit dans la plupart des papiers ; ce sont des espaces demi-transparents qui répondent aux plis saillants et ramifiés de l'oviducte au-dessus de la dilatation à parois villeuses, aussi ne se voient-elles point vers les deux bouts; je n'en trouve, au contraire, que vers l'une des extrémités dans l'œuf de la tortue terrestre. Cette pellicule n'est effectivement point vasculaire; le microscope, soit pour la tortue, soit pour la poule, n'y démontre que des filaments d'albumine concrets, entrelacés dans tous les sens et véritablement feutrés. Les coques molles ne sont qu'une couche de plus; les dures, celles des oiseaux, semblent dues à la sécrétion d'une trame albumineuse et membraniforme, mais très-molle, dans les interstices de laquelle se dépose par cristallisation confuse le carbonate de chaux, ainsi que l'apprend l'action des acides affaiblis; il n'y a donc là qu'une similitude peu complète avec l'ossification, et c'est plutôt à la formation des coquilles de mollusques qu'il faut la comparer.

La suraction qui préside aux sécrétions opérées dans la corne ou matrice des oiseaux, explique les colorations diverses dont la coque des oiseaux est assez souvent empreinte; le plus souvent, comme l'observe Carus, c'est du sang plus ou moins altéré qui en fournit les éléments. Ces productions paraissent quelquefois se former sans ovule; l'albumine sécrétée, rassemblée en paquet, s'entoure d'une coque, et le tout de forme plus ou moins régulière constitue ces œufs que les paysans attribuent au coq et qui sont du fait de poules épuisées ou stériles. Parfois, au contraire, le dernier acte de la sécrétion, l'imprégnation calcaire, n'a pas lieu, et l'œuf est expulsé sans coquille : c'est ce qui a lieu naturellement chez un certain nombre de reptiles, dont plusieurs offrent une continuité d'un œuf à l'autre dans ces enveloppes extérieures, d'où résulte un chapelet plus ou moins long (couleuvre lisse et autres); la plupart de ces animaux forment une coque flexible, il est vrai, mais pénétrée pourtant d'une certaine quantité de sels calcaires; la coquille est même plus dure, plus compacte que celle d'un œuf de poule dans ceux des tortues terrestres.

Ce n'est point l'effort de la ponte, mais la forme tubuleuse de l'oviducte et son élargissement plus grand du côté de l'extérieur, qui donne aux œufs la forme qu'on leur connaît dans la majeure partie des oiseaux; si la ponte est pénible, c'est au contraire en raison de la solidification préalable de la coquille, aussi la poule semble-t-elle célébrer par des chants de triomphe la joie de sa délivrance.

A ce sentiment succèdent plus ou moins immédiatement des dispositions plus maternelles, l'*incubation*. Tous les oiseaux, à part le coucou qui place furtivement ses œufs dans plusieurs nids d'oiseaux étrangers à son espèce, tous les oiseaux couvent les leurs; l'autruche même ne fait point exception, car si elle abandonne pendant le jour ses œufs couverts de sable et exposés à l'ardeur du soleil, la nuit elle vient s'y poser pour suppléer à l'absence de ce moyen de caléfaction. Voici une liste de la durée de l'incubation pour quelques oiseaux de taille différente; on y verra que les oiseaux les plus grands sont ceux qui couvent pendant un temps plus considérable, mais qu'il n'y a pas pourtant proportion exacte entre ces deux circonstances: paon, 27 à 30 jours; faisan, 20 à 25; poule, 21; pigeon de volière, 18; ramier, 14; serin, 13; oiseau-mouche, 12 jours. L'incubation, non plus que l'éducation ultérieure des petits, ne peut être dite exclusivement maternelle; car, dans les espèces à appariation durable, le mâle partage ces soins avec sa compagne; et souvent, dans nos fermes, on fait remplir l'office de couveuse à une poule-d'Inde qui n'est point mère, à un chapon même, en leur frottant avec des orties le ventre préalablement déplumé. Le sentiment d'irritation et de chaleur qu'on provoque ainsi artificiellement pour développer un instinct qu'on croirait d'abord moins machinal, semble naturellement exister chez la pondeuse.

Barkow a décrit comme *organe incubateur* un plexus vasculaire sous-abdominal, dans lequel une sorte d'inflammation ou d'érection appelle le sang en plus grande abondance, et permet de communiquer aux œufs une chaleur plus forte et plus constante (+ 34°). L'absence des plumes y rend aussi le contact plus facile entre la peau et les œufs. Carus voit dans cette disposition une analogie éloignée avec l'existence des mamelles chez les vertébrés supérieurs. On a cru trouver une analogie plus complète entre le lait et la matière crèmeuse que les pigeons dégorgent dans le bec de leurs petits nouvellement éclos (Hunter); mais est-il certain que ce n'est pas là du chyme renvoyé par une sorte de rumination? Si c'est réellement une sécrétion, elle doit venir du ventricule succenturié dont les follicules préparent habituellement un mucus lactescent qu'on peut en tout temps exprimer de leur intérieur. Plus tard, ces oiseaux se contentent de regorger les graines ramollies dans leur jabot, ou peut-être même seulement retenues d'abord dans leur pharynx, jusqu'à ce que les petits puissent les saisir d'eux-mêmes à terre, comme le font en naissant les gallinacés et les palmipèdes. Le rôle de la mère, pour ceux-ci, se borne à les conduire, à les appeler lorsqu'elle rencontre un aliment à leur convenance, à les réchauffer de temps en temps sous ses ailes; elle n'a même pas eu d'ordinaire la peine de rompre la coque de l'œuf de son petit assez fort pour la briser, et portant à cet effet sur le bout du bec une callosité assez forte; au contraire, les petits à maturité sont si faibles dans les nombreuses espèces de passereaux, les rapaces, qu'après avoir ouvert leur prison, la mère est encore obligée de chercher au loin des fruits mous, des insectes ou une proie plus volumineuse dont elle dépose les lambeaux dans le bec largement ouvert de sa progéniture, seul mouvement dont soient d'abord capables ces petits êtres nus et débiles. Quant à l'éducation qu'on pourrait appeler morale ou d'instruction, que les parents donnent plus tard à leurs petits, nous en avons parlé ailleurs, elle n'appartient plus à notre sujet actuel.

Avant de passer à l'article suivant, nous dirons quelques mots des phénomènes maternels des *monotrêmes*, c'est-à-dire de l'ornithorhynque et de l'échidné. Cuvier leur accorde pour tout organe éducateur interne deux longs tubes membraneux, parfaitement séparés et ouverts isolément dans l'urètre, disposition qui rappelle celle des reptiles plus que celle des mammifères. Il y a de plus avec les oiseaux cette ressemblance, que chaque oviducte est renflé, épaissi au voisinage de son orifice externe, assez large et terminé en pavillon dans sa partie la plus intérieure, que l'ovaire gauche est seul complétement développé et que les vésicules en sont volumineuses, bien séparées, moins pourtant que dans la poule. Quant aux calices, ils se rapprochent plus des corps jaunes des mammifères. Les observations d'Owen sur les ovules trouvés dans l'oviducte les feraient plus aisément assimiler à ceux des ovipares qu'à ceux des mammifères : en effet, les ovules étaient sans adhérence aucune, composés d'un vitellus de plusieurs lignes de diamètre, entourés d'un albumen aqueux et recouverts d'une coque gélatineuse assez coriace, et non d'une caduque. A ces faits s'en joignent d'autres, moins concluants il est vrai, en faveur de l'oviparité complète de ces animaux, admise primitivement par Geoffroy Saint-Hilaire, savoir : 1° que les jeunes ornithorhynques disséqués par Owen étaient dépourvus de cicatrice ombilicale, et portaient sur le bec une éminence semblable à celle dont le bec du poulet est armé, qui lui facilite la rupture de la coquille de l'œuf; 2° que, au rapport des habitants de la Nouvelle-Hollande, on trouve des œufs plus gros que ceux de poule, ou bien leurs coquilles, dans les nids des ornithorhynques.

D'un autre côté, on peut, avec Meckel, de Blainville, Owen, opposer à l'oviparité exclusive, 1° l'étroitesse du bassin qui ne permettrait pas le passage d'œufs aussi volumineux qu'on a dit être ceux de l'ornithorhynque, et 2° l'existence des mamelles chez la mère, fait reconnu par le premier de ces anatomistes, contesté ensuite par Geoffroy qui, dans les agrégats de longs cœcums flexueux terminés vers un point commun, mais sans mamelon saillant, ne voyait que des glandes sébacées, analogues à celles des musaraignes, etc. ; le liquide qu'on y a observé depuis lors s'est montré manifestement laiteux, et on a trouvé du lait dans l'estomac d'un petit à la mère duquel on avait, il est vrai, donné du pain et du lait pour nourriture, ce qui peut faire craindre qu'elle n'ait partagé ses aliments avec son nourrisson. Au reste, ces faits paraissent avoir entraîné la conviction de Geoffroy lui-même : la mollesse et la brièveté du bec, la longueur et la largeur de la langue, dans le jeune âge, constatées par Owen, permettent d'admettre une lactation quelconque. Ainsi des opinions opposées d'abord se sont rapprochées et à peu près identifiées ; on est même presque d'accord sur ce point qu'il y a oviparité chez les monotrêmes, comme chez beaucoup de reptiles, et qu'ils allaitent leurs petits comme les mammifères. La seule question pendante est celle du lieu où se fait l'éclosion : dans la partie renflée de l'oviducte ou corne utérine selon Owen et de Blainville, dans le passage qui lui fait suite (urètre d'après Cuvier) selon Geoffroy St-Hilaire.

ARTICLE III. — Des phénomènes maternels chez les animaux vivipares (mammifères).

§ 1er. *Marsupiaux.*

De même que nous avons parlé des monotrêmes, après nous être occupé des vrais ovipares, de même nous croyons devoir dire d'abord quelque chose de ce qui concerne les mammifères marsupiaux, avant d'entrer dans les détails de la viviparité complète. Ainsi se trouvent rapprochés deux groupes d'animaux qui ne se ressemblent guère qu'en ce qui concerne la génération, encore y a-t-il bien loin de cette ressemblance de phénomènes génitaux à une identité complète ; chez les uns et chez les autres, il y aurait, ce me semble, absence ou réduction considérable de la vie placentale, c'est-à-dire de cette période durant laquelle le nouvel être vit *attaché* à sa mère et se nourrit de son sang ; la vie mammaire succédant, chez les premiers, immédiatement à la vie *vitellienne,* c'est-à-dire entretenue aux dépens du vitellus. Mais, chez les monotrêmes, cette période vitellienne serait aussi prolongée que chez les ovipares ; tandis que, chez les marsupiaux, elle serait aussi courte que chez les autres mammifères, et qu'il s'y joindrait au moins un commencement de période placentale : de là, le nom de *sub-ovipares* que de Blainville donne aux premiers, de *sub-vivipares* qu'il applique aux seconds.

En effet, d'observations variées il résulte aujourd'hui que les petits des marsupiaux sont expulsés hors de l'utérus, non pas à l'état d'ovules qui doivent se greffer dans la poche sous-abdominale, comme l'avait pensé d'abord Geoffroy Saint-Hilaire, mais dans un état qu'on peut encore dire embryonnaire, c'est-à-dire nus, mous et de très-petites dimensions, les membres incomplétement formés, les yeux à peine perceptibles, mais la bouche et les narines largement ouvertes, la langue bien développée (1). Certains faits (Barton) donneraient à croire que la vulve peut se mouvoir avec les chairs environnantes, peut-être le vagin renversé, et insinuer les petits jusque dans la poche chez le sarigue ou l'opossum,

(1) C'est dans cet état que le savant zoologiste cité plus haut les a fait dessiner, et c'est à peu près le même que Owen décrit au sujet d'un petit encore contenu dans la matrice.

jusques entre les plis cutanés qui la représentent chez d'autres didelphes, comme la marmose, le cayopollin, etc : dans cette poche sous-abdominale sont cachées les tétines auxquelles les petits se suspendent. D'autres faits (Owen) relatifs au kanguroo semblent indiquer que c'est avec ses lèvres que la mère saisit les embryons évacués par la vulve et les enfonce dans sa poche ventrale.

Quoi qu'il en soit, suspendus aux mamelons allongés et renflés en massue qui remplit une excavation de la langue, ces embryons en tirent d'autant plus aisément leur nourriture, que les mamelles sont comprimées par des muscles, et que leur larynx prolongé vers les narines par une épiglotte presque circulaire et qu'enveloppe le voile du palais, ne peut être obstrué par ce liquide, avec quelque abondance qu'il coule sur ses parties latérales. Les os marsupiaux servent à l'attache des muscles qui ouvrent et ferment cette poche, dans laquelle les petits cherchent volontiers une retraite, lorsque, parvenus à un complet développement, ils peuvent quitter et reprendre cette mamelle à laquelle ils étaient invariablement fixés dans les premiers temps. C'est dans cette poche qui semble grandir avec eux (Geoffroy Saint-Hilaire), que la mère les emporte ; et quand elle n'en est point pourvue, quand ses petits sont devenus trop pesants pour être emportés ainsi pendus aux mamelles, c'est sur son dos qu'elle les porte ; à sa queue relevée s'enroulent celles de toute la famille.

Voilà pour ce qui se passe visiblement et au-dehors. Intérieurement on sait que les vésicules de de Graaf, et par conséquent leur contenu, ne l'emportent point en dimension sur ce qu'offre l'ovaire des autres vivipares ; que, par conséquent, l'ovule doit grossir beaucoup dans la corne utérine où il se rend. Ces premiers progrès établissent une très-grande différence entre ces animaux et les ovipares ; c'est donc à tort qu'Owen les qualifie d'ovo-vivipares, expression qui rappelle ce qui se passe chez la vipère par exemple, mais d'autant moins à propos que la vipère met au jour des petits bien conformés de tout point, tandis que les marsupiaux n'accouchent que d'embryons, c'est-à-dire de petits fort imparfaits. Mais remarquez surtout que l'œuf de la vipère, à la sortie de l'ovaire, contenait des matériaux suffisants pour nourrir le fœtus, tandis que l'ovule des marsupiaux ne contient qu'un vitellus extrêmement petit, insuffisant à coup sûr pour amener le nouvel être au point où le surprend l'accouchement précoce ; il faut donc de toute nécessité que l'œuf emprunte ici quelque chose à la matrice ; qu'il en reçoive des aliments, des matériaux d'accroissement ; qu'il y ait par conséquent au moins un commencement de vraie grossesse, de vie placentale. Mieux vaudrait les nommer *abortipares*, si l'on trouvait trop vague le mot employé par de Blainville.

Cela posé, c'est plutôt une question de curiosité que d'utilité, de savoir si, comme l'assure Owen, l'embryon des marsupiaux n'a ni placenta ni allantoïde, et ne respire par conséquent pas plus que le poulet avant la formation de cette dernière membrane, et le fœtus des mammifères avant celle de la masse vasculaire qui le greffe à l'utérus, ou bien s'il y a un placenta, comme le pense Geoffroy Saint-Hilaire. Ce dernier en conjecture l'existence d'après la cicatrice ombilicale qu'il a observée chez de jeunes didelphes, et il ne serait pas impossible que la membrane vasculeuse vue par Owen eût été un chorion muni d'un réseau placentaire, ce qu'il a pris pour un chorion étant une membrane caduque. La veine qu'il regarde comme vitelline pourrait d'autant mieux être regardée comme ombilicale, qu'il dit avoir vu chez des fœtus plus âgés des artères ombilicales; cela n'empêcherait pas d'admettre l'existence des artères omphalo-mésentériques qu'il décrit aussi. Peut-être, d'ailleurs, le placenta n'était-il pas encore aussi développé qu'il l'eût été plus tard dans son fœtus intra-utérin de kanguroo, et ainsi s'expliquerait le défaut d'adhérence des membranes environnantes avec la matrice. Convenons pourtant qu'on s'expliquerait mieux cet avortement normal, en supposant qu'il y a impossibilité à ces adhérences, soit par absence primordiale des vaisseaux placentaires ou ombilicaux proprement dits, soit par la densité trop considérable de la caduque, soit par son absence totale, qu'en cherchant dans la construction de l'utérus, comme le veut Cuvier, l'impossibilité d'une grossesse prolongée. Chaque trompe utérine débouche dans une corne assez large pour que le fœtus pût trouver à s'y développer complétement.

Que les trois canaux dans le confluent desquels débouchent ces cornes, représentent le corps de l'utérus ou le vagin, peu importe quant à leur aptitude à contenir l'œuf et à en recevoir l'insertion;

l'absence d'une artère mésentérique inférieure, fût-elle bien positive, ne serait pas non plus très-significative à notre avis, puisqu'elle serait suppléée par d'autres vaisseaux. Après ces préliminaires exceptionnels occupons-nous de ce qui a lieu dans les dispositions les plus ordinaires.

§ II.

Nous avons déjà dit comment *l'ovaire* se prépare à remplir ses fonctions, comment s'y établissent les vésicules de de Graaf et s'y sécrètent les germes de Baër (voy. *Puberté*) ; voyons maintenant ce qui s'y passe lors de la fécondation, mettant toutefois de côté encore ce qui concerne le produit de cet acte qui porte le nom de *fécondation* en ce qui concerne le mâle, de *conception* en ce qui appartient à la femelle.

Les *corps jaunes*, que nous avons déjà présumé pouvoir se développer par le seul effet de l'œstrum porté à l'extrême ou par celui d'une copulation non productive, se montrent constamment dans le cas de fécondation, et leur apparition dans d'autres circonstances annonce du moins aptitude à la conception. On doit donc peu s'étonner que les mules, la plupart du temps stériles, conçoivent quelquefois, puisque quelquefois aussi on voit des corps jaunes dans leurs ovaires.

Ce corps jaune ne mérite pas d'abord ce nom ; ce n'est qu'un épaississement considérable, avec rougeur vive, vascularisation plus grande, d'une vésicule qui fait de plus en plus saillie au-dehors, et qui se rompt peut-être dans le moment du coït si elle y était préparée à l'avance, et sans doute un peu plus tard dans le cas contraire, si toutefois l'excitation a été assez forte pour déterminer un travail qui ne doive plus s'arrêter. Ce n'est que le troisième jour après le coït que de Graaf et ensuite Cruikshank ont vu chez les lapins chaque corps jaune manifestement perforé, et il y avait alors des ovules dans la trompe; mais dès la vingt-septième heure on y voit une papille par laquelle la pression faisait jaillir le contenu de la vésicule. Coste assure avoir trouvé chez ces animaux l'ovule dans la trompe au bout de vingt-quatre heures; il l'a vu le cinquième jour chez les brebis; sur les chiennes, ce n'est que du sixième au septième jour que Prévost et Dumas ont observé la rupture des corps jaunes, et le huitième seulement ils ont constaté l'existence des ovules dans la trompe. Il y a donc ici rupture et rupture manifeste des membranes de l'ovaire comme chez les ovipares, et le sac qui se trouve ainsi déchiré est un vrai calice, seulement plus épais que celui des oiseaux, que celui même des monotrêmes. Sa rupture se cicatrise un peu plus tard; il se fronce dans l'ovaire après avoir pris la couleur jaune qui lui a fait donner son nom, et une texture que Wrisberg compare, avec quelque raison, à celle des capsules surrénales. On le trouve ainsi froncé dans les femmes en couches; et l'on a généralement observé (de Graaf, Wrisberg, Prévost et Dumas, etc.) que leur nombre correspond exactement à celui des fœtus.

§ III.

L'ovule excessivement petit, projeté ainsi hors

de l'ovaire, traverse la *trompe*, où il a été attiré par le même mouvement péristaltique qui le fera marcher jusque dans l'utérus, et qui est l'opposé de celui qui avait amené sans doute le sperme jusqu'au voisinage de l'ovaire ; ces mouvements ont été constatés par Béclard. De même que le pavillon de l'oviducte chez les oiseaux, celui de la trompe s'applique à l'ovaire par une sorte d'érection ; on l'a trouvé embrassant cet organe sur des animaux tués durant la période dont il est ici question (de Graaf, Cruikshank), sur des truies en chaleur et sur une femelle de marsouin (Baër), sur des femmes mortes peu après la conception (Littre). Hartzoecker déclare que sur le cadavre on produit cet effet en injectant les vaisseaux des trompes. Chez un assez grand nombre de mammifères, et notamment de carnassiers, la chienne, par exemple, le péritoine forme autour de l'ovaire une sorte de coiffe continue au pavillon de la trompe et qui rend à peu près impossible la chute de l'ovule dans l'abdomen.

Pour ce qui concerne la femme, notre collègue Lallemand nous a rapporté trois cas de grossesse extra-utérine ventrale due à une émotion violente dans le moment du coït, ou immédiatement après. On peut croire que l'érection des franges et du pavillon tubaire ayant cessé alors instantanément, un ovule reçu par lui, déjà imprégné par les animalcules spermatiques, aura échappé ou même aura été repoussé par un mouvement de spasme anti-péristaltique. Chez des animaux où l'ovule s'échappe moins hâtivement, chez des chiennes, on a pu le retenir dans la trompe par une ligature opérée sur ce canal le troisième jour après le coït (Nuck, Duverney). On a ainsi produit une grossesse tubaire, comme il s'en fait quelquefois accidentellement chez la femme.

Mais le plus souvent l'ovule, après avoir grossi quelque peu et très-probablement après s'être revêtu là d'une membrane nouvelle (le *chorion*), est porté dans l'utérus, et il y chemine d'autant plus en se rapprochant de son orifice qu'il est poussé par d'autres en plus grand nombre ; c'est ce qu'on voit parfaitement dans les animaux à cornes utérines allongées et à nombreux fœtus, les lapins et autres rongeurs en particulier. Donc, on pourrait dire, contradictoirement à l'opinion vulgaire, que le premier dont la mère accouche est véritablement l'aîné.

§ IV.

L'ovule des mammifères est déposé dans l'*utérus* comme celui des oiseaux dans le renflement de l'oviducte ; il s'y revêt d'une couche nouvelle (l'*épichorion*). Là il doit subir une sorte d'incubation interne comme chez les reptiles ovo-vivipares, mais avec cette différence qu'il s'y greffera et s'y nourrira des sucs maternels, et y prendra un volume que celui de ces derniers animaux a dès son arrivée même dans la partie utérine de l'oviducte. En effet, chez les ovipares, l'ovule *adhérent* à la cellule de l'ovaire qui le renferme, après l'avoir sécrété, s'y nourrit, s'y accroît considérablement (1), tandis que chez les

(1) Cette considération pourrait faire penser qu'un ovule non fécondé, un vitellus stérile sorti de l'ovaire par l'effet d'une excitation voluptueuse, est susceptible de se développer dans la matrice et de constituer un de ces œufs sans embryon, connus sous le nom de *faux germes ;* c'est l'opinion de Haller ; mais comme on ne les a jamais vus paraître qu'après le coït, il nous semble plus rationnel de les attribuer à une fécondation efficace, mais dont le produit essentiel, l'embryon, n'a pas tardé à périr.

vivipares, simplement contigu aux parois de la vésicule sécrétoire, presque flottant dans son intérieur, il n'y prend point d'accroissement et n'y adhère pas comme il le fera plus tard dans la matrice; il y a donc parasitisme, greffement de l'ovule sur la mère dans deux circonstances, dans deux moments tout différents chez les uns ou les autres; aussi, bien qu'on puisse dire que chez les ovo-vivipares il y a une sorte de gestation, il n'y a du moins nutrition placentale que chez les vivipares, et c'est là ce qui constitue la véritable *grossesse* ou *gravidité*. L'utérus gravide subit des modifications en rapport avec ces conditions physiologiques, il s'épaissit, se vascularise, s'hypertrophie et devient à la fois ainsi apte à donner du sang et de l'oxigène à l'œuf au moyen de son lacis de larges et nombreux vaisseaux, et propre à l'expulsion de cet œuf ou plutôt de son contenu considérablement développé quand le terme naturel est arrivé.

La première cause de l'hypertrophie de l'utérus est certainement une turgescence sympathique consécutive à la conception, puisque cet organe double de dimensions et sécrète intérieurement une couche albumineuse dans les cas même de grossesse extra-utérine. La présence de l'œuf y entretient, y accroît cette activité nutritive qui, chez la femme en particulier, développe les faisceaux charnus qu'on pouvait à peine soupçonner dans l'état de vacuité; chez la plupart des mammifères l'utérus est bifide, le col est seul impair, le fond forme deux cornes parfois fort longues, intestiniformes, et que termine la trompe qui n'en est qu'une continuation plus rétrécie ; comme aux intestins, on trouve ici des fibres circulaires intérieurement et longitudinales extérieurement. De même chez la femme, dont l'utérus est simple comme il l'est aussi chez les singes et un petit nombre d'autres mammifères, on trouve durant la grossesse des faisceaux longitudinaux à la surface externe, des faisceaux transverses à l'intérieur du col, et à l'intérieur du fond deux assemblages de faisceaux concentriques entourant l'orifice des trompes.

Pour compléter ce qui a trait à la gestation, nous donnerons ici une liste des animaux chez lesquels la durée de cette période des actes propagateurs a été constatée.

Eléphant, deux ans.	Brebis, Chèvre, } cinq mois.
Chameau, un an.	Truie, quatre mois.
Zèbre, Anesse, Jument, } onze mois.	Louve, trois mois et demi.
Baleine, Cachalot, } neuf à dix mois. (Lacépède.)	Chienne, neuf semaines.
Vache, un peu plus de 9 mois.	Chatte, huit semaines.
Femme, neuf mois.	Furet, six semaines.
Biche, Daine, } un peu plus de 8 mois.	Lièvre, Lapin, Souris, } un mois.
Chevrette, cinq mois et demi.	Cobaie, trois semaines.

§ V.

L'*accouchement*, qui met terme à la grossesse, est reconnu comme résultat des contractions utérines qui détachent et expulsent ce que renferme la matrice. Une effusion de sang est constamment l'effet de la rupture des communications circulatoires qui existaient de la mère à son fruit; et des douleurs dues à la violence des contractions, des crampes utérines se manifestent, soit par la tristesse, soit par les gémissements de l'animal en gésine. Les efforts ne sont pas dans tous les cas portés au même degré, la résistance à vaincre pour la sortie du fœtus dépendant et de son volume et de la conformation des passages ; mais presque toujours le *travail* est assez violent pour ne pas permettre le séjour des petits qui pourraient être arriérés dans leur développement ; la maturité de quelques-uns a suffi pour déterminer la matrice à entrer en action, et il est difficile qu'elle s'arrête avant d'avoir chassé tout ce qu'elle enferme, à moins qu'il ne s'agisse d'une matrice composée de deux cornes tout-à-fait séparées et sans corps communs, de celle des rongeurs par exemple.

Quant à la conformation des passages, le bassin, qui constitue la partie résistante, n'offre chez la plupart des mammifères qu'un seul détroit, l'abdominal ; et la rectitude, la mobilité du sacrum, celle surtout du coccyx leur permettant de prendre une direction à peu près parallèle à l'axe de ce détroit, les difficultés deviennent presque nulles si on les compare à celles qu'amènent l'immobilité, la longueur et surtout la courbure du sacrum, qui donnent à l'excavation pelvienne une figure telle que le fœtus ne peut la traverser qu'en suivant un trajet courbe et en franchissant le détroit périnéal dans une direction angulairement opposée à celle par laquelle il est entré dans le détroit abdominal. Le grand volume du crâne, chez le fœtus humain, constitue aussi une des principales conditions qui rendent dans notre espèce la parturition si pénible et l'accouchement si souvent dangereux.

A voir l'étroitesse du bassin de la taupe et du

cochon d'Inde, on serait tenté de croire que la parturition est pour eux plus difficile encore, impossible même chez la première si son bassin n'était ouvert par-devant, de sorte que le vagin peut en sortir et se dilater amplement au-devant du pubis; il en est de même de la musaraigne (Daubenton). Pour les cobaies, c'est à la mobilité que prennent les uns sur les autres les os du bassin que paraît être due leur aptitude à un accouchement des plus faciles. Quant aux cétacés, un petit osselet suspendu transversalement dans les chairs représente, avec les ligaments qui l'attachent au rachis, une ceinture presque toute fibreuse (Baër), molle et extensible par conséquent, de manière à ne gêner en rien le passage du jeune animal. Le plus souvent celui-ci sort la tête la première, et ce phénomène a été expliqué dans l'espèce humaine par la prépondérance physique de cette partie qui effectivement doit tendre toujours à se porter vers le point le plus déclive; mais cette explication ne saurait guère convenir aux quadrupèdes. Faut-il donc, avec Paul Dubois, regarder cette direction du fœtus comme instinctive; mais quelle serait la cause déterminante de cet acte, et par quels moyens serait-il exécuté? Se contentera-t-on de dire avec Virey que c'est une loi de la nature qui s'applique même aux ovipares? Outre que le fait devient pour ceux-ci singulièrement douteux, qu'il est contredit même par le mode de parturition des pucerons, etc., s'exprimer ainsi c'est simplement constater la généralité du fait et non l'expliquer. Faudra-t-il voir dans cette direction uniforme une sorte d'orientation due à une impulsion électriconerveuse, comparable à celle de l'aiguille magnétique? Cette théorie n'est pas inadmissible, mais nous ne la donnons pas comme bien solide.

Il est encore ici un fait singulier à noter, fait qui appartient entièrement aux phénomènes instinctifs, mais qui mérite l'attention par la déviation singulière qu'on y remarque dans les habitudes ordinaires. Immédiatement après l'accouchement, la plupart des mammifères, même des herbivores, fait curée des secondines, c'est-à-dire du placenta et des membranes; de là, la fable de l'hippomane que la jument arrache, disaient les anciens, du front de son nouveau-né, et qui, d'après Daubenton, pourrait tout au plus être regardé comme formé par des concrétions caséiformes qui flottent librement dans l'allantoïde. Cet instinct carnivore va quelquefois jusqu'à dénaturer celui même de l'amour maternel et à entraîner les parents à dévorer leur progéniture; si cette cruauté révoltante est peu surprenante de la part du père, surtout chez les carnassiers (chats, tigre, etc.) ou les pachydermes (cochon), il n'en est pas ainsi des rongeurs, des lapins par exemple, qui en donnent pourtant assez souvent la preuve. Cette singularité rend moins étonnants les *envies*, les goûts bizarres que les femmes enceintes disent quelquefois éprouver, mais qu'elles exagèrent souvent il est vrai dans la crainte qu'il n'y ait danger à ne point les satisfaire.

§ VI.

Aussitôt après la parturition commence l'*allaitement*. Déjà durant la gestation les *mamelles* avaient commencé à grossir, à sécréter du lait, sympathiquement excitées par l'état d'activité de l'utérus. L'accouchement opéré, la sécrétion y devient plus active, les matériaux que la matrice recevait pour les transmettre au fœtus sont portés aux mamelles qui se gonflent davantage, et dont le nouveau travail est même accompagné souvent, chez la femme, surtout quand elle ne donne pas issue au produit de la sécrétion, d'une fièvre momentanée.

Les mamelles sont des glandes granulées qui, plus aisément que beaucoup d'autres, peuvent servir à démontrer la structure reconnue comme générale par J. Müller dans les organes sécréteurs : ce sont des cœcums ramifiés, et qui, chez l'ornithorhynque surtout, offrent un volume proportionnel considérable. Réunis en canaux excréteurs plus ou moins nombreux (femme), qui le plus souvent se déchargent dans un tuyau commun (cétacés, ruminants), ils constituent un prolongement revêtu de peau expansible plutôt qu'érectile, si l'on attache à ce dernier mot l'idée de la présence d'un tissu caverneux; c'est le mamelon, duquel s'échappe quelquefois spontanément, plus souvent sous l'influence de la succion du nouveau-né, le lait contenu dans leur longueur et momentanément réservé dans quelques-unes de leurs dilatations, mais surtout sécrété au fur et à mesure qu'il est transmis au-dehors. Il n'existe point ici en effet de véritable réservoir, et l'on se tromperait si l'on croyait que le premier lait qui sort d'une mamelle après quelques heures de repos est plus épais, plus concentré que celui que l'enfant tire à la fin de son repas; c'est positivement le contraire, et il arrive assez souvent chez la femme que le lait en réserve est séreux et presque incolore.

Chez quelques animaux, des muscles compriment les mamelles et aident à la succion exercée par les petits, tels les marsupiaux (Geoffroy Saint-Hilaire), les cétacés (Rapp, Geoffroy), les monotrêmes (Meckel). En ce qui concerne ces derniers, il ne faudrait pas croire pourtant que la succion sous l'eau leur fût totalement impossible, bien que l'ait cru ainsi un homme des plus recommandables. La succion s'opère par le retrait de la langue dans la bouche où elle laisse un vide comme le piston dans un corps de pompe, et le vide ne se forme pas moins bien dans une cavité fermée sous l'eau que dans l'air, la pression qui précipite les liquides dans le vide n'est pas moindre dans l'eau qu'au-dehors; elle doit même être plus considérable à quelque profondeur, le poids de la colonne d'eau s'ajoutant à celui de l'atmosphère. L'observation directe a d'ailleurs prouvé le fait, de même qu'elle a appris que le jeune éléphant tète, non avec la trompe, comme Buffon l'avait d'abord présumé, mais avec la gueule. Dans l'enfance de ces animaux, surtout des premiers, comme aussi de l'ornithorhynque, la bouche est conformée d'une manière plus favorable à la préhension du mamelon que celle de l'adulte, et des conjectures appuyées seulement sur les formes de celle-ci n'auraient conséquemment aucune valeur.

Chez d'autres animaux, la femme même, la turgescence des mamelles suffit quelquefois à elle seule pour faire jaillir le lait, surtout quand l'enfant titillant le mamelon de la langue et de ses lèvres y fait naître une sensation qui n'est pas sans volupté : c'est alors que la femme sent le sein s'élever, se durcir, s'ériger en quelque sorte (Bordeu); c'est la *montée du lait* pour le vulgaire. Que cet état d'expansion vienne à cesser par l'effet d'une affection morale, de la pudeur, de la crainte, il peut y avoir effet contraire, constriction des canaux galactophores, rétention du lait déjà sécrété, en même temps que suppression de la sécrétion même; c'est ainsi que certaines vaches inquiétées par la présence de personnes étrangères retiennent leur lait, et qu'on en obtient l'excrétion, soit par des manipulations particulières sur les mamelles ou sur la vulve, soit en plaçant leur veau près d'elles; c'est ainsi également que des nourrices timides ne peuvent parvenir, malgré leurs pressions, à faire jaillir leur lait en présence du médecin qui les examine.

Les rapports sympathiques des mamelles avec les organes génitaux, qui paraissent si étonnants en raison de leur éloignement réciproque chez la femme, qui, de même que les singes, les chauves-souris, l'éléphant, le lamantin, n'a que deux mamelles pectorales, s'expliquent mieux chez la foule des mammifères qui les a placées dans la région inguinale (1) quand elles sont peu nombreuses (solipèdes et ruminants), et rangées de la région inguinale à la pectorale quand elles sont en nombre considérable (huit chez la chatte; dix chez la chienne, la truie,

(1) On a rapporté, il y a quelques années, le cas d'une femme pourvue d'une mamelle inguinale et nourrissant par là son enfant. (*Voy.* Isidore Geoffroy-St-Hilaire, *Tératologie*.)

le musaraigne, le hérisson, le lapin; jusqu'à douze chez le rat, quatorze même chez l'agouti). A ce sujet nous ferons remarquer, comme Cuvier, qu'il est ici plutôt question du nombre des mamelons que de celui des glandes dont les masses se confondent souvent. Nous ajouterons qu'il y a du vrai, mais non une exactitude mathématique, dans cette assertion, que le nombre des mamelons est en rapport avec celui des petits d'une même portée (1). Pour en revenir aux mamelles inguinales, leurs rapports avec l'utérus au moyen des ligaments ronds sautent pour ainsi dire aux yeux.

Le *lait* est une liqueur blanche, plus ou moins opaque et consistante, semblable à une émulsion huileuse (2) et ressemblant à beaucoup d'égards au chyle qu'il est destiné à produire pour la nutrition du jeune animal; aussi la digestion en est-elle facile et les nouveau-nés ont-ils souvent l'estomac beaucoup moins compliqué que les adultes, ou du moins les cavités préparatoires sont elles alors très-peu amples et presque nulles, la caillette suffisant seule chez les ruminants en particulier; aussi, plus que toute autre humeur sécrétée (à part l'urine), le lait se ressent-il de la nature des aliments pris

(1) D'après Cuvier et Buffon :

Chatte,	8 mamelles,	4 à 6 petits.
Chienne,	10 mamelles,	5 à 6.
Truie,		12 à 15.
Musaraigne,		5 à 9.
Hérisson,		3 à 5.
Lapin,		4 à 8.
Rat,	12.	5 à 6.
Agouti.	14.	2 à 5.
Surmulot.	12	12 à 19.

(2) Les globules du lait semblent n'être autre chose que de la matière crêmeuse divisée; Donné en a vu de pareils au microscope dans l'émulsion d'amandes.

par la mère, celle-ci ne faisant en quelque sorte que les digérer préalablement pour ses petits. Fourcroy dit que le lait représente en poids le tiers des aliments pris par la nourrice, et Berzelius remarque que la quantité du lait sécrété est plus en rapport avec celle des aliments solides qu'avec celle des boissons. L'odeur, la saveur, la couleur, les qualités médicamenteuses et même vénéneuses de certaines substances passent quelquefois et même le plus souvent dans le lait (1); toutefois il ne faut pas méconnaître aussi dans sa production l'influence vitale, car on sait que les passions l'altèrent au point de lui donner des qualités délétères, et l'on n'ignore pas que l'idiosyncrasie des animaux, indépendamment du régime, le modifie puissamment, comme nous le verrons plus loin. Remarquons seulement ici qu'il y a une différence considérable entre le lait de la brebis et celui de l'ânesse, qui se nourrissent pourtant des mêmes aliments. Cette réflexion doit modérer les conséquences qu'on serait tenté de tirer d'une expérience de Young, qui, après avoir nourri de végétaux pendant dix jours une chienne, trouva que son lait était devenu coagulable comme celui de la vache.

Le lait abandonné à lui-même laisse surnager une *crême* formée par la matière butyreuse ; on peut assez aisément en faire cailler la matière caséeuse et obtenir à part le petit-lait ou partie séreuse.

Dans la première de ces substances ou beurre,

(1) Plusieurs euphorbes et la gratiole le rendent purgatif; la garance, le *cactus opuntia*, le safran, le bleu d'indigo soluble le rendent rouge, jaune ou bleu; les huiles essentielles des labiées passent dans le lait (Berzelius). Ajoutez qu'il en est ainsi de diverses substances amères (absinthe), de l'odeur de l'ail, des préparations mercurielles, etc.

on trouve de l'élaïne, de la stéarine et de la butyrine, que l'action des alcalis transforme aisément en acides (Chevreul). Le caséum, fort analogue à l'albumine et à la fibrine, contient en outre beaucoup de sous-phosphate de chaux propre à faciliter l'ostéose du nouveau-né (Berzelius); enfin, le petit-lait contient une substance sucrée particulière, de l'acide lactique ou acétique, et divers sels, lactates, chlorures et phosphates.

Ces principes varient considérablement en proportions et même en nature, non-seulement d'espèce à espèce, mais encore chez divers individus de la même espèce, et dans certains moments chez le même animal. 1° Le lait de vache servant communément de type, on donne ceux de femme et d'ânesse comme plus clairs, plus légers, contenant moins de caséum et plus de crême et de sucre; celui de jument est moins crêmeux, mais plus sucré, aussi passe-t-il aisément à la fermentation alcoolique. Le lait de chèvre contient beaucoup de beurre et surtout plus de caséum que celui de vache; il contient de plus un acide odorant, acide hircique. Mais c'est surtout dans celui de brebis qu'on trouve le plus de principes consistants; la crême y est en telle quantité qu'on ne peut en dépouiller le caséum, qui lui-même est très-abondant; de-là les qualités particulières de fromages qu'on en fabrique, celui de Roquefort par exemple. D'après Macquer, Boërhaave, Baricelli, le lait de truie serait incoagulable; celui des carnivores serait très-séreux, peu chargé de caséum, et aurait une odeur urineuse; il serait de même incapable de coagulation.

2° Quant aux différences individuelles, on les connaît assez chez la femme : telle a un lait plus épais, telle un plus clair, telle même d'une saveur désagréable ; tel lait d'une nourrice donnera des coliques à un enfant qui se trouvera fort bien de celui d'une autre. Certaines vaches donnent un lait bleuâtre (Guersent) ; il en est dont le beurre est constamment blanc, d'autres constamment jaune (Fourcroy).

3° Avant l'accouchement, le lait sécrété par les mamelles est alcalin et albumineux, selon Lassaigne, du moins chez la vache ; il ne contient ni sucre ni caséum. Il est encore un peu albumineux pendant les premiers jours qui le suivent. On a aussi remarqué depuis long-temps que le lait d'une femme grosse ou qui vient d'accoucher est séreux, mêlé de stries opaques et jaunes, d'une saveur désagréable et très-putrescible ; on l'a cru purgatif, vomitif, et on l'a dit tantôt dangereux, tantôt salutaire : il n'est que déplaisant et il y en a ordinairement bien peu. Il semble que ce *colostrum*, comme on l'appelle, soit du lait altéré par un long séjour dans les canaux lactifères ; Deyeux et Parmentier y ont trouvé de la crême et de l'albumine et peu de caséum ; Meygenhofen y signale plus de sels que dans le lait ordinaire. Après un état de spasme, le lait de femme s'est trouvé sans matière caséeuse (Deyeux et Parmentier).

Au reste, ces différences ne sont pas des plus faciles à apprécier ; et quand on apprend de Berzelius quelles faibles nuances séparent le caséum de l'albumine et de la fibrine, on a tout lieu de s'étonner de lire dans son ouvrage qu'il s'est trouvé « tant des hommes que des femmes chez lesquels le lait coulait des yeux, de l'ombilic, des jarrets, des pieds, des reins, de la matrice et de plaies. » Ces assertions ne sont fondées que sur des illusions de femmes imbues de préjugés ridicules, et qui croient voir du lait partout où se trouve quelque couleur blanchâtre dans leurs excrétions. Des matières fécales peu colorées nous ont été présentées maintes fois comme des morceaux de fromage rendus par l'intestin; des urines troublées et blanchies par un dépôt de mucus ou de pus, et peut-être de phosphate de chaux, urines si communes chez les enfants, étaient des urines laiteuses si la femme qui les évacuait avait eu quelque enfant jadis. Un chimiste distingué à qui l'on avait soumis des urines blanches, troubles, ayant l'odeur du lait et rendues par une femme malade depuis ses dernières couches, n'y trouva point d'urée; mais il ne s'était pas prononcé encore sur la présence des principes caractéristiques du lait, lorsque nous reconnûmes un vaste abcès dans la région iléo-lombaire, lequel indubitablement communiquait avec les voies urinaires. Que des hommes à mamelles saillantes aient, à force de titillations, de succions, obtenu une véritable sécrétion du lait (Haller), cela n'est pas incroyable; que des filles vierges soient arrivées au même résultat (Stahl), c'est chose encore plus admissible; mais il y a loin de là aux idées que nous repoussons, et qui supposent production d'une matière spéciale sans rien de comparable à l'organe destiné à la préparer : ce serait un effet sans cause.

CHAPITRE VII.

DES PHÉNOMÈNES EMBRYOLOGIQUES OU RELATIFS AU PRODUIT DES ACTES DE PROPAGATION.

ARTICLE Ier. — Des annexes de l'embryon.

Que l'animal futur ou les rudiments qui le représentent soient destinés à vivre quelque temps encore en parasite aux dépens de la mère, ou qu'ils doivent la quitter instantanément après la conception, il n'en faut pas moins que ce linéament à peine ébauché soit entouré de membranes qui le protègent, nourri par des organes comme étrangers, extérieurs du moins : c'est là ce qu'on nomme ses annexes ou dépendances, c'est là ce qui constitue l'*œuf* à proprement parler. C'est ce contenant, cet accessoire qu'il faut connaître d'abord, pour mieux comprendre ensuite ce qui a rapport à l'embryon même, à sa formation, à son entretien, à ses progrès.

Vivipares comme ovipares, tous les animaux naissent donc d'un œuf, en prenant ce mot dans le sens que nous venons d'indiquer; et cet axiome d'Harvey : *Omne animal ex ovo*, pourrait encore recevoir plus d'extension en l'appliquant même aux plantes. La graine, en effet, c'est l'œuf du végétal; et sans parler des enveloppes qu'on pourrait fort bien assimiler les unes aux autres, on voit que du moins l'embryon dans la semence est toujours, comme dans l'œuf, accompagné de deux organes élaborant chacun un principe nutritif spécial : l'albumine pour l'un (*albumen*), une substance huileuse ou émulsive pour l'autre (*cotylédons, vitellus*); et il est à remarquer que ces deux substances nutritives se trouvent représentées encore dans l'humeur qui sert ultérieurement à la nutrition des animaux nouvellement nés, dans le lait où le caséum représente l'albumine qui le remplace même dans certains cas précédemment énoncés, et où la crême représente la partie émulsive ou grasse. Notez que l'albumen de la graine est ordinairement absorbé par les cotylédons, comme le blanc d'œuf l'est par le jaune avant de servir à la nourriture de l'embryon ou du bourgeon séminal, et qu'il y a des graines comme des œufs où les cotylédons, de même que le vitellus, finissent par faire disparaître l'albumen. Entrons dans quelques détails sur ce qui concerne les animaux seulement, et séparons, pour plus de clarté, ce qui appartient aux ovipares et aux vivipares.

§ I.er *De l'œuf libre* (ovipares).

Nous avons dit précédemment quelque chose des dispositions extérieures des œufs ; c'est de leur composition intérieure qu'il doit être ici principalement question. Chez les animaux invertébrés, l'œuf est la plupart du temps si petit, qu'il est bien difficile de l'étudier, d'autant qu'il a le plus souvent des enveloppes opaques; nous verrons pourtant, à l'occasion de l'embryogénie proprement dite, qu'on en a tiré bon parti à certains égards. Mais il n'est pas encore possible de dire aujourd'hui si ce sont vraiment des œufs et non des animalcules élémentaires, des *zoocarpes* comme ceux des conferves, que ces corpuscules ciliés qui s'échappent des éponges en nageant (Grant) pour aller se fixer au loin et donner naissance à une nouvelle masse. Les polypiers (sertulaires, plumulaires, gorgones, corail, madrépores) sont dans le même cas ; et dans ces œufs mouvants et de plus susceptibles de changer la forme de leur corps, Cavolini a pu découvrir déjà un polypier rudimentaire avant de devenir libre; ceux des sertulaires étaient accumulés dans des vésicules (Cavolini) appendues aux rameaux et soutenues par une sorte de placenta central bien propre à rappeler la structure d'un fruit végétal auquel le polypier ressemble tant lui-même. Carus a pu tirer de l'œuf ovale des *lacinularia* un vitellus déjà organisé en polype, à en juger par une couronne de tentacules rudimentaires. D'après Ehrenberg, les méduses auraient aussi des ovules ciliés de deux formes différentes; selon Gaëde, ce seraient bien des œufs, car on découvre l'embryon dans leur intérieur.

Quant à ceux des échinodermes et des helminthes, on ne les a guère vus que dans les ovaires. Dans ceux de l'ascaride brévicaude du crapaud, j'ai trouvé parfois trois vitellus soutenus sous une même enveloppe. Les ascidiens agrégés compris parmi les polypes avant les travaux modernes de Savigny, Raspail, M. Edwards et autres, sont ovipares en même temps que gemmipares, et leurs œufs, ceux du moins de l'alcyonelle, seraient même d'abord ciliés et mouvants selon Meyen. Ce naturaliste a vu dans leur intérieur un fœtus double, et plus récemment Gervais et Turpin l'ont trouvé triple, un des individus plus considérable portant à ses côtés les deux autres moins développés pour la cristatelle. De même les œufs des biphores (Chamisso, Péron, Quoy et Gaymard), ceux des pyrosomes, etc. (Savigny) contiennent plusieurs fœtus déjà plus ou moins solidement enchaînés ou agrégés. Ces œufs composés, contenant ainsi plusieurs germes dans une seule coque, ne doivent pas être confondus avec ceux des autres mollusques que réunit une viscosité parfois devenue membraniforme (buccins). Ce sont autant d'œufs distincts, dans chacun desquels on reconnaît un albumen abondant et un vitellus très-petit pour les gastéropodes, à en juger par ce que j'ai vu dans ceux des limaces, par exemple, que leur grosseur et leur transparence permettent de bien étudier, aussi dans ceux de l'*ancylus fluviatilis* connus de Quatrefages, dans ceux des planorbes et des lymnées. Le vitellus serait beaucoup plus grand dans les bivalves, proportionnellement à l'albumen, d'après les figures qu'en donne Carus pour la mulette; Prévost en donne des proportions bien moindres pour l'anodonte. L'œuf des rotifères a la même constitution, d'après Ehrenberg.

Nous retrouvons chez plusieurs annélides des œufs évidemment composés; les naïdes déposent à la surface de la vase des capsules contenant un nombre assez considérable d'ovules; mais les capsules des hirudinées, sur lesquelles Lenoble et Raëger ont fixé l'attention des naturalistes, ne renferment qu'un albumen commun, dense, gélatineux, dans lequel sont des germes souvent assez nombreux. Ces germes sont autant de globules opaques, fort petits, comparativement à l'œuf même, mais qui, grossissant plus tard, se montrent évidemment être de vrais vitellus; on en suit aisément le développement dans l'œuf aplati et transparent de la néphélis vulgaire (*hirudo vulg.*), que Linné avait pris pour un animal et désigné sous le nom de *coccus aquaticus* (Moquin), et qui renferme jusqu'à quinze vitellus. Les lombrics font aussi des œufs fort volumineux, dans l'albumen abondant desquels il y a parfois un seul, plus souvent deux vitellus également très-petits; ces vitellus, tantôt déjà accolés et entourés d'une membranule commune, tantôt isolés, mais à peu près de la même dimension que dans l'œuf, se trouvent dans l'ovaire de l'animal pubère, et nous avons observé qu'alors le microscope y fait découvrir une vésicule arrondie, nécessairement plus petite encore et transparente, qui ne se voit qu'en exerçant sur l'ovule une compression suffisante, et qui sans doute est l'analogue de la vésicule de Purkinje dont il sera question plus loin; nous l'avons également reconnue par le même procédé dans les ovules de divers autres invertébrés.

Comme tous les œufs précédents, ceux des arachnides, des insectes et des crustacés sont revêtus d'une coque parfois simplement membraneuse, plus souvent dure; cette coque, plus dure, plus épaisse dans les œufs qui doivent rester long-temps sans éclore, ne paraît point pourtant contenir de sels calcaires; elle ne fait point effervescence avec les acides (Lacordaire); souvent elle est naturellement partagée; une calotte ou couvercle n'adhère que faiblement au reste, comme dans l'œuf du pou, de diverses punaises, de nombreux papillons. En général on trouve ici le jaune ou vitellus très-volumineux, et l'albumen très-liquide et presque nul. La vésicule de Purkinje a été constatée dans le vitellus de plusieurs (Baër).

Beaucoup de ces œufs changent de couleur immédiatement après la fécondation, bien que l'embryon ne commence pas encore à se développer ; ceux du bombyce à soie passent du verdâtre au violacé (Malpighi) ; ceux du *dicranura vinula,* du jaune au brun (Kuhn). Il en est qui grossissent après la ponte et acquièrent même jusqu'au double de leur volume primitif, sans doute par absorption des fluides dont ils sont environnés ; tels sont ceux des fourmis (Huber), des ichneumons et des cynips (Lacordaire) ; ceux des hémérobes se flétrissent, dit-on, avec la feuille qui les porte, sans doute parce qu'ils sont privés de la vapeur produite par la transpiration de ces feuilles, et non parce qu'ils en tirent quelque chose au moyen de leur pédicule.

L'œuf des poissons grossit notablement dans l'eau par l'introduction d'un peu de liquide entre le jaune et la membrane externe (Rusconi), et ce jaune lui-même grossit également par absorption et dilatation (Prévost). Une enveloppe extérieure membraneuse, ou chorion, revêtue d'une couche muqueuse, coriace ou gluante ; un albumen très-peu abondant (Cavolini, etc.), si ce n'est dans les raies et les squales ; un vitellus rempli de matière émulsive, montrant une cicatricule, et auquel sont annexées ou une glèbe blanchâtre et pesante (Prévost), ou au contraire une goutte d'huile plus légère que le reste (Carus) : voilà ce qui constitue essentiellement ces œufs. Ce n'est que chez les squales et les raies qu'on trouve des œufs à coque cornée, ils sont, comme on sait, très-volumineux.

L'œuf des batraciens diffère peu ou point de celui des poissons, et ce n'est pas, comme nous le verrons plus tard, seulement par la structure des annexes de l'embryon qu'ils se ressemblent. Les vitellus se sont recouverts, dans l'oviducte, d'une couche de mucus fort épaisse et susceptible encore de se renfler beaucoup dans l'eau qu'elle absorbe.

Quant aux autres reptiles, même en mettant à part les cas d'ovo-viviparité dont nous avons parlé précédemment (*Phénomènes maternels*), leurs œufs diffèrent de ceux dont il a été question jusqu'ici, par la formation d'une allantoïde, d'un amnios, comme dans ceux des oiseaux auxquels seuls nous nous arrêterons en conséquence avec détails. Qu'il nous suffise d'ajouter ici, que l'albumen, nul ou à peu près nul chez les serpents (Dutrochet, Carus), peu abondant chez les sauriens, l'est au contraire beaucoup dans l'œuf de tortue ; je l'y ai trouvé aussi beaucoup plus consistant que dans l'œuf de poule, mais sans apparence de chalazes. Il n'y avait point de sac à air, et il paraît qu'il n'en existe dans l'œuf d'aucun reptile. La coquille était plus dense, plus dure que celle de l'œuf de poule, aussi on sait qu'elle est au contraire moins consistante chez les autres reptiles ; ce n'est donc pas là la raison de cette absence.

L'œuf des oiseaux, en prenant pour type celui de la poule, nous présente sous sa coquille calcaire une pellicule à deux lames entre lesquelles, du côté du gros bout, s'établit un intervalle dans lequel les porosités de ces enveloppes permettent à l'air extérieur d'arriver. Jusqu'ici nous n'avons pas cherché la détermination analogique de ces parties ; c'est maintenant le cas de nous en occuper.

La coque formée dans l'utérus ou corne (voy. *Phénomènes maternels*) nous paraît comparable à l'*épichorion* des mammifères, et la pellicule sous-jacente, formée dans le haut de l'oviducte, comme le *chorion* l'est très-probablement dans la trompe, nous paraît être son analogue, ainsi que l'ont pensé divers physiologistes (Cuvier, Carus). Vient ensuite le blanc ou *albumen*, produit demi-liquide dont plusieurs lames même sont membraniformes, et dont la couche la plus intérieure surtout est véritablement condensée en une membrane mince et molle toutefois qui enveloppe le jaune. Elle est tordue par les deux bouts, et constitue ainsi les chalazes; une papillote enveloppant un bonbon peut donner une idée de cette membrane qui, en beaucoup de points, adhère à la tunique propre du jaune, mais qui s'en isole dans plusieurs points, et que la dissection peut toujours en séparer par lambeaux. Le jaune ou *vitellus* est certainement l'analogue de la vésicule ombilicale; sa membrane propre ou vitelline, celle avec laquelle il est sorti de l'ovaire, est fort mince surtout là où siège la *cicatricule*, du moins en l'enlevant avec celle dont l'albumen la double; on la trouve dans ce point fort transparente, fort mince, peut-être parce que le feuillet fourni par l'albumen est nul en cet endroit (Pander, Coste). La membrane vitelline n'offre, avant l'incubation, rien de semblable à ces cloisons intérieures et incomplètes qu'on y trouve à ce qu'il paraît par la suite.

La cicatricule est un espace circulaire plus pâle de la surface du vitellus dans un des points de l'équateur transverse de l'œuf. Dans cette partie, le jaune se montre plus consistant et comme remué ou travaillé d'une manière irrégulière ; cette modification s'étend à une certaine profondeur, et des cercles concentriques nommés *halos* indiquent que le travail s'est étendu au pourtour en s'affaiblissant. Celle de la tortue terrestre nous a offert une couronne blanche avec un flocon de même couleur au milieu ; elle était placée vers un des bouts de l'œuf, au contraire de ce qui a lieu pour la poule. C'est dans la cicatricule que doit se développer le fœtus embryon ; c'est là que se formera le *blastoderme* ou disque proligère dont les vaisseaux dits vitellins ou omphalo-mésentériques engloberont ultérieurement tout le vitellus ; c'est là aussi qu'apparaîtra l'*amnios*, pellicule mince environnant immédiatement le fœtus ; c'est de là, enfin, que partira l'*allantoïde*, membrane très-vasculaire et formant les ramifications des vaisseaux ombilicaux, qui, envahissant peu à peu les alentours, finira par tapisser de son double feuillet les enveloppes extérieures de l'œuf, pour servir ainsi à l'oxigénation du sang du poulet.

De cette détermination comparative qui nous servira de guide pour tous les détails physiologiques ultérieurs, il résulte que dans l'œuf on peut distinguer trois ordres de membranes ou organes : 1° des enveloppes générales, la coque, la pellicule ou chorion, l'albumen ; 2° une enveloppe propre au fœtus seulement, l'amnios ; 3° des appendices du fœtus même, le vitellus et l'allantoïde. Nous retrouverons les mêmes parties dans l'œuf des *mammifères* ou *vrais vivipares*.

Terminons ce qui appartient à l'œuf des oiseaux par quelques mots sur leur composition chimique. L'albumine, comme on sait, tire son nom du blanc d'œuf où elle est unie à beaucoup d'eau, elle contient en outre un peu de soude alcaline à l'état d'hydrochlorate. Le jaune contient beaucoup d'huile en globules (29), c'est une émulsion mêlée d'albumine; l'analyse y fait trouver encore du phosphore (17), et il doit s'y trouver du soufre, à en juger par la nature des gaz que dégage la putréfaction des œufs et par leur action sur l'argent qu'ils noircissent. La coquille est composée d'un peu d'albumine, de très-peu de phosphate et presque en totalité de carbonate calcique. Par l'effet de l'incubation, l'œuf perd de son poids sans doute en raison de l'évaporation de l'eau à travers les porosités de la coquille; cette perte est de 5 p. % après une semaine, de 13 p. % après la 2e, et de 16 p. % après la 3e.

§ II. *De l'œuf adhérent* (vivipares).

Destiné à se développer et à vivre aux dépens de la cavité utérine, cet œuf, toujours membraneux, ne saurait avoir, comme celui des ovipares, une existence isolée dès qu'il a cessé d'être *ovule*, c'est-à-dire dès que l'embryon a commencé à s'y former. S'il est expulsé avant la maturité du jeune animal qu'il renferme, c'est par des causes morbides qui en ont d'ordinaire altéré la structure; de là, les indécisions où nous laissent sur divers points les observations des anatomistes en ce qui concerne surtout l'œuf humain sur lequel on a tant écrit. Nous renvoyons, à cet égard, aux savants travaux de Breschet et de Velpeau, et nous donnerons ici seulement, avec la brièveté nécessaire, ce qui nous paraît le plus probable, soit pour l'existence, soit pour le mode de formation des parties.

A. Enveloppes communes. Ce sont : l'épichorion, le chorion et l'albumen.

a. L'*épichorion* (Chaussier), constituant la membrane extérieure et le chorion de Haller, la membrane caduque de Hunter, est appelé encore épione (Dutrochet), périone (Breschet), membrane corticale (Baër), membrane anhiste (Velpeau). C'est un produit pulpeux, quelquefois lactescent, surtout chez divers quadrupèdes, sécrété par la face interne de la matrice et composé de plusieurs couches ou feuillets qu'on peut souvent multiplier à son gré. On lui en accorde communément deux principales que sépare souvent même un liquide (hydropérione de Breschet), dont la présence en quantité notable nous paraît devoir être considérée comme morbide et causant l'avortement, ou bien produisant les fausses eaux. La lame interne est appelée caduque réfléchie, d'après l'opinion de Hunter, Moreau, Velpeau, etc., qu'elle est une portion refoulée par l'ovule à son arrivée dans la matrice. Dans cette hypothèse, il reste à nu une portion de l'ovule sur laquelle se formera plus tard le placenta. Breschet croit, au contraire, que l'ovule s'enveloppe tout entier de la caduque redoublée, et que le placenta se forme entre elles et le chorion. Chaussier la croyait due à une organisation ou condensation de la couche de cette matière albumineuse, qui, sécrétée la première par l'utérus, se trouvait immédiatement en contact avec l'œuf, organisation due à l'influence de l'embryon même. Cette opinion nous a paru la plus probable (1), et nous ne pouvons croire aisément aux usages nutritifs de l'hydropérione, si important selon Breschet, quand nous le voyons nul, et l'existence même de la caduque réfléchie pour le moins douteuse chez la majeure partie des mammifères. La couche externe ou utérine de l'épichorion, à laquelle se réunira d'ailleurs bientôt la couche interne dont il vient d'être question, s'organise aussi très-sensiblement; Hunter et Breschet en ont fort bien figuré les vaisseaux, vaisseaux de nouvelle formation nés sous l'influence de ceux de la face interne de l'utérus avec lesquels ils communiquent, mais qui conservent toujours beaucoup de mollesse et d'irrégularité; ces vaisseaux sont, chez la femme, bien positivement sanguins, plus gros que partout ailleurs, mais toujours mous et serpentins (Hunter, Rœderer) dans la portion d'épichorion qui tapisse la face externe du placenta, où bien souvent on peut les apercevoir naturellement injectés de sang au moment où la délivrance vient de s'opérer. Leur ensemble constitue le placenta utérin (Reuss), mince dans l'espèce humaine, épais mais encore pulpeux dans les rongeurs, épais et pulpeux aussi mais pourtant vascularisé au point d'avoir été considéré

(1) « L'exsudation utérine qui donne naissance à la caduque me semble pouvoir être également produite par la face externe de l'ovule ou de ses villosités, et par l'intérieur de la trompe. Les grossesses extra-utérines en fournissent la preuve. » Telles sont les propres paroles de Velpeau.

comme partie intégrante de l'utérus chez les ruminants, dans chaque point où s'insère un cotylédon (voyez ci-après, *Placenta*). Quant aux vaisseaux propres à la membrane caduque, ailleurs que là où est le placenta, ils m'ont paru se résoudre en un réseau capillaire aussi fin que celui que nous décrirons tout à l'heure dans les villosités du chorion. La formation de ces vaisseaux, qui paraissent être artériels et veineux, est identique à celle des capillaires nouvellement développés dans les fausses membranes avec lesquelles l'épichorion a la plus grande analogie.

b. *Chorion*, membrane moyenne de Haller. Nous avons comparé l'épichorion à la coque de l'œuf de poule, à la membrane coriace et parfois prolongée d'un œuf à l'autre chez les serpents, et nous avons assimilé à la pellicule sous-jacente le chorion des mammifères : une différence essentielle et qui tient à la différence des usages, c'est que les membranes en question sont organisées dans les vivipares, tandis que ce n'est qu'un dépôt régulier, concret, mais un produit et non un vrai tissu, un tissu vivant, du moins dans les ovipares. Formé sans doute dans la trompe presque aussitôt que l'albumen, et presque aussitôt après l'éruption de l'ovule hors de l'ovaire, le chorion des mammifères est aussi petit que cet ovule même qui a peu grossi à son arrivée dans l'utérus ; il est donc évident qu'il doit croître par la suite pour continuer à faire partie des enveloppes communes de l'œuf, et croître sous une influence autre que celle de l'utérus dont l'épichorion le sépare ; aussi est-il véritablement vasculaire, et ses rapports avec le placenta font assez connaître que c'est du fœtus qu'il reçoit ses vaisseaux, que c'est à lui qu'il doit son organisation. Les vaisseaux que Ruysch a injectés par les artères utérines n'étaient probablement pas dans le chorion, mais dans l'épichorion, comme ceux qu'on voit si bien dans plusieurs figures de Hunter; toutefois il n'est pas douteux que des communications ne s'établissent des uns aux autres. Le chorion est d'abord, à cet effet, garni de nombreuses villosités à toute sa surface externe. Ces villosités qui deviennent de plus en plus rameuses, arborescentes, qui ne sont noueuses et granulées que quand on les examine hors de l'eau, et qui ne deviennent vésiculeuses que par suite d'un état bien positivement morbide (part hydatique), leurs rameaux se pelotonnant alors sur le tronc, sont les mêmes absolument qui, plus considérables, plus nombreuses, plus ramifiées, constitueront plus tard le placenta. Ce ne sont pas des vaisseaux comme on pourrait le croire en les regardant à l'œil nu; ce ne sont pas des anses vasculaires formant une veine d'un côté, une artère de l'autre, comme l'avait cru Lobstein; elles ne sont ou du moins ne restent pas non plus charnues, comme l'ont dit Velpeau, Breschet, Raspail; ce sont des arborisations terminées par des extrémités mousses, flottantes, d'un volume assez égal et non décroissant presque indéfiniment comme les arborisations vasculaires; dans leur texture entre un réseau de capillaires sanguins à mailles serrées, dont le calibre est juste celui des globules du sang qui s'y arrêtent à la file. Voilà ce que nous a montré le microscope, et c'est là sans doute ce qu'ont vu Lauth et Martin Saint-Ange quand ils ont parlé d'anses vasculaires terminales contenues dans ces filaments, et quant à leur origine, il est facile de constater que dans leur tronc pénètre une artère et une veine provenant des vaisseaux ombilicaux. Ces filaments sont donc constitués à peu près comme les branchies des poissons et des reptiles ; quand ils commencent à se développer amplement, une partie du chorion s'en dépouille ou plutôt s'agrandit sans en former de nouveaux, mais cette partie même doit rester vasculeuse ; elle l'est du moins incontestablement et très-abondamment même chez les animaux ruminants, les rongeurs.

c. *Albumen.* On n'attribue pas ordinairement aux vivipares cette partie si bien connue dans l'œuf des ovipares ; et cependant Hunter avait déjà signalé cette matière gélatineuse et transparente qui remplit un espace assez considérable *entre le chorion et l'amnios, et entoure la vésicule vitelline* dans l'œuf de la femme à quelques semaines de gestation. C'est cette substance que Velpeau a nommée matière vitriforme, et que nous avons, comme lui, rencontrée en couche épaisse, à l'époque et au lieu indiqués par Albinus père et par Hunter. Au terme même de la grossesse, je trouve l'amnios séparé du chorion, et la première de ces membranes couverte d'une couche de gelée adhérente et en plusieurs points encore fort épaisse ; la deuxième en est aussi enduite au voisinage des troncs et des grosses branches vasculaires du placenta. Cet albumen, qu'il ne faut pas confondre avec l'allantoïde, est une substance gélatineuse que nous avons trouvée abondamment dans l'œuf de la vache autour de l'allantoïde même, et ailleurs encore entre l'amnios et le chorion. C'est à l'albumen qu'il faut rapporter cette gelée épaisse que Carus dit entourer chez la cavale les vaisseaux de l'amnios. Quoique moins abondant que chez les ovipares, l'albumen des mammifères ne saurait pourtant avoir été tout entier contenu dans l'ovule à son arrivée dans l'utérus; le chorion ou l'amnios doivent donc l'avoir sécrété en partie après leur propre formation; ses usages, sans doute analogues à ceux du blanc des ovipares, sont nécessairement temporaires comme ceux de la vésicule vitelline, ils sont relatifs à la nutrition de l'embryon.

B. Enveloppes particulières du fœtus. — *Amnios*, membrane fine, transparente, remplie d'eaux plus ou moins limpides, en quantité ordinairement considérable, et dans lesquelles flotte ordinairement le fœtus. Cette membrane, d'abord séparée du chorion, lui est plus tard unie par des filaments ou du moins collée par l'albumine. Si l'amnios de l'œuf humain ne se montre pas nettement vasculaire, celui des ruminants, du moins chez la vache à deux ou trois mois de gestation (1), ne prête point au doute; de gros vaisseaux sanguins, artériels et veineux partent de la base du cordon pour s'y ramifier en abondance. Carus dit que l'amnios de la cavale contient des vaisseaux flexueux. Peut-être celui de la femme ne contient-il que des vaisseaux blancs; son accroissement considérable durant la grossesse ne saurait

(1) L'amnios était tout couvert, à la face interne, de concrétions demi-transparentes, fermes, adhérentes, sur le cordon elles étaient cylindroïdes et très-nombreuses. J'en ignore la nature et l'origine.

s'expliquer autrement ; le chorion ne peut le sécréter puisqu'il en est séparé pendant assez long-temps, ni le fœtus puisqu'il en reste toujours à distance; d'ailleurs, on y aperçoit, dit Ph. Béclard, des arborisations blanchâtres après l'immersion dans l'alcool. On conçoit, d'après cela, comment de l'eau injectée par les artères utérines (Chaussier), ou, ce qui est plus vraisemblable encore, par les vaisseaux du cordon ombilical (Monro, Wrisberg), peut transsuder à la surface de l'amnios. On a dit depuis long-temps que se prolongeant, comme cela est en effet visible, sur le cordon ombilical, cette membrane se continuait avec l'*épiderme* du fœtus; et Breschet, s'étayant sur les cas où cet épiderme se montre détaché autour de l'embryon, de ceux surtout notés par Baër, où il est ainsi soulevé par-dessus les soies même d'un fœtus de cochon, de ceux encore qui s'observent journellement après la naissance du fœtus humain, je veux dire la desquamation de l'épiderme, a cru qu'il fallait considérer l'amnios comme une sorte de séreuse, réfléchie d'une part sur les parois de l'œuf, et de l'autre sur le fœtus.

Mais la continuité de cette tunique avec les sabots du fœtus de cochon et les ongles de celui des paresseux observés par Baër, me semble prouver, contre l'assertion du savant professeur de Paris, sa nature épidermique (produit sécrété), tandis qu'il n'en peut être de même pour l'amnios, ainsi que nous l'avons dit tout à l'heure, et qu'il résulterait encore des observations de Flourens, qui pense que l'amnios se continue non-seulement avec l'épiderme, mais encore avec la peau du fœtus chez l'homme et les mammifères, et à des parties plus profondes situées encore chez les oiseaux. Il nous a paru que l'amnios s'arrête à l'ombilic, là où la peau commence, sans que l'un soit identique avec l'autre ; cela se voit bien chez l'agneau, le fœtus humain même : la limite est nette et tranchée.

Comment se forme cette membrane qui, ici comme dans l'œuf de la poule, n'apparaît certainement qu'avec l'embryon? Cette circonstance, jointe à l'origine des vaisseaux qui la parcourent chez le veau, paraît prouver du moins que c'est à lui seul qu'on peut en attribuer la production ; mais les théories qu'on en a données jusqu'ici, soit pour les oiseaux, soit pour les mammifères, me paraissent trop peu satisfaisantes pour les répéter et les discuter ici.

Quant aux eaux qu'il renferme, on y trouve quelques principes azotés trop peu abondants pour servir véritablement à la nutrition du fœtus (1), et Chevreul a réfuté la présence d'un gaz respirable qu'y avaient admis Schéele, Geoffroy Saint-Hilaire et Lassaigne. Ce qui a été dit plus haut prouve d'ailleurs que les matériaux de cette eau sont fournis par le fœtus même, dont l'amnios n'est qu'un appendice. On peut croire encore qu'elle est en partie fournie, comme excrétion, par la voie de la transpiration cutanée, quand l'épiderme est devenu adhérent. Thénard fait remarquer que des différences trop considérables entre les résultats des analyses faites sur les eaux

(1) L'absence de la bouche en plusieurs fœtus monstrueux, très-développés du reste, prouve assez contre cette opinion, que repoussent encore d'autres considérations qui trouveront place ailleurs.

des mêmes animaux par différents chimistes, ne permettent pas de rien établir de positif sur leur composition. Dulong, Labillardière, Lassaigne y ont trouvé chez la vache quelques-uns des principes de la bile du même animal; Prout y a trouvé du sucre de lait; Frommherz et Gugert y signalent de la matière caséeuse et de l'urée chez la femme. En général, on y a surtout noté de l'albumine et quelques sels de soude, de potasse et de chaux; toutefois son alcalescence serait, selon ces derniers observateurs, essentiellement due à l'ammoniaque.

C. *Appendices de l'embryon et du fœtus.* Ce sont: le vitellus, l'allantoïde, le placenta et le cordon ombilical.

a. La *vésicule vitelline* ou *vésicule ombilicale*, dont l'analogie avec le jaune de l'œuf des oiseaux n'est plus aujourd'hui un doute pour personne, en diffère en ceci, que le jaune sorti de l'ovaire ne grossit plus et qu'il sert à la nourriture du fœtus jusqu'à son éclosion. La vésicule des mammifères grandit beaucoup, au contraire, puisque chez l'homme elle acquiert fréquemment trois à quatre lignes de diamètre et parfois davantage, tandis qu'elle était presque microscopique au sortir de l'ovaire. Cette vésicule vivant d'une vie propre, comme premier élément du futur embryon, peut donc se nourrir par absorption; et ici, comme chez les oiseaux, l'albumen fourni par la trompe et l'utérus en donne sans doute les matériaux: c'est sur elle effectivement comme sur le vitellus qu'apparaîtra la cicatricule, et ensuite l'embryon dont le canal intestinal communique assurément avec elle. Cette vérité, prouvée par Oken, niée par Emmert, a été remise dans tout son jour par Bojanus d'après l'œuf de la brebis, et Velpeau l'a constatée même sur plusieurs embryons humains. Le canal vitellin qui établit cette communication s'allonge de plus en plus; et la vésicule, au lieu de rentrer dans l'abdomen comme chez les ovipares, s'en éloigne graduellement, logée entre le chorion et l'amnios, où elle représente un petit sac lenticulaire s'il s'agit de l'espèce humaine, un long et étroit boyau pour les ruminants ; elle ne tarde même pas à s'atrophier dès que le placenta se développe, et disparaît enfin totalement. Elle n'a donc d'usages notables que pendant les premiers temps de la vie intra-utérine, et alors la matière jaunâtre et trouble, albumineuse ou émulsive qu'elle contient, joue le même rôle que celle du jaune de la poule, en même temps que, comme chez l'oiseau, des vaisseaux sanguins ramifiés à sa surface (omphalo-mésentériques) vont nourrir non moins efficacement l'embryon.

b. L'allantoïde. La forme cylindroïde de cette poche chez les ruminants lui a fait donner le nom qu'elle porte ; elle est donc bien différente de celle des ovipares, qui enveloppe de toutes parts, comme une double membrane, le fœtus et son jaune. Mais on la trouve moins allongée, plus boursoufflée chez le lapin, d'après la figure de de Graaf, chez les carnivores, etc., où elle se montre plus petite que l'amnios, tandis que chez les ruminants elle est bien plus considérable, et donne à leur œuf enveloppé du chorion son apparence cylindroïde. Chez tous elle communique, au moins pendant un certain temps, avec la vessie du fœtus par un canal qui suit le trajet du cordon ombilical et qu'on nomme *ouraque*.

L'allantoïde existe-t-elle chez l'homme ? On doit présumer qu'il en est ainsi dans les premiers mois de la grossesse, car du côté de la vessie l'ouraque reste perméable au mercure, et on peut le suivre jusque dans le cordon même chez le fœtus à terme. Dans l'âge embryonnaire, nous avons aperçu une membrane très-fine tapissant l'intervalle de l'amnios et du chorion, et en rapport par conséquent avec l'albumen. A l'époque de la naissance même, nous avons pu, vers la racine du cordon, dédoubler quelquefois l'amnios ; c'est effectivement entre cette membrane et le chorion qu'est étendue l'allantoïde de la cavale, comme l'a parfaitement indiqué d'Aubenton, comme Fabrice d'Aquapendente l'exprime par ces seuls mots de l'explication d'une de ses figures : *urina inter amnion et chorion diffusa*. C'est là, au reste, que pour l'œuf humain Albinus a placé l'allantoïde, qu'il a confondue avec l'albumen ; c'est là que Hale a dit l'avoir vue ; là enfin que Velpeau a trouvé un corps *réticulé*, rempli de matière blanchâtre, dans des œufs humains de deux semaines environ. Plus tard l'ouraque s'oblitère et l'allantoïde devient nulle. Ses restes ont pu faire penser à quelques observateurs que le chorion et l'amnios étaient composés chacun de plusieurs feuillets, bien qu'il semble que ce soit souvent moins par observation que par conjecture qu'on a ainsi multiplié comme à plaisir les enveloppes du fœtus.

L'analogie plutôt que l'observation nous porterait à croire que, chez les vivipares comme chez les ovipares, l'allantoïde n'apparait qu'après l'embryon, et part chez les uns et les autres ou du cloaque (1) ou de la vessie, pour s'agrandir promptement. Coste l'a vu paraître lorsque l'embryon des brebis avait deux lignes de longueur (17e jour), puis s'agrandir rapidement; et il va jusqu'à dire que chez le lapin elle perce le chorion (2) (qu'il nomme membrane vitelline), pour s'adosser à l'utérus et y former le placenta. La figure de de Graaf pourrait aussi le faire croire, si l'on oubliait qu'elle représente l'œuf du lapin préalablement dépouillé de son chorion. Le placenta n'a, avec l'allantoïde des vivipares, que des rapports de contiguité médiate; et les vaisseaux ombilicaux qui, chez les ovipares, se répandent dans cette membrane, l'abandonnent ici, au contraire, pour se porter dans le chorion (3) et le traverser en formant la masse placentaire: c'est ce dont on peut facilement s'assurer sur l'œuf des ruminants, des cochons, etc., qui se trouve bien nettement démontré dans plusieurs des planches de Fabrice d'Aquapendente, de Daubenton, etc. Ceci est même porté au point que beaucoup d'anatomistes, Carus, Velpeau, etc., refusent à l'allantoïde toute vascularité quelconque; opinion exagérée sans doute (quoique nous n'y ayons rien découvert de

(1) Coste pense que chez les mammifères même elle part primitivement de l'intestin, de sorte que le vitellus et l'allantoïde pourraient toujours être regardés comme deux production d'un même sac.

(2) Chez les ruminants, quelques portions, les bouts de l'allantoïde par exemple, semblent percer le chorion et font hernie aux extrémités de l'œuf, mais il n'y a là qu'amincissement de cette membrane, et l'allantoïde herniée n'est pas plus vasculaire que le reste et n'a aucun rapport avec les cotylédons.

(3) A moins qu'on ne veuille, avec Dutrochet et Coste, déclarer que ce chorion est un feuillet détaché de l'allantoïde; ce qui ne nous paraît nullement prouvé.

plus que ces observateurs), car encore lui faut-il supposer les moyens de se nourrir et de s'accroître.

On ne saurait donc accorder ici à cette vésicule des usages respiratoires et circulatoires. Suppléée en cela par le chorion, supposera-t-on qu'elle concourt avec la vésicule ombilicale à nourrir l'embryon ? Mais son contenu ne paraît nullement de la même nature que celui du vitellus, et il paraît plutôt dépuratoire que nutritif. Remarquons que l'embryon dont la formation est si rapide et suppose en conséquence un travail de nutrition si actif, doit avoir un grand besoin d'organes de dépuration, autant et plus encore que l'adulte dont il reçoit ses matériaux : or, la transpiration cutanée n'y saurait suffire ; plus que chez la mère, la dépuration urinaire lui est indispensable, aussi sont-ce bien les principes de l'urine (Dzondi, Dulong, Labillardière) qu'on retrouve dans l'allantoïde de la vache, comme l'avaient soupçonné les anciens et Daubenton davantage encore ; cette huile est acide et son acidité due principalement à l'acide allantoïque (Lassaigne), que Vauquelin et Buniva avaient nommé amniotique (1). Nous noterons, à cette occasion, que l'eau de l'amnios de la femme contient de l'urée, d'après Frommherz et Gugert, sans doute parce que l'ouraque de son fœtus est oblitéré de bonne heure. C'est alors par l'urètre que l'urine se dégage ; et ce qui le prouve, c'est que dans divers cas de monstruosité avec oblitération de l'urètre on a

(1) Lassaigne n'a pas trouvé cet acide dans l'allantoïde de la jument. On sait depuis Daubenton que c'est dans cette vésicule que sont renfermés les grumeaux ou masses caséiformes, connus des anciens sous le nom d'hippomanes.

trouvé, et nous l'avons nous-même constaté dans plusieurs, les reins distendus en forme de grappe vésiculeuse, la vessie dilatée ou même rompue (Chaussier, Wrolik), et c'est même ainsi que nous nous expliquons la formation de l'extroversion vésicale, monstruosité qui n'est commune que chez l'homme.

c. Le *placenta* est l'assemblage des vaisseaux ombilicaux ramifiés, épanouis à la surface externe du chorion, que leurs troncs traversent engaînés peut-être par lui. Cet assemblage ne se présente pas toujours identique dans des espèces de mammifères différentes, et ses fonctions ne sauraient en conséquence être exactement les mêmes quant au mécanisme; nous croyons devoir surtout y distinguer deux ordres de structure, les spongieux et les vasculeux, en avouant que cette question aurait besoin d'être plus amplement étudiée.

1° Les placentas spongieux forment une masse de figure variée, arrondie ou ovalaire chez la femme, les rongeurs, etc. ; annulaire et entourant l'œuf en ceinture chez la chienne, la chatte, le phoque et autres carnassiers ; disposée en deux disques ovales réunis par une zone plus mince dans l'œuf du furet, du putois, etc. A en juger surtout par le placenta humain, voici quelle est la texture et le mécanisme présumable de ses fonctions à diverses époques de la grossesse.

Nous avons vu précédemment que le chorion est couvert de filaments rameux cylindroïdes, sortes de bourses membraneuses, brodées de mailles vasculaires, sinon dès leur première origine, au moins dès que le cordon ombilical a développé ses vaisseaux ; c'est là un placenta véritable qui recouvre alors l'œuf en entier. On l'a nié, on le niera encore, parce qu'il faudrait renoncer à une théorie dont il a déjà été question au sujet de la membrane caduque; on veut que le placenta ne se forme que dans le point peu étendu où l'œuf, enseveli presque en totalité dans la masse pulpeuse de l'épichorion, touche à nu l'utérus. On ne dit pas pourquoi le cordon ombilical viendra invariablement se fixer sur ce point prétendu, chose effectivement difficile à comprendre ; et d'ailleurs, les partisans même de cette localisation primitive du placenta représentent pourtant l'œuf constamment hérissé d'épaisses et longues villosités dans toute sa superficie, et conviennent que là même où le placenta s'est enfin dessiné d'une manière incontestable, il y a encore une lame d'épichorion entre lui et la matrice. On ne gagne donc rien en faveur de cette opinion, en niant ce qui est admis par tous les observateurs non prévenus, savoir, que le placenta est d'autant plus grand par rapport à l'œuf que celui-ci est plus près de son origine, qu'il le couvre d'abord en entier, puis aux trois quarts, aux deux tiers, et enfin au tiers ou au quart à peu près.

La différence la plus essentielle qu'il y ait entre le placenta primitif et le placenta constitué, c'est que, dans le premier, les villosités du chorion sont entièrement plongées dans la caduque aux deux lames de laquelle ils empruntent leurs matériaux nutritifs, soit directement en absorbant la substance (caduque réfléchie), soit indirectement en pompant les principes nutritifs transsudés par les vaisseaux de formation nouvelle qui de l'utérus se prolongent dans l'épichorion et qu'on nomme *utéro-placentaires*.

Un peu plus tard ce dernier état de choses existe encore, on peut bien facilement suivre les villosités arborescentes du placenta jusqu'à sa superficie, les voir s'épanouir en quelque sorte, s'irradier en languettes serrées dans la caduque, s'entrelacer avec ses vaisseaux serpentins (placenta utérin), et en recevoir des produits nutritifs sur la nature desquels nous reviendrons par la suite (*Nutrition du fœtus*). Mais outre cette disposition à la superficie du placenta, les villosités innombrables dont il est composé et que le microscope démontre exactement pareilles à celles dont nous avons parlé au sujet du chorion, à part le nombre et le volume, sont, pour ainsi dire, flottantes dans la masse de l'organe. Assurément l'immense majorité des rameaux de ces arborisations si nettement terminées (1) n'arrive pas à la surface, et les rameaux s'entrelacent bien un peu, mais sans adhérer, sans se confondre, sans s'anastomoser, quoi qu'on en ait pu dire. Wrisberg avait reconnu un certain nombre de lobules ou cotylédons au placenta humain, une branche artérielle et une veineuse accollées fournies par les vaisseaux ombilicaux servant de pédicule à chacun : on peut,

(1) C'est toujours sous l'eau qu'il faut les étudier ; molles comme elles le sont, elles ne ressemblent, à l'air libre, qu'à une matière pulpeuse, et c'est ce qui a pu faire dire que les troncs vasculeux du placenta étaient entourés d'une concrétion comparable à celle de la caduque : il n'en est assurément rien ; et comme Velpeau le dit avec raison, la caduque ne s'enfonce point dans le placenta et reste à la superficie. Je le dis pour avoir examiné la chose avec soin et non par conjecture.

en effet, considérer la chose comme étant ainsi, mais il ne faut pas croire, comme lui, que les rameaux d'un même cotylédon s'anastomosent entre eux et non avec les parties voisines, si l'injection poussée par les artères revient dans la veine, et réciproquement; c'est dans le lacis capillaire des villosités et non ailleurs, en général du moins, que la communication a eu lieu.

Dans les interstices qui séparent les innombrables branchages de ces villosités se trouvent constamment, à ce qu'il nous a paru, du sang très-séreux, et en examinant sous l'eau une coupe du placenta on voit que les interstices où ce sang est contenu forment réellement une spongiosité fine, parcourue surtout du côté de la face fœtale de cette masse par des cavernes sinueuses; l'insufflation apprend qu'il y a communication facile de tous les points de la masse spongieuse ensemble, et que l'air comme le sang s'échappent par d'assez nombreuses et larges ouvertures du placenta utérin, c'est-à-dire de la lame d'épichorion qui revêt la face utérine du placenta. Ces ouvertures sont très-visibles, sans déchirure aucune dans les dépressions sinueuses qui partagent en lobule cette face utérine, et le souffle y pénètre avec facilité, se répandant de là dans la masse, souvent après avoir parcouru quelques larges sinus qui rampent dans les sinuosités susdites et dont un surtout se voit assez constamment à la circonférence même du placenta. Il paraît bien probable que ces orifices répondent à ceux si larges, si béants, des grosses veines utérines nommées sinus chez la femme. Ces mêmes orifices, au nombre de cinq à six dans le placenta utérin des rongeurs (1), y sont ordinairement remplis de sang coagulé; ils servent donc au passage de cette humeur, et en effet on peut suivre les veines utérines jusqu'à leur voisinage, et quand après le décollement du placenta on pousse de l'air dans l'utérus, il s'en échappe par les veines utérines en s'insinuant par de larges ouvertures au point d'insertion de cet organe; c'est la même chose chez la femme. Sans exagérer le principe des causes finales, on peut souvent l'employer à propos; et certes ce n'est pas pour les boucher avec une lame d'épichorion, comme le croient Velpeau, Lee, que la nature a disposé chez la femme les ouvertures des sinus utérins dans lesquelles on pourrait quelquefois loger l'extrémité du petit doigt.

Mais le sang passe-t-il là de la mère au fœtus ou du fœtus à la mère? Naturellement on devrait penser que des veines doivent absorber et non exhaler, et que le sang destiné à la nutrition doit être artériel et non veineux; en conséquence les villosités ne rejetteraient dans la spongiosité placentale que leur résidu séro-sanguinolent qui passerait dans les sinus utérins: c'était ainsi que je l'admettais dans un ouvrage didactique et où il fallait présenter à l'étudiant des idées nettes; ici nous devons donner jusqu'à nos incertitudes. Cette forêt de villosités en forme de branchies qui constitue la masse du placenta n'est-elle donc destinée qu'à une excrétion? Les artères utéro-placentales, si bien entourées des villosités de la superficie du placenta, pourraient-elles exhaler du sang dans la masse de cet organe?

(1) Voyez la même dans les figures de de Graaf et de Daubenton.

J'en doute. Je remarque de plus que, chez la femme, souvent les orifices utérins, après le décollement du placenta, versent le sang dans la matrice; donc le passage est libre dans ce sens et le sang peut y arriver d'ailleurs que du placenta. Quant aux injections par lesquelles j'ai fait passer la matière des artères de la matrice dans les vaisseaux utéro-placentaires (*anguillulæ* de Rœderer), et dans le tissu spongieux du placenta, comme l'injection avait aussi pénétré abondamment dans les sinus utérins, il reste à savoir si c'était directement des artères utérines (1) même, ou indirectement du placenta qu'elle y était parvenue; on suivait bien la continuité de la matière concrétée à travers les ouvertures de la membrane du placenta et celles des sinus utérins, mais on aurait pu penser qu'elle avait passé de ceux-ci dans celles-là, et en effet une injection directe dans les veines utérines se répand rapidement dans le tissu spongieux d'un placenta encore adhérent, comme je l'ai vu une fois. Ajoutez enfin à cela que les orifices des sinus étant obliques et comme valvuleux, ils paraissent souvent mieux disposés pour laisser passer du sang vers le placenta que pour le recevoir (Rœderer).

Il est donc permis de croire du moins que le sang épanché dans la spongiosité du placenta est fourni par plusieurs des orifices des sinus utérins, et qu'il est soumis, dans cette spongiosité, à une impulsion irrégulière ou régulière qui le fait rentrer plus tard par d'autres orifices après avoir été,

(1) Cette facilité n'existe pas dans un utérus vide, mais les vaisseaux sont alors bien autrement resserrés que pendant la grossesse.

par endosmose, dépouillé de ces principes nutritifs que contient même le sang veineux maternel; tandis que le sang artériel, circulant dans les artères utéro-placentales, transmet, par exosmose, de l'oxigène aux villosités qui s'entrelacent avec ces artères flexueuses dans la superficie du placenta. On sait, en effet, que cet organe sert à l'oxigénation du sang fœtal, que le fœtus meurt asphyxié et pléthorique quand il y a décollement du placenta, compression du cordon ombilical, etc.; mais cet organe sert aussi à la nutrition, car d'où le fœtus tirerait-il sinon de lui les matériaux de son accroissement. Les villosités de la superficie peuvent donc être réputées branchiales, celles de la masse sont absorbantes et analogues aux villosités intestinales.

Quant aux dépurations, n'est-ce pas plutôt dans l'allantoïde (dépuration urinaire), dans l'amnios (dépuration transpiratoire), dans l'intestin (dépuration biliaire (1)), qu'il faut les chercher? Il est bien vrai que des injections d'eau, de mercure, faites par les veines ou par les artères ombilicales, ont pu s'épancher dans la masse spongieuse du placenta et passer même de là dans les sinus utérins; n'y a-t-il pas eu rupture alors? Il est sûr du moins que pour l'eau il faut forcer l'impulsion. C'est ainsi que s'expliquent les communications de la mère au fœtus et du fœtus à la mère que divers anatomistes ont cherché à prouver, et que, dans ces derniers temps encore, Flourens a réhabilitées pour les animaux à placenta spongieux.

(1) La bordure verte du placenta de divers carnivores, qui a paru analogue à la matière colorante de la bile (Breschet et Barruel), indique-t-elle là une dépuration biliaire?

2° Quant aux placentas vasculeux, les uns sont disposés comme une couche mince de houppes ou de flocons à la surface du chorion (jument, truie), tantôt rassemblés en masses moins nombreuses mais plus considérables et en forme de champignon : tels sont les cotylédons encore fort nombreux des ruminants (depuis soixante jusqu'à cent, Carus) et des paresseux (*idem*). Chaque cotylédon présente, comme le placenta des rongeurs et plus distinctement encore, deux portions, l'une qu'on a appelée cotylédon maternel ou utérin, l'autre cotylédon fœtal. Le premier est blanchâtre, pulpeux, toutefois pénétré de vaisseaux artériels et veineux, nombreux, volumineux, formant un large faisceau envoyé par les vaisseaux utérins ; les artères surtout en sont blanches (quoique sanguines) à cause de l'épaisseur de leurs parois, elles ont aussi une mollesse telle qu'il n'est pas bien difficile de les rompre et de séparer le cotylédon maternel de la paroi interne de l'utérus. De là vient que les uns y ont voulu voir une production nouvelle, les autres une dépendance de la membrane interne de la matrice à laquelle il resterait adhérent après le part.

Il résulte de nos observations sur un œuf de vache dont le fœtus avait sept pouces de longueur du bout du museau à l'origine de la queue ; 1° que la face interne de l'utérus est tapissée par un épichorion qui lui adhère plus qu'au chorion (1) ; qu'il est toutefois bien distinct de la membrane muqueuse utérine dont on peut le séparer sans

(1) C'est ce qui a fait dire qu'il était formé par le décollement de la membrane muqueuse même.

peine, sans dilacération; qu'il est sans vaisseaux et incolore, anhiste comme dit Velpeau, qu'il paraît même percé (quand on l'enlève ainsi) d'une foule d'ouvertures obliques qui servaient à établir la contiguité des villosités de la membrane muqueuse qui est très-vasculaire et très-rouge avec les villosités du chorion qui l'est aussi beaucoup; 2° que cet épichorion, si l'on agit avec quelque précaution, entraîne avec lui le cotylédon maternel qui ne tient à la muqueuse que par le faisceau vasculaire susdit; 3° que, si j'en juge par les cicatrices restées vers l'extrémité d'une des cornes de la matrice où l'œuf n'avait point pénétré, le cotylédon maternel ne reste pas adhérent mais se détache après le part.

Le cotylédon fœtal est rouge, constitué par les artères et les veines du chorion comme les lobules du placenta de la femme, et de même aussi la distribution se fait dans une houppe arborescente dépendant de ce même chorion. Les rameaux de cette houppe sont enfouis dans le cotylédon maternel, et on peut par une extraction lente les voir se déboîter des trous ou étuis dans lesquels ils étaient isolément contenus sans y adhérer organiquement; il n'y a donc aucune anastomose entre les vaisseaux des deux cotylédons, il n'y a que contact et même dans beaucoup de points ce contact est médiat, car une matière lactescente sort aussi des conduits dont est percillé le cotylédon maternel, et c'est la raison pour laquelle Harvey le nommait *ubera uterina.* Il n'est donc pas étonnant que Breschet ait injecté isolément celui-ci par les vaisseaux de la matrice, celui-là par les vaisseaux du fœtus, et que Flourens non plus que lui n'ait pu faire passer l'injection de l'un dans l'autre. Du reste, les vaisseaux ne sont pas plus volumineux, pas plus séparés dans les houppes cotylédonaires que dans celles du placenta spongieux, il y a identité dans leur composition. Ici donc point de sang épanché autour des villosités du chorion, tout s'y fait par simple contact de vaisseaux fermés, par double exosmose et endosmose, et il devient plus que jamais évident que la mère vivipare ne fait point passer au fœtus son sang en nature, mais lui en donne seulement de son utérus les matériaux au fur et à mesure qu'il en a besoin, comme la mère ovipare les lui a donnés en masse de son ovaire; c'est au fœtus à les convertir en sang, à se faire une hématose. Ceci est devenu de toute évidence depuis que Prévost a reconnu, par l'inspection microscopique, que les globules du sang du chevreau ne sont pas les mêmes que ceux de la chèvre, qu'ils ont chez le fœtus un volume deux fois aussi considérable que chez la mère.

d. *Cordon ombilical;* moyen de communication entre le fœtus et le placenta. Il n'existe pas d'abord mais ne tarde pas à se former dès que l'embryon se sépare de la surface du vitellus par un étranglement qui devient de plus en plus long et étroit. Dans les premiers temps de la vie intra-utérine il renferme le canal vitellin et les vaisseaux omphalo mésentériques, l'ouraque, les deux artères ombilicales, la veine ou les veines (une chez l'homme, deux chez beaucoup de quadrupèdes) du même nom, le tout contourné en pas de vis, à cause, sans doute, de l'allongement plus rapide des artères que des veines autour desquelles elles s'enroulent. De bonne heure on cesse d'y trouver le canal vitellin qui s'est d'abord changé en un fil solide. Les vaisseaux omphalo-mésentériques et l'ouraque s'y oblitèrent aussi de fort bonne heure chez l'homme ; ils se conservent chez bien d'autres mammifères jusqu'à la fin de la gestation. Un *albumen* condensé, organisé, environne tous ces objets, et une gaîne membraneuse, incolore ou blanchâtre, bien distincte de la peau dont elle doit se séparer après la naissance, adhère fortement à ce tissu.

C'est sur la composition de cette gaîne qu'on a souvent disserté, et récemment encore Flourens en a fait l'objet d'une étude minutieuse. On voit manifestement dans l'œuf humain l'amnios se porter du placenta sur le cordon, et le poli de sa surface se continuer jusqu'à l'ombilic du fœtus. Dans le très-jeune âge même la continuité est tout-à-fait incontestable, et parfois des soulèvements remplis de sérosité isolent tout-à-fait la membrane des organes auxquels elle sert de gaîne. Pour le chorion, une partie de son épaisseur semble se prolonger sur les vaisseaux ombilicaux à leur insertion au placenta ; mais il est facile de s'assurer que l'épaisseur principale passe sous cette insertion, et il nous paraît manifeste que les vaisseaux s'enfoncent dans cette membrane et en reçoivent même pour leurs ramifications une gaîne qui constitue les arborisations placentaires. Mais rétrograde-t-il le long du cordon, c'est ce qui me paraît assez douteux. La négative n'est pas douteuse chez le veau.

D'après les dissections du savant secrétaire de

l'Académie des sciences, l'amnios seul, chez les oiseaux, serait en continuité avec cinq couches des téguments du fœtus, l'épiderme, le derme, le tissu cellulaire, les muscles abdominaux et le péritoine; dans les mammifères pachydermes ruminants, rongeurs, l'amnios se continuerait aussi avec l'épiderme et le derme, mais le chorion resterait étranger à la formation du cordon, trois lames celluleuses répondant aux trois autres couches ci-dessus mentionnées. Enfin, le fœtus humain aurait encore les mêmes relations pour l'amnios, mais le chorion serait en continuité avec le tissu cellulaire et les muscles, une couche celluleuse du cordon répondant au péritoine. Ces détails anatomiques auraient une haute importance en ce qui concerne la formation des organes; mais la diversité même des résultats en ce qui concerne des êtres appartenant à la même classe, semble devoir nous mettre en défiance contre la certitude de ces observations, si difficiles, si trompeuses même, où le scalpel crée parfois ce qu'il devrait seulement isoler.

ARTICLE II. — De l'embryon et de son développement.

§ 1.er *Généralités.*

Le sujet dont nous traitons ici est déjà assez vaste et assez embrouillé pour que nous ne lui donnions pas encore et plus d'étendue et plus d'obscurité, en passant chronologiquement en revue les opinions innombrables qui se sont, à cet égard, succédé dans la science, et dans lesquelles le ridicule et l'incompréhensible disputent souvent la palme au vraisemblable. Notre sujet sera divisé d'après les deux opinions fondamentales qui ont partagé les hommes prépondérants, le reste rentrera dans les détails de la discussion, et une fois notre préférence pour l'un des deux systèmes étant bien motivée, nous en donnerons méthodiquement les développements en nous attachant d'ailleurs plus aux phénomènes qu'aux théories.

Le germe de l'animal futur est-il tout fait avant l'exécution des actes réputés générateurs, et ces actes n'ont-ils pour but que de l'animer et de le développer? Sont-ils, au contraire, destinés à former de toutes pièces le nouvel animal? Voilà les deux questions qu'il faut mettre d'abord en présence, car c'est de ces deux souches qu'émanent la plupart des autres problèmes que nous aurons encore à résoudre. Les deux systèmes qui se rattachent à leur solution sont communément désignés par les noms d'*évolution* et d'*épigénèse*.

A. L'*évolution* suppose que le germe contient en lui tous les éléments de toutes les parties du corps, telles qu'elles doivent se manifester par la suite ; et comme cette doctrine est l'opposée de celle qui admet la formation successive des organes, raisonnablement et pour être conséquente avec elle-même, elle n'en doit pas admettre non plus la formation extemporanée ; car quelle différence, en pareille matière, que celle du temps, et la formation instantanée ne serait-elle pas moins admissible que la formation graduelle? Conséquemment donc l'évolution suppose l'*innéité* des germes; elle suppose qu'ils sont aussi anciens que les corps vivants qui les contiennent et se prêtent à leur développement, qu'en un mot tous les êtres vivants, passés, présents et futurs, ont été créés à la fois au commencement du monde; mais les savants qui accepteraient tout cela pourraient cependant être divisés sur quelques points.

Tout en regardant les germes comme procréés à l'avance et simultanément, et n'attendant que des circonstances favorables pour se développer, on peut les croire disséminés partout comme dans la *panspermie* d'Héraclite, ou au moins répandus dans toute la masse des corps vivants, idée qui sourit à Charles Bonnet; on peut encore, comme ce spirituel écrivain, Spallanzani, Haller, etc., penser qu'ils sont exclusivement enfermés dans les ovaires de la femelle, ou bien qu'ils siègent dans la liqueur séminale du mâle. Et alors, comme chaque germe à son tour ne peut contenir ses descendants que dans son ovaire ou son sperme, ainsi qu'il l'a été chez ses ascendants, il s'ensuit que les germes de toutes les générations passées, présentes et à venir, ont été ou sont encore contenues les unes dans les autres par *emboîtement*. Voilà tout le système de l'évolution énoncé avec précision et régularité, et l'on ne peut disconvenir qu'il ne présente un enchaînement d'idées très-logiques, qui a pu séduire en conséquence d'excellents esprits. Voyons sur quelles preuves matérielles ou rationnelles on a cru pouvoir l'appuyer : il ne sera pas difficile d'en faire sentir aujourd'hui la faiblesse, mais il ne faut pas s'étonner qu'on les ait trouvées puissantes avant les découvertes modernes de l'embryogénie.

L'évolution semblait démontrée dans son mécanisme même, par l'emploi de certains procédés propres à rendre visibles des conditions organiques qui ne se seraient manifestées que plus tard. 1° Ainsi, la coagulation de quelques parties de l'embryon par l'alcool montrait des objets que leur transparence et leur fluidité rendaient auparavant invisibles : fait vrai, mais qui a tourné, au contraire, au profit de l'épigénèse, comme auraient dû déjà en convaincre Haller ses propres observations sur la formation du cœur, et comme l'ont fait bien mieux les patientes et curieuses observations de Tiedemann sur la formation graduelle de l'encéphale. 2° L'action de l'alcool ou de l'eau bouillante avait permis à Swammerdam de trouver dans la chenille toutes les parties du papillon futur; donc l'insecte parfait existait tout formé dans la larve, donc la larve naissante était déjà couverte de toutes les peaux qu'elle devait successivement dépouiller par la suite. Cette dernière assertion, émise d'abord par induction, était ensuite passée en fait; mais c'est là justement ce qui fait tort à la doctrine, car ce fait est faux, et la forme de papillon n'existe en réalité sous la peau de la chenille qu'au moment où sa métamorphose approche, comme nous le verrons plus loin avec quelques détails.

Un autre ordre d'arguments en faveur de l'évolution était tiré de la continuité entre des parties visibles et des parties invisibles. 1° Ainsi, dans la graine on voit la plantule, on en distingue la tigelle avec ses premières feuilles : or, la tige, les branches, les rameaux, les fleurs font suite à la tige; donc ces parties non visibles existent là où cette tige se voit, et partant de cette conséquence, on disait : Le chêne se voit dans le gland ; assertion fausse de quelque manière qu'on la présente, car la doctrine actuellement reçue en botanique nous apprend qu'il n'existe là qu'un seul bourgeon, et que l'ensemble des bourgeons, qui constituent par leur formation successive la plante adulte, n'existe nullement dans la graine. 2° Le poulet est en continuité de tissu avec le jaune de l'œuf, soit par ses membranes, soit par ses vaisseaux ; ce n'est donc qu'une partie cachée du jaune de l'œuf si visible, et qui se manifestera seulement plus tard en grossissant (Haller). 3° Il y a plus, on s'assure par des observations suivies que le jaune même de l'œuf des batraciens n'est autre chose que le têtard (Spallanzani), qui n'est lui-même autre chose que la grenouille ; donc il n'y a là que des changements de forme et de volume sans création nouvelle.

Ce que nous dirons bientôt, et de la première apparition du germe dans l'œuf, et de ce que le jaune lui fournit véritablement, servira de réponse à ces deux arguments, qui d'ailleurs ne donnaient que des probabilités sans démonstration en faveur de l'innéité des germes ; cette innéité ne pouvant s'appuyer que sur des raisons négatives, la difficulté de concevoir la formation du germe et de ses parties de toutes pièces, difficulté qui devra nécessairement disparaître devant l'évidence des faits. Sans doute, il est difficile de comprendre comment c'est toujours avec la même forme que se produisent les individus d'une même espèce ; mais, dans la théorie de l'innéité, on n'y échapperait qu'en supposant des germes mâles et des germes femelles tout préparés, et par conséquent un double emboîtement, et alors on ne voit pas pourquoi le concours des deux sexes est si nécessaire; pourquoi le nouveau-né ressemble à la fois au père et à la mère (mulâtre, mulets, hybrides, etc.); pourquoi, ce concours étant inévitable, il n'en résulte pas des hermaphrodites, etc. Mais si l'on veut d'ailleurs faire un appel à l'intelligibilité des théories, certes ce n'est pas du côté de l'évolution que penchera la balance.

L'innéité des germes avec son emboîtement ou sa panspermie ne supporte pas le moindre examen suivi; à peine veut-on entrer à ce sujet dans les plus simples calculs, que, dès les premiers degrés, l'imagination se trouve perdue dans toutes les incompréhensibilités de l'infini en étendue, en temps et en nombre. Commencer à la création de l'univers et finir à la fin du monde pour échapper aux absurdités de l'infini (Bonnet), est-ce arriver moins vite aux limites de la possibilité? Supposez le dernier terme de la ténuité à laquelle on peut raisonnablement croire qu'une *molécule* organique arrive, et vous n'aurez fait encore qu'un pas dans cette incommensurable carrière.

Pour l'emboîtement en particulier, outre des raisons du même genre que celle que nous venons d'examiner, voici les faits qu'on a mis en avant: 1° l'inclusion de treize générations de volvoces les unes dans les autres observée au microscope; 2° l'inclusion congéniale d'un fœtus humain dans un individu de la même espèce; 3° le déboîtement successif des pucerons femelles, qui, par le fait de la fécondation de la mère qui a pondu le premier œuf, naissent les uns des autres jusqu'à neuf générations; 4° l'observation facile de quatre générations dans un oignon de jacinthe. A l'égard du premier de ces arguments, nous renvoyons à ce qui en a été dit déjà au sujet de la gemmiparité intérieure. Pour l'inclusion monstrueuse, on sait que c'est un fait de conception gémellaire, et le nom d'*énadelphie* qu'on lui a consacré exprime assez l'idée qu'on y attache aujourd'hui. Quant aux pucerons, nous ne reviendrons pas sur ce que nous en avons dit précédemment (*Fécondation*); il est évident que, pour eux comme pour le volvoce, on est autant et mieux fondé à admettre la formation successive que l'emboîtement. Enfin, il faut qu'il y ait eu quelque malentendu relativement à l'oignon de jacinthe dont parle Bonnet; car, si dans le bourgeon volumineux qu'on peut comparer au bourgeon à fleurs des arbres de nos jardins, on peut voir et reconnaître les rudiments de la tige et des fleurs, certes ce n'est pas dans l'ovaire de celles-ci qu'on doit espérer de trouver un embryon à fleurs visibles et dans lequel d'autres embryons seraient eux-mêmes perceptibles. L'ovule se voit dans le bouton, dans le bourgeon même; mais l'embryon ne se voit dans l'ovule qu'après la fécondation de la fleur (Spallanzani en convient), et souvent même assez long-temps après qu'elle s'est fanée, et que le fruit (notamment celui des cucurbitacées, d'après Ad. Brongniart) a commencé notablement à grossir. J'ajoute une réflexion de plus à ce qui concerne l'emboîtement; on convient, et cela a été dit plus haut, que plus l'embryon est jeune plus il est mou, et que si ses organes ne sont pas perceptibles, c'est qu'ils sont non-seulement d'une extrême exiguité, mais encore véritables fluides : or, je le demande, comment des organes fluides ne se confondent-ils pas totalement ensemble ? Comment des germes fluides peuvent-ils être emboîtés sans un complet mélange ?

Enfin, la panspermie n'a guère été soutenue; toutefois Bonnet la croyait rendre vraisemblable, en alléguant des faits qui sont au contraire entièrement du ressort de l'épigénèse, savoir : l'apparition des bourgeons adventifs dans les végétaux, et la reproduction des parties perdues dans les animaux. Si, dans le dernier cas en particulier, la reproduction n'était due qu'au développement d'un germe mis a nu, comme ces germes sont disséminés partout en quantité innombrable, on ne voit pas pourquoi il n'y en a pas aussi une innombrable quantité qui se développe après la mutilation, comme certaines versions nous en donnent un petit échantillon dans la fable de l'hydre de Lerne.

Ayant ainsi présenté et repoussé les arguments les plus raisonnables apportés en faveur de l'évolution, nous dirons quelques mots de l'épigénèse en général, avant de la suivre dans les détails qui lui serviront de preuve, en même temps qu'ils exposeront l'état actuel de la science relativement à l'embryogénie,

B. L'*épigénèse* est ce mode de formation dans lequel les premiers organes se font de toutes pièces et les autres par additions successives ; c'était ainsi qu'Hippocrate concevait la formation de l'homme, lorsque, comparant le fœtus à un arbre, il dit que les membres et les viscères naissent comme les branches s'élèvent sur le tronc. Et, en effet, la gemmiparité, la gemmation même des arbres, peut fournir des preuves analogiques bien puissantes en faveur de l'épigénèse, déjà si bien appuyée par l'examen que nous venons de faire de la doctrine de l'évolution. N'est-il pas évident qu'il y a procréation de bourgeons adventifs, de racines, là où l'homme a produit un bourrelet, fait une plaie à un végétal, ou bien l'a simplement entouré d'humidité surabondante; certes il n'y avait pas là de racine ou de branche prête à naître, plus qu'il n'y avait de patte ou d'œil en germe au voisinage de ceux qu'on arrache à la salamandre.

Les végétaux nous fournissent une analogie plus directe encore dans l'apparition de leur embryon, dans la graine où il n'existait pas avant la fécondation, alors même que déjà on y pouvait distinguer toutes les autres parties qui la caractérisent. L'amnios même, c'est-à-dire l'enveloppe la plus intérieure de la graine, n'apparaît, selon Malpighi, dans les plantes fécondées qu'après la chute de la corolle, et le fœtus ou végétal futur apparaît encore plus tard. Spallanzani, Treviranus, Mirbel, Dutrochet, Brown, Brongniart ont fait des observations du même genre. Mais l'observation même a bien assez prouvé la chose dans l'œuf des animaux et surtout des ovipares, comme Wolff s'est des premiers attaché à en faire ressortir les preuves. Les métamorphoses des batraciens, des insectes, qui offrent à nos yeux les objets sous de plus fortes dimensions, la naissance de certaines parties que rien n'indiquait auparavant, comme le bois du cerf, etc., viennent encore confirmer cette doctrine, comme nous le verrons plus loin; et les reproductions partielles, dont nous avons parlé précédemment, en donnent aussi des démonstrations partielles, mais irréfragables.

§ II. — *Des lois et théories de l'épigénèse.*

A. De la force formatrice. Quelle est la puissance qui crée les germes, qui les perfectionne et les régularise? Evidemment c'est la même qui, dans l'état adulte, entretient les organes en leur assimilant de nouvelles molécules; qui, dans l'enfance et l'adolescence, les accroît de la même manière. Seulement elle a ici plus d'activité, plus d'efficacité; elle ne se borne plus à conserver, à augmenter, elle ajoute; elle ne se borne plus, en cas de destructions partielles, de pressions, etc., à cicatriser les surfaces ou à les réunir superficiellement, elle leur donne des formes symétriques, elle les soude et fond ensemble plusieurs parties en un seul tout, comme nous le prouvent les monstruosités, et en particulier les monophies, les monopodies, etc.; car ce sont les mêmes lois qui président à la formation normale et aux formations monstrueuses, ainsi que l'observe judicieusement Isidore Geoffroy. La force formatrice est donc la même que la force nutritive; c'est la force vitale, ou son représentant, l'agent vital, que d'autres traduisent en électricité (1).

(1) Voyez à ce sujet ce que nous avons dit de l'agent vital dans le tome 1er. En ce qui concerne la formation, on ne peut nier certaines analogies entre les

Si l'on veut se restreindre à la formuler, quant à ces effets dont il vient d'être question, on pourra, avec Geoffroy-St-Hilaire, l'exprimer par les mots d'*affinités électives* ou d'*attraction de soi pour soi;* mais il ne faudrait pas, pour cela, croire aux molécules organiques de Buffon, qui, venues de toutes les parties du corps (1), tendraient à s'agréger chacune dans leur lieu et place; ce n'est pas dans les matériaux, c'est dans les organes déjà formés, de même que dans la nutrition ordinaire, que siègent ces affinités, cette puissance d'agrégation, de formation qui préside à l'épigénèse.

En faut-il conclure que des molécules sécrétées ne sauraient s'en agréger d'autres, ni se réunir entre elles, et que conséquemment les germes ne peuvent se former que par *gemmation* et non par *sécrétion;* que les animalcules spermatiques sont un gemmule détaché du testicule, et les ovules un gemmule détaché de l'ovaire? Cela serait difficile

effets produits par l'électricité et certains phénomènes de l'embryogénie; par exemple, ainsi que l'ont démontré Coste et Delpech, la direction des premiers vaisseaux du blastoderme rappelle assez celle des courants qu'on excite autour d'un clou plongé dans un alliage liquide de mercure et de potassium; dans certaines expériences de Nellis l'électricité a produit des dessins arborisés comme ces mêmes vaisseaux, comme les nervures des feuilles, etc., etc. Mais il y a loin de là aux détails de l'épigénèse, et l'admission des points conséquents, des centres successifs d'actions électriques, n'offre que des hypothèses bien insuffisantes et bien peu solidement étayées; les courants observés par Donné et autres dans l'économie ne peuvent non plus que donner matière à quelques suppositions.

(1) Sans parler du peu de consistance d'une telle hypothèse, ne lui a-t-on pas opposé, comme preuve sans réplique, les enfants complets nés de père et mère mutilés? Haller observe que la mère ni le père ne possèdent rien de semblable à des placentas, à des membranes qui se forment cependant avec le fœtus; que, chez les insectes, un animal parfait ne contient plus les molécules organiques d'une larve. Ici, il est vrai, il oublie un peu son système d'évolution et rentre à son insu dans celui de l'épigénèse, ce qui n'en rend l'argument que meilleur.

à admettre en général pour les premiers, et non moins difficile, au moins chez les vivipares, pour les seconds. Que leur ovule flottant se forme par l'agrégation de globules sécrétés par la vésicule ovarique et sous l'influence au moins du contact de ses parois, n'est-ce pas à peu près la même chose que cette gemmation à laquelle on ne tient que parce qu'on semble croire qu'un produit sécrété ne saurait vivre, qu'il faut *continuité* d'une partie vivante à un autre pour l'organiser, la vivifier. Mais les fausses membranes, les membranes mêmes de l'œuf ne se forment-elles pas par sécrétion, et ne s'organisent-elles pas par contact des parois vivantes? Le sang qui fournit à ces sécrétions n'est-il pas une humeur vivante? Or, si je m'en rapporte à mes observations microscopiques sur les planaires, le fluide circulatoire devrait jouer un grand rôle dans la production des germes; car j'ai trouvé, chez les helminthes, les poches ovariques en communication directe avec les vaisseaux latéraux, dont une grosse branche paraissait remplir les fonctions d'oviducte. Je rappellerai, à cette occasion que, chez des orthoptères et autres insectes, une grosse branche du vaisseau dorsal va se ramifier dans l'ovaire (voy. *Circulation*).

Quoi qu'il en soit, le germe une fois formé, une fois animé de cette vie qu'il conserve à l'état latent (graine, œuf), quand les circonstances sont peu favorables à son développement, qu'il manifeste énergiquement dans le cas contraire, on peut concevoir comment, si surtout ce sont les centres nerveux qui apparaissent d'abord, il organise à son tour, au moyen des matériaux nutritifs dont il est environné, de nouvelles productions en continuité avec lui-même, et comment celles-ci s'étendant de la même manière par des productions nouvelles, l'embryon se complique de plus en plus et devient enfin tel que le comporte l'état normal de l'espèce à laquelle il appartient.

Sans doute on n'arrive pas ainsi au mécanisme intime des formations, mais on aide du moins à les comprendre; et si l'on suppose ici des affinités comme en chimie, c'est que comme en chimie c'est l'étude des faits qui les décèle, non dans leur essence, mais dans leur efficacité.

C'est ainsi qu'on est forcément conduit à convenir que chaque animal a quelque chose de spécial dans ces affinités moléculaires, bien que les différences de constitution physique, dont dépendent ces différences dynamiques, ne nous soient point perceptibles. Ce qui constitue la classe, l'espèce, la race, la famille, ces types caractérisés par des ressemblances héréditaires, si bien connues qu'il est inutile de les rappeler ici, ne sauraient se transmettre d'abord qu'aux premiers éléments du germe et de ceux-ci à ceux qu'ils s'agrègent, de même que la branche donne aux rameaux, aux feuilles, aux fleurs les caractères spécifiques qu'elle a reçus de la tige; ou, ce qui est bien plus parlant encore, de même que le tronçon de la patte ou le pédicule de l'œil extirpé d'une salamandre donne successivement naissance aux diverses parties du membre ou de l'œil, qui, après une mutilation, se reproduisent avec toutes leurs spécialités de forme et de structure. Comme exemple parlant aux yeux, nous prendrons encore le bois du cerf qui tombe chaque année, et qui renaît non-seulement avec la même forme, mais encore avec un andouiller de plus, et cela d'après un type régulier et constant. Voilà à quoi nous devons nous restreindre : le pourquoi, le comment, nous ne l'avons pas dissimulé ci-dessus, ne peuvent être conçus et énoncés sans tomber dans des hypothèses arbitraires, ainsi que l'a fait Darwin à qui nous avons emprunté le principe de cette succession d'affinités ou de forces formatrices comme entées les unes sur les autres. Le moule intérieur de Buffon, le cachet imprimé aux molécules du germe par d'autres physiologistes, sont des mots insignifiants qui n'ont pas même le mérite d'une hypothèse.

B. De l'influence spéciale du père et de la mère sur l'épigénèse. Dans la théorie même de l'évolution, les ovaristes, tout en accordant à la mère la fabrication du germe, étaient tellement embarrassés des ressemblances paternelles, qu'ils avouaient que le sperme devait contenir non-seulement des agents d'excitation, mais aussi des matériaux de nutrition propres à développer d'une manière plus spéciale certaines parties; mais comme ces ressemblances portent souvent sur l'ensemble du corps, cette concession devient à peu près équivalente à celle d'un mélange de matériaux formateurs, auquel il nous paraît nécessaire de s'en tenir. Rolando, Prévost et Dumas ont pensé que le mâle fournissait à l'embryon son système nerveux; que la femelle produisait immédiatement le système circulatoire et l'appareil digestif. La continuité du vitellus avec l'intestin chez la plupart des vertébrés, la transformation immédiate de l'un en l'autre chez les invertébrés, les batraciens et les poissons, est assez parlante sous ce dernier rapport. La continuité des vaisseaux de l'œuf avec les vaisseaux du fœtus semblerait l'être encore ; mais comme ils sont évidemment de nouvelle formation, on n'en peut, à cet égard, rien conclure. Quant à la première proposition, elle est purement conjecturale : de ce que les centres nerveux apparaissent des premiers dans la cicatricule, il ne s'ensuit pas que le mâle seul les ait fournis, et la ressemblance grossière des animalcules spermatiques avec la moelle épinière renflée de l'embryon ne paraît pas pouvoir être raisonnablement invoquée ; car cette forme s'accorderait mieux, pour les vertébrés, avec celle de la moitié de l'axe cérébro-spinal d'un adulte que d'un embryon ; et d'après les observations de Coste et Delpech, la ressemblance dans le premier principe serait même tout-à-fait nulle. Ces formes seraient contradictoires chez le limaçon, dont les centres nerveux sont en masses si rapprochées et les animalcules à queues si longues. Il y a, enfin, une énorme différence entre les dimensions de l'animalcule et celle des premiers linéaments du système nerveux, dans l'œuf de la poule, du chien, etc. Que la femelle fournisse les éléments de l'œuf et tous les matériaux nutritifs, cela est manifeste ; mais, pour le reste, tout ce qu'on peut dire c'est qu'il semble que les deux sexes interviennent de manière variable, et somme toute à peu près égale, dans la constitution du futur animal ; il semble que leurs matériaux communs se mélangent et se confondent dans la vésicule de Purkinje, si elle est aussi constante que le pense Carus, qui y voit le premier rudiment de l'être vivant sous la forme la plus simple, celle de la sphère; de même les éléments de formation chez les végétaux paraissent se déposer en commun après la fécondation dans le sac amniotique de la graine. L'appréciation des ressemblances, dont il n'a été jusqu'ici question qu'en passant, nous aidera à jeter quelque jour de plus sur la participation de l'un et de l'autre sexe dans les actes épigénétiques.

Des espèces différentes peuvent, par la copulation de deux individus, confondre leurs caractères dans un produit commun : c'est ainsi qu'on obtient les hybrides, chez les végétaux, en saupoudrant avec le pollen d'une espèce voisine le stigmate d'une fleur privée de ses étamines avant la maturité des anthères (*Voy.* Decandolle, *Phys. vég.*, *tom.* II, *pag.* 707 *et suiv.*). Or, on trouve en pareil cas des ressemblances fort variables : tantôt, et le plus souvent, l'hybride ressemblerait au père par la fleur, à la mère par les feuilles et la tige, parfois la couleur seule serait conservée parmi les attributs du père, plus souvent encore il y aurait mélange de parties hétérogènes, des fruits ou des portions de fruits portant chacun exclusivement les caractères de l'une des deux espèces productrices.

Pour les animaux, ces fécondations disparates ont aussi des résultats semblables. J'ai vu, dans les espèces du genre des lézards (*lacerta*), des variations si grandes, et de taille, et de forme, et de couleur, des intermédiaires si douteux entre une espèce et une autre, que je ne doute point qu'il n'y ait de fréquentes et fécondes copulations dans les climats chauds entre le *lacerta viridis* et l'*arenicola*, entre celui-ci et le *muralis*. Le canard musqué et le canard domestique, plus rarement le dindon et la poule, plus communément le serin et le chardonneret ou la linotte, produisent ensemble des mulets à caractères mélangés. Il en est de même parmi les mammifères : le chien et le loup, le cheval et l'âne, la brebis et la chèvre, voilà des espèces qui ont produit ensemble ; on en dit autant du chien et du chacal, du lion et du tigre, du zèbre et du cheval ou de l'âne, du bison et de la vache. Les copulations entre des animaux trop disparates, comme le taureau et la jument, sont stériles (Buffon) (1). De même les essais de fécondation artificielle de la chatte par le sperme du chien, des œufs de grenouille par celui des rainettes (Spallanzani), ont été infructueux.

Les fécondations même qui réussissent entre des espèces différentes semblent toujours violenter la nature ; aussi suffit-il à une fleur d'un peu du pollen de sa propre espèce pour rendre nulle l'influence d'une masse de pollen étranger ; aussi, même chez les végétaux, les hybrides ne peuvent-ils guère se propager, soit en raison d'une complète stérilité, comme chez les mulets du cheval et de l'âne, soit que les individus étant féconds, comme les mulets des oiseaux, leurs produits se rapprochent de plus en plus du type normal soit du père, soit de la mère. Les hybrides ne font jamais *type* durable : cette

(1) Le chien et la truie n'ont même pu s'accoupler malgré leurs efforts ; mais, chose assez singulière, le lièvre et le lapin ont été dans le même cas, et s'il y a eu accouplement il a été infécond (Buffon).

particularité prouve bien que le père et la mère interviennent ici également, et que la prépondérance d'influence de l'un ou de l'autre est accidentelle. Que pourrait-on déduire contrairement à cette doctrine de l'influence qu'a généralement la femelle sur la forme extérieure et la taille, le mâle sur les oreilles et la voix (singulière coïncidence) dans les mulets? N'y a-t-il pas en même temps dans la forme des changements réels, et la voix aussi est-elle bien celle du père?

Ce que nous venons de dire des espèces peut se dire des races, types permanents, qui, malgré les mélanges, tendent aussi à se reproduire purs au bout d'un nombre plus ou moins considérable de générations. Ainsi s'expliquerait, selon W. Edwards, la persistance de certaines coupes de visage, de certains traits qui ont appartenu à des populations depuis long-temps disséminées. L'accouplement d'une souris blanche et d'une grise a donné des individus blancs et des gris, aucun panaché (Colladon). De même des chiens de race différente donnent bien souvent une portée de petits fort disparates, dont les uns ressemblent pour la taille (1), la forme et parfois les couleurs, au père, ou aux pères s'il y en a plusieurs, les autres à la mère. Certains de ces petits offrent pourtant des caractères mélangés, et l'on sait assez combien, dans les races humaines, se partagent avec régularité les caractères de couleur et de forme paternels et maternels chez les métis qui résultent de leur fusion. Tous ces faits prouvent

(1) On sait qu'une petite chienne périt souvent dans la parturition, quand elle a été couverte par un mâle de très-grande taille.

indifféremment l'influence du père et celle de la mère; et chaque jour nous en avons sous les yeux de non moins saillants dans les ressemblances de famille, qu'elles portent sur les traits, sur la taille, le caractère, qu'elles se rattachent à l'un des ascendants (quelquefois même au grand-père, ce qui constitue l'atavisme, et donne l'idée d'un type de famille aussi-bien que d'un type de race ou d'espèce) ou qu'elles s'empruntent à tous les deux (1).

Il nous reste, à ce sujet, à discuter un dernier point de ressemblance qui diffère de toutes les autres en ce qu'elle n'admet point de mélange, c'est celle du sexe. Le sexe, selon Anaxagore, Hippocrate même, dépendait du côté où s'était engendré le germe, soit pour l'homme, soit pour la femme; le côté droit donnant les mâles, et le gauche les femelles. Cette opinion n'a pas gagné aux raisonnements présentés en sa faveur par Millot; le ridicule en a fait justice. Hippocrate, Aristote avaient dit aussi que le sexe dépend de la vigueur du sperme fourni par l'un ou l'autre des parents; Alphonse Leroy crut remarquer, en effet, que les animaux vigoureux et bien nourris donnaient plus de mâles que de femelles, et il est un fait, observé par Huber et d'autres, qui semblerait d'abord favorable à cette manière de voir : c'est que les larves d'abeilles neutres, quand elles sont plus largement logées et

(1) On connaît la fameuse histoire d'une famille de sexdigitaires, racontée par Réaumur, Haller, Bonnet. La difformité s'est transmise à divers degrés et par des successions assez irrégulières, pendant plusieurs générations, malgré les alliances des membres de cette famille avec des individus normaux. Il arrive quelquefois que des chiens à queue tronquée font de petits à queue courte, mais le plus souvent il n'en est pas ainsi; cette mutilation ne fait pas race.

mieux nourries, peuvent devenir susceptibles de fécondation, se changer en vraies femelles; mais on ne dit pas qu'elles puissent devenir ainsi des mâles. D'après les expériences répétées de Girou de Buzaringues, la production du sexe devrait être véritablement assimilée aux phénomènes de ressemblance paternelle ou maternelle. Le plus vigoureux, le moins épuisé des deux ascendants, donne, d'après ses calculs, son sexe au fœtus par une continuation de cette influence formatrice dont il a été question ci-dessus.

Cette loi nous a paru confirmée par diverses observations dans l'espèce humaine, mais elle souffre de nombreuses exceptions. Isidore Geoffroy a cité un fait très-frappant à cet égard, et emprunté à l'espèce du chien, fait qui peut servir encore d'exemple relativement à ce que nous avons dit de l'influence du mâle (1) sur la production, et qu'on peut, sous ce rapport, opposer aux mulets du cheval et de l'âne, chez lesquels l'influence de la femelle paraît plus marquée. Une chienne du Mont-Saint-Bernard, couverte par un chien de Terre-Neuve à peu près de sa taille, et par un chien de chasse beaucoup moindre, a produit onze petits, dont cinq, du double plus grands que les autres, étaient semblables au chien de Terre-Neuve et tous mâles; les six autres, pareils au chien de chasse, étaient tous femelles.

C. Des lois de disposition et coordination. Bien que nous soyons accoutumés à regarder chaque être vivant comme un tout indivisible, nous en avons dit

(1) Buffon observe d'ailleurs qu'il y a bien plus de mâles que de femelles dans les mulets provenant des divers mélanges dont nous avons parlé plus haut.

assez dans nos prolégomènes, et encore dans notre article de l'*Ostéose*, pour faire pressentir qu'ils se forment presque tous d'éléments multiples. L'*économie animale* se compose effectivement, dans tous les animaux, sauf les monadaires et bien peu d'autres, d'un assemblage d'organismes ou zoonites représentant plus ou moins exactement un animal entier mais simple, et chaque zoonite elle-même offre encore des centres de formation multiples. C'est ainsi que nous avons expliqué la multiplicité des pièces osseuses, c'est ainsi que peuvent s'expliquer certaines distributions de compartiments cornés, de colorations tranchées à la surface de la peau dans diverses espèces.

Cette multiplicité des centres de formation, comprise diversement sans doute, n'en est pas moins universellement admise aujourd'hui. On ne croit plus guère à un centre unique, un *punctum saliens* ou cœur, qui servirait de point de départ à tout le reste. Mais de ce que l'*épigénèse centrifuge* n'est plus admissible en prenant un point unique de départ, s'ensuit-il qu'il faille, avec Serres, proclamer l'*épigénèse* exclusivement *centripète*, et dire que les corps vivants se forment non du centre à la périphérie, mais de la périphérie au centre? Il y a là au moins exagération, et sans doute elle est plus dans les mots que dans les idées du savant anatomiste que nous venons de nommer. Certes, il n'a jamais cru que l'embryon commençât à se former par l'extrémité des doigts ou des pattes; ce qu'il a voulu surtout établir, c'est la multiplicité et la dissémination des points de formation, sans contester que, pour chacune des parties qu'ils représentent, il y ait développement centrifuge, comme l'ostéose le prouve si clairement.

Ce qu'il y a de plus remarquable dans cette multiplicité, c'est la *symétrie* qui en résulte, ou, si l'on veut, qui préside à la distribution des centres d'origine, et surtout des centres d'organismes ou de zoonites; quelquefois disposés sur une ligne circulaire, ces organismes constituent les animaux rayonnés; plus souvent disposés par paires et en séries linéaires, ils constituent la plupart des invertébrés et tous les vertébrés. La symétrie binaire est donc la plus générale; aussi, lors même que les organismes composant le double chapelet du corps des animaux bisériés se sont diversifiés, modifiés pour divers usages, en parties de tête, de cou, etc., on peut du moins encore partager chaque individu par une coupe longitudinale, en deux moitiés à peu de chose près identiques (1). Ces lois de formation souffrent quelques exceptions apparentes; non-seulement les zoonites se modifient, mais encore elles se soudent, se confondent par *coalescence*, soit d'avant en arrière, soit d'un côté à l'autre, et c'est en partie ainsi que s'établit l'individualité de ces assemblages d'éléments si complexes. Cette coalescence portée jusqu'à la fusion est dans quelques cas *adventive*, on la voit s'opérer dans certaines périodes de l'embryogénie, et nous en aurons des exemples dans les détails (2), mais souvent aussi elle est *primor-*

(1) Voyez la première partie de cet ouvrage, et pour plus de détails notre mémoire sur la conformité organique.

(2) Prenez-en une idée dans la soudure des pièces osseuses élémentaires.

diale (1), c'est-à-dire que le moment où elle s'opère accompagne ou précède même sans doute celui où les objets apparaissent à nos yeux, de sorte que ce n'est plus que par des vestiges ou même par des analogies que nous admettons la multiplicité originelle de certains organismes, qu'il ne nous est donné d'apercevoir qu'en masse indivise.

Parmi les analogies qui nous prouvent que les conjectures faites à ce sujet ne sont pas imaginaires, il faut ranger la précision avec laquelle se soumettent parfois aux mêmes lois épigénétiques, non plus seulement des organismes élémentaires, mais même des individus dont l'intégralité et l'individualité nous sont familières. Ainsi quelques animaux vivent naturellement agrégés quoique en partie distincts, tout-à-fait distincts, même pour certains, à des époques déterminées de leur vie (polypiers, pyrosomes, diphyes, pectoralines, etc.); ainsi, mieux encore, les *monstres doubles* se présentent tantôt formés de deux individus simplement collés, mais toujours ou presque toujours collés par des surfaces homologues, et réunis avec symétrie sur un axe commun, comparable à la ligne médiane des individus normaux (2);

(1) Comme dans l'os du bec inférieur chez les oiseaux et les tortues, dans les frontaux de l'homme et une foule d'autres cas. (*voy. Recherches sur l'ostéol. et la myol. des batraciens.*) Une coalescence primordiale bien frappante, c'est assurément celle des centres nerveux des vertébrés réunis en cordons dès leur première apparition, malgré leur composition multiple assez démontrée, et par l'analogie avec les invertébrés, et par les fonctions, et par les origines des nerfs.

(2) Le *diplozoon paradoxum* de Nordmann, helminthe qu'il a trouvé dans les humeurs de l'œil du cheval, serait, selon lui, normalement composé de deux individus latéralement réunis dans une partie de leur longueur. Nous avons vu de ces monstres doubles tout pareils chez les lombrics dont les œufs ont deux vitellus, chez les planaires où ils en ont davantage; mais c'étaient des monstres, c'est-à-dire des êtres mal conformés pour vivre et exceptionnels dans leur espèce.

tantôt comme pénétrés l'un par l'autre au point de ne former qu'un seul corps, portant deux têtes ou une seule tête pour deux corps, etc. (1). Et dans ces cas innombrablement variés dont le beau travail d'Isidore Geoffroy nous offre un si riche répertoire, toujours on reconnaît la régularité, la perfection du travail formateur, la preuve certaine que là a présidé la même puissance qui préside aux formations normales.

Aussi, comme l'avait depuis long-temps déclaré le père de ce laborieux et consciencieux zoologiste, l'étude des monstres peut-elle jeter beaucoup de lumières sur la physiologie de l'épigénèse; nous n'en ajouterons ici qu'un exemple, qui nous fera mieux sentir encore la réalité des affinités électives et formatrices, et de leur développement successif. Si la fusion se fait par le thorax, chaque sternum devient commun aux deux frères composant le monstre; chacun de ceux-ci articule les côtes d'un côté avec l'un des sternums, celles de l'autre côté avec l'autre;

(1) Nous avons parlé précédemment d'œufs à plusieurs vitellus, cela est naturel à certains dont l'albumen est très-abondant, accidentel dans d'autres où il l'est moins, comme ceux de poule. Ces œufs à deux jaunes qui se sont réunis dans l'oviducte peuvent, selon Aristote et Harvey, donner naissance à des poulets jumeaux bien distincts, mais dont l'un est ordinairement plus petit que l'autre et privé de vie; on conçoit que ces deux poulets puissent se souder à l'état d'embryon, comme le pensait Fabrice d'Aquapendente; la soudure sera alors superficielle. Mais il y a aussi des œufs à un seul jaune et à plusieurs cicatricules, Malpighi en a vu jusqu'à trois sur un seul vitellus, et c'est sans doute quelque chose de semblable qu'indique Harvey quand il parle de deux jaunes réunis et environnés d'un seul albumen. Cette fusion des deux vitellus doit s'être opérée dans l'ovaire même, et il peut arriver qu'il y ait ainsi fusion des deux cicatricules (Harvey); il y aura du moins facile réunion des deux *colliquamentum* ou blastodermes, soudure très-précoce et peut-être simultanée à la formation des deux carènes, fusion complète des deux troncs dans tout ou partie de leur longueur. On a donc raison de dire qu'il y a alors quelque chose de primordial dans la monstruosité, mais ce quelque chose ne doit pas être confondu avec cette autre condition primordiale que nous avons nommée *type*.

si la réunion a lieu vers le bassin, les pubis s'articulent non entre eux pour chaque frère, mais avec chaque pubis de l'autre frère ; il y a donc là preuve d'affinités et preuve de l'établissement tardif de ces affinités, preuve qu'elles n'existaient pas primordialement, sans quoi il n'y aurait pas de vraies monstruosités possibles. En veut-on encore quelques échantillons? Que, dans un abdomen commun, les deux foies viennent à se souder, bien que les deux frères se regardent par le côté et même presque face à face, les deux foies seront réunis par leur bord épais, leur bord ordinairement vertébral déplacé par des affinités nouvelles; que, dans un thorax commun, composé ainsi qu'il a été dit plus haut, les deux cœurs se rapprochent et se soudent : à côté du ventricule aortique de l'un devrait se trouver le ventricule pulmonaire de l'autre, eh bien! ce sera tout autre chose, il y aura inversion des parties de l'un de ces deux cœurs (nous l'avons constaté), et moyennant cette perversion (les deux pointes regardant toutefois du même côté), c'est par deux ventricules aortiques que se fera la soudure, et la circulation deviendra commune moyennant des perforations ménagées dans les cloisons intermédiaires. Certes, il est là bien évident que les forces formatrices se sont *subordonnées* aux circonstances telles quelles qui ont produit la monstruosité (deux germes dans un même œuf), et que leur mise en jeu a été, dans les organes anormaux, postérieure à l'action de ces causes mêmes, qui ne sauraient être regardées comme primordiales.

D. Des lois de perfectionnement. Si l'activité de la force épigénétique avait besoin d'être démontrée par autre chose que par ses effets mêmes, la rapidité seule de l'accroissement de l'embryon, plus accessible à des observations grossières, suffirait pour l'attester; c'est, en effet, une particularité bien surprenante que la célérité primitive du progrès en volume comme en perfectionnement organique, et que la diminution graduelle d'intensité dans cette célérité, sous le rapport des dimensions, à mesure que l'épigénèse se ralentit ou s'approchant de son complément. D'après des relevés faits sur la taille du fœtus humain à différents âges de vie intra-utérine, j'ai trouvé que de la deuxième semaine à la fin du premier mois la longueur du corps a quadruplé, qu'elle a triplé dans le cours du deuxième, presque doublé dans le troisième; puis, dans les mois suivants, la progression n'est plus que dans les termes de $^2/_3$, $^2/_5$, $^5/_{14}$, $^5/_{19}$, $^1/_4$, $^1/_5$.

Mais abandonnons ces considérations déjà étudiées au sujet de l'accroissement, et parlons des lois qui peuvent être énoncées en ce qui concerne les organes faisant partie du corps vivant. Tous ne paraissent pas à la fois, le mot d'épigénèse l'indique assez; quels sont ceux qui commencent et semblent ainsi appelés à façonner les autres? On l'a déjà pu pressentir dans les discussions précédentes. Il est trois appareils qui se disputent cette priorité : l'appareil digestif, le circulatoire et le nerveux. Le premier préexiste même, sous forme de vitellus, à la fécondation; son ancienneté ne saurait donc être révoquée en doute, mais ce n'est que fort tard, comparativement aux deux autres, qu'il existe dans l'embryon sous forme d'intestin, capable de fonctions. Le système circulatoire se forme d'assez bonne heure, mais toutefois bien après que les centres nerveux ont apparu, du moins dans les animaux vertébrés; donc le système nerveux paraît être le premier produit après la fécondation; il concourt, avec le système digestif préexistant, à la procréation du système vasculaire, et c'est de l'action réunie du système nerveux et du système vasculaire que résulteront ultérieurement toutes les autres formations. Aussi est-ce toujours au voisinage des centres nerveux que les membres et les fondements de la charpente du corps commencent à se former; aussi Béclard a-t-il pu dire avec quelque apparence de raison, que, dans les monstruosités par défaut, c'était la destruction d'une portion nerveuse qui entraînait l'atrophie des parties défectueuses (destruction des nerfs olfactifs dans la monopsie, etc.); et d'un autre côté, Serres a pu aussi avancer, pour un nombre de cas plus limité sans doute, que la défectuosité des artères entraînait celle des parties qu'elles nourrissent et développent. Quant au mode de progression suivi dans chaque organe, il varie selon la classe, et même ultérieurement selon l'espèce à laquelle appartient l'animal. Il en sera question dans les détails qui vont suivre; achevons seulement ces généralités par une considération importante.

Le perfectionnement épigénétique ne s'arrête pas à beaucoup près au même degré (indépendamment des modifications spéciales) dans tous les animaux, il s'arrête de bonne heure dans ceux dont l'organisation doit rester fort simple, et qui occupent conséquemment les bas degrés de l'échelle animale.

De là vient qu'on a été porté à identifier, pour tous les animaux, leur premier état épigénétique : c'est celui qui les ramènerait à la constitution monadaire et que représenterait la vésicule de Purkinje (Carus), puisqu'on a assimilé à des degrés superposés de l'échelle animale les degrés de perfectionnement par lesquels doivent passer les animaux supérieurs ; déclarant ainsi que l'homme par exemple a été successivement monade, zoophyte, invertébré, poisson, reptile, etc., avant d'être homme. Tout cela est sinon faux du moins exagéré.

Certes, nous l'avons assez prouvé ci dessus, le premier germe, s'il ne possède pas en masse toutes les modifications et toutes les puissances modifiantes qui le feront plus tard ce qu'il doit être *dans son espèce*, en possède du moins les principes ; donc, un germe diffère d'un autre et peut bien lui être comparé, mais non assimilé. Et, pour ne parler que de ce qui est visible, certainement les premiers éléments apparents de l'embryon se ressemblent fort chez l'oiseau et le mammifère, même encore chez tous les vertébrés si l'on veut ; mais les différences se prononcent presque au même moment d'une manière très-sensible, et les ressemblances sont nulles si c'est avec le germe des invertébrés qu'on les compare. Qu'on établisse des comparaisons entre la circulation du sang permanente chez le reptile ou le poisson, et telle période de la vie embryonnaire du mammifère, rien de mieux, mais comparaison n'est pas identité. Si l'on admettait strictement ces identités, on ne voit pas pourquoi il n'arriverait pas tous les jours que le germe d'un animal inférieur mieux nourri, placé dans des circonstances plus favorables, devînt un animal d'une classe plus élevée, et que le germe de l'animal supérieur dans des conditions défavorables se montrât appartenir à une espèce rangée dans les classes infimes. Dès-lors les monstruosités seraient la plupart du temps chez l'homme, pour le savant, ce qu'elles ont été souvent pour le vulgaire trompé par de grossières apparences, ainsi que l'étude sérieuse des faits l'a depuis long-temps démontré.

§ III. — *Phénomènes de l'épigénèse dans l'œuf chez les animaux invertébrés.*

On n'a guère fait d'observations un peu suivies que sur quelques ordres principaux, et nous en donnerons ici succinctement le résultat. Comment l'embryon d'abord globuleux des actinies prend une couronne d'appendices qui se multiplient graduellement par la suite, c'est ce qui n'a été examiné que superficiellement. On dit aussi que le test des oursins est d'abord simple et leurs deux ouvertures très-rapprochées; ce qu'on a dit des biphores est encore plus incomplet et surtout plus obscur. Passons à des objets mieux étudiés.

A. Nous avons pu, dans l'œuf transparent de la *nephelis vulgaris* et de plusieurs lombrics, suivre avec plus de fruit les progrès du travail formateur dans l'embryon. Dans les ovules même de l'ovaire ou dans ceux qui s'en étaient récemment séparés pour tomber dans la cavité abdominale des lombrics, nous avons cru reconnaître des vitellus remplis de pulpe globuleuse, et au milieu de chacun nous apercevions, en les aplatissant sous le microscope, une petite vésicule ronde, incolore (vésicule de Purkinje), marquée elle-même d'un stigmate arrondi et en grande partie occupé par une sorte de cicatricule chiffonnée par la compression. Que devenait plus tard tout cet appareil? Nous dirons seulement que dans l'œuf pondu et qui est proportionnellement très-volumineux, se retrouvaient, comme nous l'avons dit précédemment, un ou plusieurs vitellus opaques qui ne tardaient pas à grossir, sans doute en absorbant l'albumen abondant qui les environnait; ils deviennent ainsi plus blancs, plus opaques encore. En grossissant, les vitellus commencent à s'allonger, ils sont comme bosselés ou celluleux; plus tard ils sont tout-à-fait oblongs, plus épais vers un des deux bouts, ils se recourbent alors sur une de leurs faces.

On peut constater jusque-là que c'est bien le vitellus qui change de forme, mais qu'il s'est environné d'une couche demi-transparente; celle-ci commence à se créneler sur les bords, et il est alors manifeste que c'est le corps futur de l'annélide déjà marqué de ses plis segmentaires. Il s'est formé autour du jaune graduellement accru, devenu un vrai canal intestinal. Tout cela est si vrai, que bientôt le petit animal exécutera des mouvements lents mais sensibles; que des vaisseaux sanguins, colorés en rouge chez les lombrics, apparaîtront à l'enveloppe extérieure dont le vitellus s'est couvert, et ce, avec la distribution que l'anatomie fait connaître au système circulatoire de l'adulte. Cette peau musculeuse deviendra rosée, prendra ainsi la couleur naturelle au lombric, en même temps que tout le corps s'allongeant, se repliant de plus en plus, remplira tout l'œuf dont l'albumen a été graduellement consommé, sans doute, par la bouche du ver communiquant avec le vitellus transformé en intestin. Et quant à ce dernier point, on reconnaît encore sur des hirudinées bien transparentes (clepsines) la substance vitelline, dans l'appareil digestif rameux, arborescent des petits à peine éclos. D'après Weber, c'est par la face ventrale que le corps se formerait sur le vitellus et il l'engloberait peu à peu en se rapprochant du dos; une sorte d'entonnoir ferait communiquer (du côté de la bouche) le vitellus avec l'albumen. Nous n'avons pas constaté ces faits, du reste assez probables, et Carena, qui a vu les choses, il est vrai, beaucoup plus superficiellement encore que nous, n'en parle pas non plus.

B. De même chez les *insectes*, le vitellus devient l'intestin, ainsi que l'a reconnu Rathke sur la blatte germanique. Nos observations sur l'œuf du grand hydrophile et de la mante religieuse (1), sans avoir été régulièrement suivies, m'ont toutefois démontré que c'est sur une des faces du vitellus que se forment en longue série, et les appendices de la tête et du thorax, et les premiers rudiments des segments abdominaux; on distingue déjà ceux-ci sur cette face nommée ordinairement ventrale, que le jaune apparaît à la face dorsale; l'embryon reste droit

(1) Ils sont commodes en raison de leur grand volume, de leur grand nombre et de la transparence de leurs parois. Ceux des pucerons peuvent être étudiés assez aisément aussi en les exprimant par l'écrasement du corps de la mère. On voit alors que le fœtus a le vitellus pour centre, qu'il est d'abord arrondi, et que c'est par degrés que se prononcent à sa surface les sillons transverses qui en marquent les segmentations, et les appendices obliques qui deviennent des membres.

dans ces œufs allongés, comme dans celui de la blatte.

Une circonstance qui peut servir à faire reconnaître que c'est bien ici l'embryon qui enveloppe le vitellus, c'est que, après la fécondation des œufs du ver-à-soie, c'est la membrane du jaune en totalité qui prend une couleur violette foncée; la substance du vitellus reste verte, cela est positif; c'est un vrai blastoderme nouvellement formé par la fécondation qui l'environne de toute part. Ces œufs, comme beaucoup d'autres, offrent un vestige d'orifice à l'un de leurs bouts, je l'ai toujours vu bien fermé (1), le pourtour en paraissait froncé et l'aire amincie, parfois transparente. Il m'a paru que c'était le vestige d'un véritable trou qui avait pu servir à l'introduction du sperme dans un œuf à coque dure. Suckow a dit en avoir vu partir un tronc de trachées ramifiées dans l'enveloppe du vitellus qu'il appelle amnios, et dont plusieurs branches sembleraient même, d'après la figure qu'il en donne et les quelques mots qu'en dit, en l'approuvant, J. Müller, se porter dans le dos de l'embryon. Certainement cela n'existe pas dans le fœtus de la mante; mais j'ai trouvé constamment que des parois de leur chorion ou de la coque membraneuse de leur œuf naissaient deux tubes, et parfois davantage, longs, tortueux, pelotonnés même, qui allaient se fixer au voisinage de l'anus et peut-être même aux appendices antenniformes de cette région. J'ai cru voir

(1) L'œuf infécond se conserve long-temps sans se dessécher, et la dessiccation s'est quelquefois terminée de ce côté-là; ce qui semblerait indiquer que c'est par les porosités de toute la coque que la perméation a lieu du dedans au dehors, et partant aussi ensemble du dehors au dedans.

des globules d'air dans ces tubes. On concevrait dès-lors que la respiration eût lieu dans ce cas, comme dans les larves de beaucoup de diptères. J'avais cru voir aussi une grosse trachée tout le long du corps de ce fœtus, mais je l'ai reconnue pour le cœur renforcé de fibres musculaires transversales, et rempli souvent d'une humeur huileuse ou du moins non miscible à l'eau.

Pour terminer ce qui concerne ce fœtus, j'ajouterai que toutes les parties de son corps, même les pattes et les antennes, sont enveloppées d'une tunique transparente, qui en suit les principaux contours, passant toutefois par-dessus les épines, les poils, les griffes; c'est un véritable *amnios*. Les membres, d'abord en moignons courts, puis en languettes informes, sont couchés parallèlement le long du corps sur la face dite ventrale, qu'il vaudrait mieux appeler *nervale* par opposition à la face *cardiaque* communément dorsale. Ils sont disposés là comme dans les chrysalides; en s'allongeant davantage ils se replient pour pouvoir être contenus dans le chorion; leurs replis n'ont aucune correspondance avec les articulations, mais leur mollesse à cette époque fait que ces déformations n'ont aucune influence sur l'avenir. Il en est de même des pattes du papillon dans celle de la chenille à maturité. Ces détails font pressentir beaucoup de ressemblance entre les phénomènes de l'épigénèse fœtale et ceux de la métamorphose, aussi ne les séparons nous que pour pouvoir réunir sous un seul chef tout ce qui concerne ces changements épigénétiques postérieurs à l'éclosion chez des animaux de diverses classes :

ce que nous en dirons alors, d'après des observations plus faciles, achèvera d'éclairer les questions qui pourraient s'élever encore ici.

C. L'épigénèse des *arachnides* a été admirablement observée par Heroldt dans l'œuf des épeïres, et nous en avons plus d'une fois vérifié, par occasion, la parfaite exactitude. Le vitellus est ici englobé, comme dans tous les autres animaux articulés, par la cicatricule qui s'étend en couches granulées et blanchâtres (*colliquamentum*); une très-petite partie reste à la place qui plus tard sera celle du corselet, et la presque totalité à celle de l'abdomen. Au point correspondant à la cicatricule, ou tache blanche primitive, se forme par degrés l'épaississement du plastron et de la tête (*cambium*) qui se rejette un peu en arrière, portant l'un et l'autre leurs appendices respectifs qui s'allongent peu à peu, se segmentent assez tard et se replient dans un sens opposé au vitellus. Les yeux sont ici perceptibles de bonne heure, ils ont en effet un grand volume et sont très-précoces dans tous les fœtus, soit d'annélides (sangsues), soit d'insectes, soit de crustacés, comme cela a lieu aussi chez la plupart des animaux vertébrés. La première mue que la jeune araignée subit très-peu de temps après son éclosion, nous paraît n'être qu'un dépouillement d'amnios.

D. C'est à Rathke qu'il faut recourir pour ce qui concerne les *crustacés*. Toujours même mécanisme, soit pour l'écrevisse, soit pour l'aselle d'eau douce; toujours un vitellus destiné à constituer l'appareil digestif sert de support à un embryon, dont la partie la plus essentielle, celle où se trouvent les appareils sensitif et locomoteur (paroi nervale), occupe d'abord une région peu étendue de la surface du globe vitellin, puis s'accroît et se perfectionne par degrés, le reléguant vers le dos et finissant par l'envelopper complétement en s'avançant de ce côté (paroi cardiaque). Ici, comme précédemment, on voit les membres s'allonger, s'articuler peu à peu, se plier du côté opposé au vitellus ; on voit les branchies au contraire se former dans l'autre sens. Mais, de plus, on peut constater dans l'écrevisse l'apparition d'abord isolée des ganglions nerveux en double série, qui finissent par se souder d'un côté à l'autre et beaucoup aussi d'avant en arrière. Dans l'œuf de l'écrevisse le fœtus se recourbe vers la face nervale, sans doute parce que son tronc est court et ramassé ; dans l'aselle il est au contraire plus long, plus segmenté ; aussi, dans les premiers temps du moins, se recourbe-t-il sur la surface du vitellus du côté cardiaque. Il y a encore ceci de remarquable, que deux appendices temporaires se montrent sur ses flancs et disparaissent ensuite.

E. Les *mollusques* ont été étudiés dans plusieurs ordres principaux et offrent effectivement des différences essentielles.

1° Les bivalves (ostréistes) ont été surtout étudiés par Carus, par Prévost et plus récemment par Quatrefages, jeune médecin de Toulouse. D'après le premier de ces observateurs, les œufs des unios et des anodontes formés d'un vitellus et d'un albumen entouré du chorion, chassés des oviductes et logés dans les branchies, y subissent bientôt les changements suivants : le jaune s'aplatit, devient irrégulièrement triangulaire, il est déjà devenu partie intégrante de l'embryon et subit dans l'albumen un mouvement de rotation très-remarquable; bientôt après il s'ouvre en deux valves qui laissent sortir un byssus tortillé; plus tard, il rompt le chorion et se trouve libre dans les branchies maternelles. C'est alors que Rathke et Jacobson ont pris ces innombrables fœtus pour des parasites, opinion fortement combattue par de Blainville. Quatrefages a vu, sur les anodontes, le vitellus (qu'il nomme gâteau et regarde seulement comme une sorte de blastoderme) grossir avant de devenir triangulaire; Prévost a constaté aussi ce grossissement, et il dit avoir vu la coquille se dessiner sur la surface du vitellus avant de l'englober. Quatrefages a bien suivi le développement ultérieur de la coquille, qui ne diffère pas seulement de celle de l'adulte par sa forme, mais encore par les épines et les crochets dont elle est armée. Quand le fœtus a rompu l'œuf, il tient à la mère par des cordons entortillés, véritables vaisseaux ombilicaux au nombre de deux paires, ramifiés hors de la coquille et dans la branchie maternelle où chaque rameau se termine en forme d'ampoule; c'est ce que Carus prenait mal à propos pour un byssus; ils rappellent manifestement les tubes que nous avons vus dans l'œuf de la *mantis religiosa*. A ces données générales notre jeune savant en ajoute d'autres, relativement à la formation successive des principaux organes, et qui nous paraissent moins positives que les précédentes; il en résulterait que l'intestin et l'estomac le forment isolément, que les vaisseaux se constituent par la réunion de lacunes isolées, que le cœur serait produit par une dilatation de l'aorte, etc., observations que la pellucidité uniforme de la plupart des organes et du sang même doit rendre fort incertaines. La formation binaire des organes qui doivent être simples chez l'adulte, reste par cela même un peu douteuse, malgré la symétrie parfaite de tout ce qui se montre dans ces fœtus.

2° Les *gastéropodes* ont au milieu d'un albumen abondant tantôt un, tantôt plusieurs vitellus (Carus, Quatrefages) fort petits et opaques; un d'entre eux seulement, quand il y en a plusieurs, grossit par l'augmentation du nombre de globules qui en composent la matière pulpeuse. Chez les lymnées et les planorbes, ce vitellus en grossissant semble se déformer, et l'on reconnaît bientôt qu'il constitue un embryon qui se perfectionne par degrés, montrant d'une part le pied et la tête, de l'autre le tortillon que la coquille ne tarde pas à recouvrir et qui renferme la masse du vitellus. On ne tarde pas à y reconnaître des tours de spire, et ce n'est pas sans raison que Carus en a attribué la formation au mouvement gyratoire que l'embryon à peine ébauché exécute déjà dans son œuf. Ce mouvement facile à constater était déjà connu de Swammerdam; Carus l'attribue à une action respiratoire analogue à celle qui fait tourner les corps légers autour des branchies, etc. (voy. *Respiration.*) Cette opinion est confirmée par les observations de Grant et de Lund sur les fœtus de plusieurs gastéropodes marins, auxquels ils attribuent des cils locomoteurs même après leur éclosion, soit qu'ils nageassent librement dans l'eau de mer, soit qu'ils fussent encore emprisonnés dans un *nidamentum* commun. Le fœtus respire ainsi, sans doute, l'oxigène dissous dans l'albumen, et qui, fourni par l'eau ambiante, a pénétré à travers le chorion. L'opinion de Laurent, qui attribue ces gyrations au mouvement de la queue en forme de rame chez les limaces, est sans probabilité. Dans les limaces, Laurent a parfaitement vu comment le corps de l'animal se détache du vitellus par un étranglement, comment ce vitellus diminue par degrés et finit par rentrer dans le corps entre le manteau et la tête; il s'est assuré plus tard aussi que ce vitellus communique avec l'intestin. Ces faits sont d'accord avec nos propres observations, et l'on y voit manifestement ce qui ressortirait peut-être moins nettement des autres exemples, c'est-à-dire, qu'ici comme chez tous les invertébrés, le vitellus entre dans le corps par la région cardiaque ordinairement dite dorsale, et qui véritablement correspond à la région ventrale ou ombilicale des vertébrés.

3° Les *mollusques céphalopodes* ont été donnés pourtant par Cuvier comme faisant exception à cette règle. Il nous semble que cette exception est peu importante, et que ce qui a lieu chez eux se rapproche beaucoup, au contraire, de ce que les limaces viennent de nous offrir. En effet, d'après les observations anciennes d'Aristote, répétées par Cavolini, le vitellus ne communique avec le fœtus que par un pédicule enfoncé dans la tête; mais Cuvier a bien constaté que ce n'est pas du moins dans la bouche, mais au-dessous, que ce pédicule pénètre; donc ce n'est ici « ni par le ventre comme dans les vertébrés, ni par le dos comme dans les articulés (ajoutez les mollusques), mais par un point tout-à-fait propre aux céphalopodes que passe le cordon ombilical. » Carus observe, du reste, judicieusement qu'il reste encore bien de l'incertitude sur ces détails; des circonstances défavorables nous ont empêché jusqu'ici d'en faire la recherche. Quant aux céphalopodes à coquille et en particulier pour l'argonaute, la coquille se forme-t-elle déjà dans l'œuf (Poli, Farussac, Ranzani), ou bien apparaît-elle après la naissance (J[lle] Power)? C'est un point en litige, mais il n'en paraît pas pour cela moins certain que c'est bien une sécrétion du poulpe qui l'habite, et non un emprunt fait par lui à quelque autre mollusque; lui-même la répare en cas de fracture, comme le limaçon fait de la sienne.

§ IV. *Phénomènes de l'épigénèse chez les poissons et les batraciens.*

A. Si, chez les *poissons* chondroptérygiens, nous voyons le vitellus séparé du fœtus par un étranglement en forme de pédicule comme dans les limaces, les céphalopodes et les vertébrés supérieurs, nous trouvons au contraire, chez les poissons osseux et les batraciens, une disposition qui rappelle celle de la majeure partie des invertébrés, savoir un jaune enveloppé de prime-abord par le fœtus. Mais chez les uns et chez les autres une différence donnée comme fondamentale, mais plus apparente que réelle (ainsi que nous l'avons dit toutes les fois qu'il a été question de la constitution comparative des animaux vertébrés et des invertébrés), vient s'établir relativement au point par lequel a lieu la communication entre l'un et l'autre. C'est dans le dos que nous avons vu le vitellus se loger ou s'introduire jusqu'ici, c'est par le ventre qu'il communique avec le fœtus dans tous les animaux dont nous parlerons désormais, mais dans les uns et les autres ce sera toujours par la paroi cardiaque qui est opposée à la nervale.

D'après les observations d'un grand nombre de naturalistes, et notamment d'après celles dont le résultat est en ce moment sous nos yeux, savoir : de Carus sur le *cyprinus dobula*, de Rusconi sur le *C. tinca*, de Prévost sur le *mulus gobio*, la peau future du poisson semble se former d'abord dans une cicatricule qui s'étend promptement tout autour du vitellus, peut-être en laissant à nu un espace qui sera plus tard l'anus (Rusconi); sur une partie de ce large blastoderme se forme l'axe même du fœtus ou sa carène, dont l'extrémité caudale se détache de bonne heure du vitellus par un resserrement assez profond ; la tête s'en détache un peu aussi, mais plus tard et beaucoup moins, jamais assez pour que le vitellus soit sensiblement étranglé avant d'être évidemment contenu dans le ventre du poisson naissant où il diminue par degrés. Carus insiste beaucoup sur une goutte d'huile, qui, placée d'abord dans le vitellus, deviendrait ultérieurement une vésicule biliaire ; ce qui paraît pour le moins douteux. De même l'assertion de Rusconi, que l'épine est formée primitivement d'une seule pièce et non de deux moitiés latérales, n'est pas très-concluante à cause de la transparence de ces objets qui restent si longtemps cartilagineux. Il y a plus d'intérêt dans ce qu'il a constaté du développement des nageoires pectorales et de la vessie natatoire, presque immédiatement après l'éclosion; nous retrouverons dans les métamorphoses des batraciens l'équivalent de ces deux faits. C'est un point d'observation plus piquant encore que celui de Prévost. Quant aux globules du sang, ils sont ronds chez le fœtus, elliptiques chez l'adulte, fait intéressant surtout en raison des différences qui ont été observées de même chez les vertébrés supérieurs.

Les branchies servent-elles déjà dans l'œuf à la respiration du fœtus? C'est ce qu'admet Carus pour expliquer l'absence d'allantoïde dans leur œuf. On peut en douter, et nous répéterons ici encore ce que nous avons déjà dit au sujet de l'ovo-viviparité, que les physiologistes paraissent s'être beaucoup trop préoccupés de la nécessité d'une respiration embryonnaire, qui est évidemment nulle dans beaucoup de circonstances, au moins dans le principe. Les branchies des poissons osseux ne sont jamais pendantes sur des opercules, et s'il en est ainsi chez plusieurs squales (Rudophi, Meckel), ce fait n'est pas général d'après Carus même; et le fœtus proprement dit des batraciens anoures (grenouille) n'a de véritables branchies externes qu'après sa sortie de l'œuf, elles sont auparavant tout-à-fait rudimentaires (voy. *Métamorphose*). Il est vrai qu'ils peuvent avoir déjà quelque ébauche de branchies intérieures.

B. Suivant Spallanzani, le têtard des *batraciens* existe tout formé dans l'œuf même non fécondé et encore contenu dans l'ovaire, ou plutôt, d'après ce physiologiste, l'ovaire contient non des œufs mais des têtards. Cette assertion vient de ce que, comme chez les poissons, le vitellus semble prendre la forme du fœtus qui l'environne de proche en proche en totalité, et dont il compose seulement le canal alimentaire, en s'allongeant, se rétrécissant, se contournant par degrés, commme l'a démontré fort bien Dutrochet, et ensuite Steinheim au témoignage de Carus. C'est la même chose pour les anoures et les urodèles, ainsi que l'ont surtout bien constaté les observations de Rusconi que nous avons en partie répétées. Spallanzani n'avait vu que ces changements de masse, et les premiers degrés de la formation du fœtus lui avaient échappé. Rusconi croit avoir vu sous forme lenticulaire la vésicule de Purkinje dans le vitellus des batraciens. Baër la représente d'une manière non équivoque, s'approchant de la surface du vitellus à mesure que sa maturité avance, en occupant la superficie quand cette maturité est complète, et se rompant bientôt après; cette rupture précède de beaucoup la fécondation.

Les œufs de grenouille pris dans l'oviducte sont formés d'un vitellus jaune, mais dont un hémisphère est de couleur brune à sa surface; au centre de cet hémisphère est une cicatricule jaune, et dans son milieu même un petit trou (Prévost et Dumas), ou du moins une fosse ponctiforme (Baër), qu'on peut croire être le résultat de la rupture dont il a été question ci-dessus. La teinte brune susdite ne saurait être attribuée, comme la cicatricule, à l'effusion du contenu de la vésicule rompue, car Baër la représente comme préexistant à la rupture, et il faudrait, selon lui, n'y voir qu'une préparation à la formation du blastoderme qui ne pourrait résulter en réalité que de la fécondation même. J'ai examiné les ovules ovariques du *bufo fuscus* de Rœsel (*bombinator fuscus* nob.) concrétés par l'alcool, et j'ai pu m'assurer ainsi de l'admirable exactitude des observations de Baër (1): la matière brune m'a paru être un pigment analogue à celui qui se manifeste à la surface du vitellus des invertébrés; elle est composée de grains opaques comme ceux du pigment cutané, et c'est, selon moi, une preuve que la peau de l'embryon futur existe à l'état rudimentaire sur une partie au moins du vitellus même avant la fécondation sans faire absolument partie du blastoderme, tel que l'entendent la majeure partie des physiologistes depuis Pander; ce pigment est déjà disséminé sur quelques ovules des plus petits et peut-être irrégulièrement dans quelques parties de l'ovaire même qui le sécrète. Le blastoderme proprement dit semble résulter, ici comme ailleurs, de la combinaison des principes masculins avec les féminins, fournis par la rupture de la vésicule de Purkinje, c'est-à-dire la cicatricule. Cette cicatricule se tourne toujours en haut aussi bien que l'hémisphère brun qui l'entoure.

Après la fécondation, voici ce qui se passe au rapport de Dumas et de Prévost. L'hémisphère brun se sillonne régulièrement de stries croisées qui se propagent à l'hémisphère jaune et qui se multi-

(1) En ce qui concerne l'apparence de la vésicule de Purkinje, dans les plus petits vitellus ou ovules, j'avoue qu'en effet la ressemblance est si grande entre cette vésicule entourée de matière muqueuse et l'ovule entier des mammifères, que je ne m'étonne plus de la confusion qui en est résultée dans l'esprit de cet excellent observateur.

plient de plus en plus pour disparaître bientôt après. C'est alors qu'au centre de la cicatricule apparaît une ligne longitudinale obscure, entourée bientôt d'une ellipse saillante, assez semblable à celle que nous retrouverons dans l'œuf des autres animaux vertébrés; c'est la carène, rudiment de la partie dorsale de l'embryon appartenant à ses centres nerveux et à leurs enveloppes. Cette ellipse grandit, se complique de diverses saillies ou bourrelets parallèles; le tout, couvrant une partie du vitellus, finit par le dépasser en avant et en arrière, et l'on reconnaît alors d'un côté la tête, de l'autre la queue rudimentaire du têtard dont le vitellus forme le ventre, englobé qu'il est par la peau en grande partie brune, mais laissant encore aussi en partie apercevoir la couleur jaune de son contenu.

Le têtard va éclore, il exécute quelques mouvements, et l'on peut, en effet, reconnaître dans son dos et son moignon de queue des muscles semblables aux masses latérales des poissons. Dans les grenouilles, le têtard n'a, sur les côtés de la tête, que de petits tubercules qui bientôt deviendront des branchies extérieures (voy. *Métamorphose*); dans les salamandres, au contraire, ces branchies sont déjà bien développées (Spallanzani, Carus, Rusconi); les yeux ne sont pas visibles dans les premiers, et ce sont les narines en forme de points noirs qu'on a pris pour tels ; la bouche n'est tout au plus qu'un petit trou : tout cela est beaucoup plus avancé chez les secondes. Il est à remarquer que les salamandres naissantes ont sur chaque joue un appendice en massue coudée qui leur sert d'organe locomoteur et suspenseur, et que les tétards d'anoures ont sous la gorge deux cylindres courts et terminés par une sorte de bouton (Spallanzani), destinés au même usage. C'est de là ou de leur voisinage qu'on a vu partir un fil suspenseur même pour l'embryon encore enfermé dans l'œuf; ce fil, regardé par Spallanzani comme un cordon ombilical, rappelle celui du fœtus des insectes dont nous avons précédemment parlé. Dutrochet ne l'a vu nullement vasculaire et il en fait une sorte de chalaze.

§ V. *Des phénomènes de l'épigénèse chez les reptiles et les oiseaux.*

Les ovipares dont nous allons nous occuper ici offrent un embryon bientôt détaché du vitellus et n'y tenant plus que par un pédicule ombilical fort étroit, et ce n'est pas là la seule chose qu'ils aient de commun; il n'y a, au contraire, que très-peu de différence quant aux phénomènes accessoires ou aux phénomènes essentiels de leur embryogénie. Il résulte effectivement des observations de Dutrochet sur l'œuf des serpents et des lézards, de Tiedemann sur celui de la tortue, que le fœtus est pourvu d'une ample allantoïde vasculaire, enveloppé d'un amnios, et que son vitellus ne rentre dans l'abdomen que très-réduit et quand l'éclosion est toute prochaine. Carus l'a encore trouvé pendu à l'intestin, mais enfermé dans l'abdomen, chez un jeune crocodile; nous l'avons trouvé, ainsi que Dutrochet, dans celui des serpents nouveau-nés, tandis qu'il pend au-dehors chez ceux qu'on tire de l'œuf avant l'éclosion. C'est par un trou situé au milieu du plastron chez les tortues, au milieu du ventre chez les lézards, un peu au-dessus de l'anus chez les serpents, que cette communication s'établit du dehors au dedans pour le passage du cordon vitellin et du canal allantoïdien qui communique avec la vessie chez ceux qui en ont une, avec le cloaque chez les autres.

Entrons donc actuellement, au sujet des *oiseaux*, dans les détails que nous avons jusqu'ici jugés superflus, et que nous avons par la même raison négligés quelquefois dans les précédents paragraphes. Nous nous garderons bien, toutefois, de nous enfoncer dans les interminables discussions qui séparent les nombreux observateurs qui se sont occupés de ce sujet; nous donnerons seulement ce qui nous a paru porter davantage le cachet de la vérité ou du moins de la vraisemblance, n'ayant pu par nous-même en vérifier qu'une bien petite partie.

a. La *cicatricule* est, avons-nous dit, une portion superficielle du vitellus, plus pâle que le reste et évidemment modifiée d'une manière qui n'a pas été suffisamment déterminée encore; là est certainement déposée la portion des matériaux que fournit la femelle au corps proprement dit du fœtus animal; la rupture de la vésicule de Purkinje paraît être, comme chez les grenouilles, la cause de ces changements auxquels la cicatricule doit son origine. Elle existe dans l'œuf infécond comme dans l'œuf fécondé, mais dans celui-ci seul elle subit des changements épigénétiques; dans le premier elle peut quelquefois végéter un moment, elle devient comme grillagée ou réticulée (Malpighi, Prevost et Dumas). La cicatricule fécondée prend au contraire plus de densité : du moins, il se forme dans l'épaisseur de sa partie la plus superficielle un disque membraneux sous-jacent à la membrane vitelline; c'est ce que Harvey nommait tantôt *colliquamentum* quant à son mode d'origine, et *oculus* quant à son apparence; c'est plus positivement encore ce que Pander a nommé *blastoderme.* Selon lui, il est composé d'abord de deux, puis de trois feuillets superposés, un muqueux ou intérieur, un séreux ou extérieur, et un vasculaire intermédiaire aux deux autres et plus tardif dans sa formation. Selon Coste et Delpech, le blastoderme serait vésiculeux à son centre, et là seulement pourvu de deux lames ou feuillets; autour resterait une portion opaque et pulpeuse qu'ils nomment le *tapis.* Vésiculeuse ou non, cette partie centrale est plus transparente (*area pellucida* de Wolff); c'est là que les rudiments du fœtus apparaissent même avant l'incubation (Malpighi, Rolando, Prévost et Dumas), sous forme d'une trace linéaire renflée à l'un des bouts et entourée d'un bourrelet de matière granulée. D'après Pander, Coste, Delpech et autres, ces apparences seraient plus tardives; et l'on peut se demander, au sujet de ces contradictions, si les œufs de poule n'auraient pas subi quelquefois un léger commencement d'incubation dans l'oviducte. Quant à la nature même de ces apparences, la ligne médiane est-elle, comme le disent Pander, Prévost et Dumas, le rudiment de la moelle épinière? N'est-elle pas plutôt, comme le pensent Rolando, Coste et Delpech, un sillon entre les deux cordons principaux de cette moelle; ou bien encore serait-elle une sorte d'axe ligamenteux, *chorda dorsalis* de Baër? Ce qui est plus certain, c'est que du moins la moelle épinière, avec son renflement céphalique et un autre lombaire, est une des premières parties apparentes. Coste et Delpech croient l'avoir vue se former, dans les premiers temps de l'incubation, par le rapprochement graduel des globules du blastoderme sur deux lignes longitudinales; les deux épaississements qui en résultent ont été pris par Pander pour des plis destinés à clore le canal vertébral.

b. L'incubation fait subir au blastoderme bien d'autres changements, il s'agrandit de plus en plus; son aire devient elliptique, et les noyaux quadrilatères du corps des vertèbres forment, le long de la moelle épinière plus nettement dessinée, une double série; l'encéphale se renfle; l'extrémité opposée se termine en pointe. Bientôt l'extrémité céphalique se détache du plan de support, et se recourbe enveloppée d'une sorte de capuchon cutané; autant en arrive à l'extrémité caudale, les flancs se cernent même d'un pli latéral, et l'embryon, devenu vermiforme, ne communique plus avec le vitellus que par sa face ventrale largement ouverte encore; c'est par-là qu'il reçoit et donne les vaisseaux dont nous allons parler, et que passent les canaux dont il sera question en même temps. Ajoutons auparavant que le fœtus se montre entouré par un amnios dès qu'il a acquis des formes bien arrêtées. Cet amnios est-il dû à l'agrandissement d'un repli circulaire du feuillet séreux du blastoderme, et à la soudure mutuelle des bords de ce repli venant à se toucher? Cette théorie de Pander ne nous paraît pas heureuse, et mieux vaudrait regarder cette membrane comme due au soulèvement de ce feuillet séreux ou extérieur, le fœtus s'étant formé sur le feuillet muqueux ou intérieur et à ses dépens.

c. Les premiers vaisseaux qui sillonnent le blastoderme et communiquent avec le cœur ou le sinus qui le représente, sont des vaisseaux à sang blanc (le professeur Delpech et Coste); après la 36e heure de l'incubation, dans l'œuf de poule déjà apparaît du sang rouge. La forme irrégulière des vaisseaux, leurs innombrables anastomoses les font regarder comme dus à des courants établis sous l'influence de l'agent vital dans la masse des globules nutritifs du blastoderme. Le réseau qu'ils forment s'étend de plus en plus sur le jaune, au-dessous de la membrane vitelline, indiquant ainsi l'élargissement du blastoderme; et la *figure veineuse*, formée par le sinus sanguin qui le borde, finit par englober tout le vitellus. Nul doute que ces *vaisseaux vitellins* ou *omphalo-mésentériques*, auxquels s'adjoignent bientôt des artères (Spallanzani), n'absorbent la substance du jaune, préalablement délayée par son mélange avec le blanc absorbé par les chalazes (1). Il n'y a pas de doute que ce mélange ne soit dû à l'influence de l'embryon et de ses vaisseaux, car c'est de son côté et sous le blastoderme qu'il a lieu d'abord (Pander), ce qui constitue les *halos* qu'on voit entourer la cicatricule. Plus tard, la substance même du jaune pénètre directement dans l'intestin par le canal

(1) N'oublions pas toutefois que les chalazes n'existent pas dans l'œuf de tortue. L'expérience de Coste, qui a vu une liqueur colorée se répandre dans l'albumen, teindre les chalazes et une fois même arriver à la surface du jaune, ne serait pas très-concluante.

vitellin, et ne s'*hématose* que dans les vaisseaux de cet organe. Ici donc ce n'est pas la peau comme chez les batraciens, mais une expansion de l'intestin qui environne par degrés le vitellus (Dutrochet); aussi les restes de ce sac rentreront-ils dans le ventre par l'ombilic lorsque l'éclosion sera prochaine, et là il achèvera de s'atrophier et de disparaître, ne laissant pas même une trace de son canal de communication, car l'appendice cœcale (il y en a ordinairement deux chez les oiseaux) ne saurait être regardée comme telle, ainsi que l'avait cru Oken.

d. Vers le quatrième jour de l'incubation de l'œuf de poule, l'*allantoïde*, vésicule née du cloaque, sort de l'abdomen par la grande ouverture qui ne tarde pas à se rétrécir en ombilic; elle s'étend de plus en plus avec les *vaisseaux ombilicaux* qui la couvrent et finit par envelopper d'un double feuillet le jaune entier et le poulet qui lui est annexé avec ce qui reste de l'albumen; vers le petit bout de l'œuf, le pli ou bord libre de cette double enveloppe forme un point de *conjonction* (Dutrochet) autour de la chalaze qui s'y trouve. L'allantoïde contient un liquide urinaire; mais c'est surtout à ses vaisseaux appliqués immédiatement contre la membrane de la coque, que l'on a, avec raison, attaché de l'importance. Il n'est pas possible, en effet, d'y méconnaître les analogues de ceux qui forment le placenta des mammifères et rampent sur le chorion; aussi beaucoup de physiologistes (Pander, Dutrochet, etc.) donnent-ils ce nom à l'allantoïde, ce que son origine et sa conformation ne nous permettent pas d'approuver; disons seulement qu'elle sert ici de support aux vaisseaux qui sont, chez ces mammifères, portés par le chorion.

Quoi qu'il en soit, on a généralement regardé ces vaisseaux comme servant éminemment à la respiration du fœtus, et ils ne s'oblitèrent en effet que quand, l'éclosion approchant, le poulet peut respirer par ses poumons l'air qui s'est insinué en masse dans la coquille à travers ses porosités, à tel point qu'on peut alors l'entendre pousser quelques piaulements. Jusque-là cet air n'arrivait pour ainsi dire que par endosmose, à travers la coque et le chorion, jusqu'à l'allantoïde ; mais il y arrivait certainement, comme le prouve l'asphyxie produite par l'application d'un vernis sur la coque d'un œuf incubé, comme le prouve encore, avant la formation de l'allantoïde, celle du sac à air placé au gros bout. Ce sac, qui s'agrandit par degrés, sert sans doute à oxigéner le vitellus ou le sang des vaisseaux vitellins durant les premières périodes du travail embryogénique ; on y trouve en effet, dit-on, de l'acide carbonique. Mais il y aurait même alors quelque chose de plus sous ce rapport, selon les physiologistes modernes, d'après Rathke, Huschke et Baër, et ce non-seulement chez les oiseaux, mais encore chez les reptiles et les mammifères, il y aurait des *branchies* embryonnaires. La vérité est qu'il y a sur les côtés du cou des fentes communiquant dans le pharynx et auxquelles correspondent des arcades vasculaires nées de l'aorte, mais point d'appendices respiratoires. Nous dirons dans un instant ce qu'il faut penser de ces apparences ; mais nous remarquerons encore que l'embryon ne nage point ici, et encore moins chez les mammifères, dans un liquide aéré. Et si l'on veut, avec Pander, croire que le blastoderme même respire, en se rapprochant comme il le fait de la coquille, après avoir pour ainsi dire perforé l'albumen dès les premiers temps de l'incubation, on n'a pas besoin d'admettre que l'embryon le fasse à l'aide d'organes aussi peu appropriés à cet usage que les fentes susdites. L'allantoïde est donc l'organe essentiellement respiratoire, ajoutons et dépurateur du fœtus; car, sans doute, c'est principalement à l'évaporation de son liquide urinaire qui disparaît aux approches de l'éclosion, qu'il faut attribuer la diminution du poids de l'œuf incubé, diminution estimée par Geoffroy Saint-Hilaire à un cinquième du poids primitif.

e. Jetons maintenant un coup-d'œil rapide sur la formation de quelques-uns des organes principaux, et d'abord des *centres nerveux*. Nous avons dit un mot déjà des deux cordons de la moelle épinière : un écartement en arrière constitue le sinus rhomboïdal des oiseaux; en avant, divers renflements considérés ordinairement comme vésiculaires forment les différentes parties de l'encéphale (Malpighi, Harvey, etc.). La première qui apparaisse, selon Serres, c'est celle des lobes optiques ou tubercules quadrijumeaux; les cérébrales ne tardent pas à l'emporter sur elles en volume. Une vésicule commune paraît constituer les premiers éléments du cervelet et de la moelle allongée. Ces vésicules, d'abord impaires, se séparent bientôt en deux lobes latéraux et se subdivisent aussi dans leur longueur pour former les cuisses du cerveau, etc. Ce mode de formation, sur lequel nous reviendrons au sujet des mammifères, explique bien, ainsi que l'a fait Rolando, le plissement des circonvolutions cérébrales et cérébelleuses, quand leur vésicule s'affaisse en s'épaississant par le dépôt de la matière pulpeuse sécrétée à son intérieur. Je renvoie, pour plus de détails, à l'ouvrage important de Serres, sur l'anatomie comparée du cerveau.

Ce qui est à remarquer encore comme phénomène très-général, c'est l'énorme ampleur de la tête comparée au reste du corps, dès les premiers moments d'une organisation assez complète pour que l'on reconnaisse une forme d'animal; c'est encore la prépondérance des yeux et leur précocité; ils semblent faire partie de l'encéphale, tant ils en sont près et tant ils sont volumineux dans les oiseaux, les reptiles, les poissons: nous verrons qu'ils le sont beaucoup moins dans les mammifères. Il est à remarquer encore que l'iris se montre fendu par en bas, comme si l'œil s'était formé par incurvation d'une lame et non sous forme de vésicule.

Il est assez naturel de croire que les ganglions et troncs nerveux sont formés simultanément aux centres; mais ils sont moins promptement visibles, et rien ne prouve par conséquent qu'ils leur aient préexisté, comme l'ont cru Serres et Desmoulins.

f. On soupçonne, dès la 22e heure d'incubation, quelques rudiments de l'oreillette du *cœur* et des veines qui en partent sous forme d'une arcade surbaissée; c'est l'origine commune de la veine porte et de la veine cave. Bientôt s'en élève un gros vaisseau longitudinal, qu'on voit battre, vers la 39e heure, quoique ne contenant encore qu'un liquide incolore, ce qui prouve bien la réalité d'une circulation préliminaire de sang diaphane. Ce gros tube se courbe en s'allongeant, forme une anse visible à droite, parce que le fœtus s'incline du côté opposé; cette anse fait même un contour en forme de boucle du côté où elle reçoit les veines : du côté opposé c'est l'aorte qui en part. Les dilatations qui s'y montrent représentent évidemment d'abord une oreillette, un ventricule et un bulbe aortique, comme dans les poissons, les têtards de batraciens; la communication qui est naturellement établie entre ces cavités deviendra l'orifice auriculo-ventriculaire gauche. On comprend aisément de quelle manière un rétrécissement dans l'oreillette commune constituera la cloison percée du trou de Botal, et n'empêchera pas le sang de marcher des veines caves au ventricule aortique ou gauche. Mais comment se forment le ventricule droit et l'artère pulmonaire? Comment s'établit la communication entre le ventricule et l'oreillette droite? Malpighi croyait qu'un des renflements de l'anse ci-dessus décrite appartenait au ventricule droit; il n'en est point ainsi selon Haller : le ventricule droit se forme après le gauche et son artère pulmonaire paraît ensuite, mais il ne s'explique pas sur leur origine. Ce qu'il dit est toutefois favorable à la manière de voir de Rolando et de Prevost et Dumas, qui font dériver de l'oreillette droite, et le ventricule, et l'artère pulmonaire, comme une production d'abord canaliforme et qui s'élargit en s'accollant au ventricule gauche.

Dans cette théorie les deux ventricules ne seraient

jamais en communication mutuelle ; au contraire, dans celle de Coste et Delpech, qui s'accorde mieux avec les faits observés par Meckel sur les mammifères, les deux ventricules se sépareraient par le cloisonnement de leur cavité commune, et la cloison ne serait que le prolongement d'un éperon établi à l'origine de l'aorte par le dédoublement de ce vaisseau en deux cylindres, dont l'un constituerait le tronc pulmonaire. En même temps l'oreillette droite viendrait se coller au ventricule, et une perforation se faisant entre ces deux cavités, la circulation prendrait un nouveau mode plus complexe, et tel que nous le décrirons plus tard chez les mammifères, avec cette seule différence que les oiseaux ont un double canal artériel. On conçoit mieux, dans cette théorie, la formation des canaux artériels qui vont de l'artère pulmonaire dans les branches de l'aorte. En effet, d'après Baër, cinq paires d'arcades vasculaires sortent peu à peu d'avant en arrière du bulbe de l'aorte, et deux de ces arcades se convertissent en artères pulmonaires et canaux artériels, le tronc pulmonaire se formant après les branches par le partage du tronc aortique en deux cylindres distincts. Des autres arcades, deux servent à former les troncs brachio-céphaliques, une autre le tronc de l'aorte descendante, les autres s'effacent après avoir représenté les arcades branchiales des poissons, sans en remplir, ce semble, les fonctions, quoique des fentes cutanées paraissent leur servir d'ouïe.

Ajoutons ici un mot sur le *sang* et l'*hématose*. Les premiers vaisseaux de la figure veineuse, ou lacis du blastoderme, se montrent avec une couleur jaune

(Prévost et Dumas) que Spallanzani a voulu, peut-être à tort, attribuer au reflet du vitellus qu'ils recouvrent; les anastomoses entre les veines et les artères vitellines se font, selon Carus, au moyen de liens floconneux, absorbants et de couleur jaune; il y a donc lieu de croire, avec Wagner, que ce sont les globules mêmes du jaune qui deviennent les globules du sang: ces globules sont hématosés par l'action propre du blastoderme, et plus tard par celle du foie, avant même que l'allantoïde ait paru, selon Prévost et Dumas. Ces observateurs ont remarqué que leur forme est arrondie dans les premiers temps (2e jour), et qu'elle ne devient elliptique, comme chez l'adulte, que vers le 6e jour de l'incubation. Nous avons déjà dit que Prévost avait trouvé les globules du chevreau intra-utérin beaucoup plus grands que ceux de la chèvre; on en a dit autant de ceux du vipereau et du poulet (Hewson, Schmidt), du têtard de grenouille (Baumgärtner). Ces remarques, bien que révoquées en doute par Wagner, sont cependant assez concordantes pour mériter d'être notées. On peut croire que c'est sous l'influence du système cérébro-spinal qu'a lieu cette transformation comme spontanée du vitellus en sang, dans les premiers temps de la circulation; il faut bien admettre aussi que cette innervation est la cause qui met en mouvement ces globules avant que le cœur existe, car les courants du blastoderme semblent préexister, et aux parois des vaisseaux qui les enfermeront plus tard, et au cœur même, selon Wolff, Prévost et Dumas, Coste et Delpech.

g. L'appareil digestif paraît n'être évidemment qu'un prolongement du vitellus modifié peut-être par le voisinage des centres nerveux, souche première de l'embryon proprement dit. Est-ce un pli longitudinal de ce vitellus, qui, formant d'abord un demi-canal, soude ensuite ses bords pour en faire un cylindre : telle est l'opinion de Wolff, de Baër. Oken et plus récemment Laurent voudraient ne voir là qu'un double prolongement du vitellus, auquel ce dernier suppose une sorte de contractilité propre à produire, par impulsion, ces expansions cylindroïdes ; au contraire, Pander, tout en admettant à peu près l'opinion de Wolff pour la partie moyenne des intestins, pense que l'œsophage et le rectum se creusent en entonnoir du dehors en dedans pour s'enfoncer ainsi vers l'intérieur. Ce qui paraît le plus probable, c'est que l'intestin formé d'abord par un pli, comme le pensent Wolff et Baër, s'accommode ensuite en cylindre, non par soudure, mais par un changement graduel et tel que celui qui continue encore après sa première formation : d'abord droit en effet, il se courbe, se replie à mesure qu'il s'allonge, fait hernie quelque temps hors de l'abdomen, y rentre, continue à y développer des circonvolutions plus nombreuses quand les parois de cette cavité se resserrent, et y attire même par l'ombilic le reste de la poche vitelline vers la fin de l'incubation.

h. Nous n'insisterons pas sur la formation du foie et des autres glandes, nous avons déjà eu assez d'occasions de parler des intéressantes observations de Müller à cet égard, et de la composition embryologique qu'il a trouvée aux organes sécréteurs toujours formés de cœcums plus ou moins vésiculeux, plus ou moins ramifiés, comme on le voit même à l'état adulte dans les animaux invertébrés. Nous nous arrêterons plutôt ici sur l'origine des *organes génitaux internes*.

Wolff a vu, dès le 4e jour de l'incubation, sur les côtés de l'aorte, deux corps volumineux consistant en tubes obliques réunis en un canal excréteur. Rathke, qui les a observés aussi dans les reptiles, pense qu'ils sont les premiers éléments des reins et des parties génitales internes, s'atrophiant quand ces organes sont formés, ou se réduisant, chez le mâle, à constituer l'épididyme. J. Müller, reprenant cette étude en sous-œuvre, a retrouvé les *corps de Wolff* dans les batraciens et peut-être dans les poissons où ils se trouvent plus en avant que dans les autres animaux; selon lui, ils ne servent point à la formation des reins, car ces glandes s'en montrent bien distinctes et constituées primitivement par une bandelette composée de petites vésicules pédiculées. Le testicule et l'ovaire des batraciens sont aussi éloignés des corps de Wolff lors de leur première apparition, et s'ils ont des rapports ensemble, ce n'est que par leurs conduits excréteurs. Chez les autres reptiles il paraît que les choses se passent comme chez les oiseaux : or, chez eux aussi, les reins et les capsules atrabilaires sont primitivement distincts des corps de Wolff, quoique contigus à ces corps; leur aspect est lobuleux dès le principe. Les testicules et les ovaires apparaissent au côté interne des corps de Wolff, sous forme d'une bandelette qui s'organise plus tard ; donc, en résumé, les corps de Wolff sont des organes sécréteurs, des espèces de reins temporaires, dont le canal s'ouvre dans le cloaque et jette peut-être ses produits dans l'allantoïde, comme les uretères y pousseront l'urine un peu plus tard.

Quant aux organes génitaux, les bandelettes pulpeuses ne tardent pas à s'arrondir pour former le testicule, ou bien ils restent plats et constituent les ovaires dont le droit s'atrophie plus tôt ou plus tard, selon l'espèce d'oiseau.

Le canal excréteur des corps de Wolff devient très-positivement le conduit déférent chez le mâle ; le reste de ce corps s'atrophie et disparaît peu à peu, pourtant on l'aperçoit encore au moment de l'éclosion. Chez la femelle, les oviductes se forment parallèlement aux conduits excréteurs susdits, avec lesquels ils n'ont jamais de connexions. D'abord solides, ces organes se creusent plus tard intérieurement et s'ouvrent supérieurement par un orifice oblique. Le droit s'atrophie de haut en bas par la suite, et déjà dans le fœtus il a commencé à diminuer de longueur.

i. Enfin, nous jetterons un coup-d'œil rapide sur la formation des *appendices* ou membres apparents. Lorsqu'on examine à un terme peu avancé un embryon de reptile, même d'ophidien, d'oiseau et de mammifère, d'homme, on est frappé de leur ressemblance ; la grosseur de la tête, le raccourcissement des mâchoires, l'allongement et l'exiguité de l'extrémité postérieure du tronc (1), l'état rudimentaire

(1) Il est remarquable qu'un embryon de taupe, assez bien formé déjà, a la

de tous les appendices concourent à produire cette ressemblance par le contraste que fait cet état de choses avec l'état adulte des uns ou des autres. Avec un peu d'attention, toutefois, on distingue l'énorme volume des yeux dans l'embryon des oiseaux et plus encore des reptiles comparés aux mammifères; on trouve la partie caudale du tronc plus allongée, plus enroulée chez les sauriens, bien plus encore chez les serpents; mais ce qu'ils offrent surtout de commun quant au sujet actuel, le voici : 1° du sommet de la tête s'avance, en se recourbant en avant, une grosse saillie à laquelle on donnerait volontiers le nom de museau, parce qu'elle fait la partie la plus saillante de la face; j'y reconnais parfaitement sur le lézard, la couleuvre et la taupe (1) les lobes olfactifs placés au-devant des cérébraux, terminés par les narines percées en dessous, c'est-à-dire en regardant vers le tronc.

2° De l'œil part chez la taupe un sillon profond qui sépare la saillie susdite d'une autre moins considérable; ce moignon court et gros est évidemment la mâchoire supérieure dont l'œuf fait partie. Il est fort bien exprimé dans les figures données récem-

queue aussi volumineuse proportionnellement que l'embryon de kanguroo dont Owen a publié la figure. On sait que l'embryon de l'homme offre même une queue très-saillante, conique, courbée en avant, mais qui s'efface de bonne heure par l'épaississement des cuisses et l'abaissement du périnée.

(1) Il est remarquable que des embryons de ce petit animal ayant peut-être huit lignes de long, si l'on déroulait leur courbure, ne se montrent pas plus avancés en épigénèse que des embryons humains de mêmes dimensions; c'est que, comme l'avait déjà dit Harvey, l'homme se distingue par la rapidité extrême avec laquelle il parcourt toutes ses périodes. Pour donner une figure d'embryon humain qui ressemble parfaitement à ceux dont il est question ici, nous renverrons aux figures II et VII de Sœmmerring, quoiqu'elles n'aient pas pour les appendices toute la netteté désirable; on peut en dire autant des plus jeunes embryons représentés par Breschet.

ment par Coste pour l'embryon de plusieurs mammifères. Nous ferons remarquer que ces saillies sont paires, que les premières plus rapprochées font même une saillie bilobée (une narine sur chaque lobe) entre les secondes tout-à-fait désunies et écartées à droite et à gauche. C'est après avoir fait cette remarque que me sont revenues en mémoire et se sont facilement expliquées les figures, si bizarres au premier abord, que Breschet a données de très-jeunes embryons humains (voy. *Mém. de l'Acad. de méd.*, *pl.* IV); c'est alors aussi que j'ai pu comprendre pourquoi Meckel s'est imaginé que la lèvre supérieure de l'embryon humain se forme de deux pièces latérales et d'une médiane sous-double elle-même. Il est certain que ce n'est pas la lèvre mais la face qui est ainsi constituée, et cette manière de voir rend bien mieux raison de certaines difformités de la trompe nasale située au-dessous des yeux anormalement rapprochés, de la gueule de loup par exemple, sans s'opposer en rien à la théorie du bec-de-lièvre simplement latéral ou ordinaire.

3° La *mâchoire inférieure*, ou plutôt l'avance qui la représente, est beaucoup plus courte encore que celle dont il vient d'être question; mais, chose remarquable, ainsi que l'expriment également les figures données par Breschet pour l'homme, je trouve qu'il y a réunion d'un côté à l'autre; la mâchoire forme une courte arcade transversale au-dessous d'une face très-saillante, mais dont la saillie est due surtout aux lobes olfactifs et aux narines.

4° Plus en arrière se voient les languettes séparées par les fentes dites branchiales; plus courtes encore que la mâchoire inférieure, elles constituent pourtant des moignons bien distincts, bridés seulement par la peau qui va d'un côté à l'autre. Je n'en vois que deux bien distincts de chaque côté, dans les embryons de mammifères et de reptiles que j'ai sous les yeux ; celui qui est le plus rapproché du thorax, moins allongé que le premier, m'offre dans sa base un point enfoncé qui paraît être le reste d'une fente presque oblitérée; une fente bien visible existe entre les deux moignons, et une autre située entre la première et la mâchoire inférieure est très-grande et très-nette. Coste et Delpech figurent trois fentes branchiales chez le jeune poulet, ce qui suppose au moins trois arcades hyoïdiennes; Huschke en figure effectivement trois, car la saillie qu'il prend pour hyoïdienne est évidemment la mâchoire inférieure, et ce qu'il prend pour celle-ci est évidemment la supérieure. Rathke et Baër comptent cinq de ces arcs hyoïdiens avec quatre fentes intermédiaires ; je ne saurais dire s'ils sont tombés dans l'erreur d'Huschke, ne jugeant de celle-ci que par la figure publiée dans la traduction de Carus.

5° Viennent après cela les membres thoraciques et abdominaux : conformés d'abord en moignon court, puis aplatis en palette élargie mais entière, même chez les lézards à doigts si déliés, ils n'ont pas encore de crenelures à leur bord que déjà on y distingue par réfraction, même dans l'embryon humain, les cinq rayons qui doivent devenir osseux par la suite sous la forme de doigts libres, d'os métacarpiens encore engagés. Le pédicule assez épais et très-court de cette palette s'allonge, se courbe et ne tarde pas à se montrer articulé, en même temps que les doigts se prononcent par degrés, après avoir débuté sous forme de petits boutons. Je n'ai pas besoin d'avertir que cette division quintuple ou quadruple n'a pas lieu pour les membres thoraciques des oiseaux, et que rien du tout ne se montre sur le corps des serpents.

De ce qui précède, il résulte que la face est évidemment formée de trois paires d'appendices : 1° les *naso-incisifs* qui s'intercalent sur la ligne médiane entre les suivants, 2° les *oculo-sus-maxillaires*, 3° les *auriculo-sous-maxillaires;* que ces appendices se soudent en partie par la suite, soit d'avant en arrière, soit d'un côté à l'autre ; que le cou en présente de semblables, dont la première se rattache néanmoins à la partie occipitale de la tête, devant subsister seule, cachée toutefois dans les parties voisines (hyoïde et langue), tandis que les autres ne tardent pas à disparaître.

Ainsi se trouvent justifiés par l'observation embryogénique les rapprochements que nous avons établis ailleurs (*première partie*) entre les animaux de diverses classes et sous-règnes, relativement à l'homologie de leurs appendices et des centres dont elles émanent. Non-seulement la situation et le dénombrement, mais même la forme, la position frappent au premier coup-d'œil l'observateur habitué à ces sortes d'observations; il retrouve dans la double série de moignons que nous venons de décrire, l'aspect même de ceux qui commencent le développement des antennes, des mandibules, des maxilles, des quatre paires de pattes des araignées dans leur œuf, aspect que nous retrouverons également bientôt dans certaines métamorphoses. Mais ce qui distingue considérablement les uns des autres, c'est que les membres des vertébrés s'inclinent et se fléchissent vers le vitellus, que le corps se courbe et que la bouche s'ouvre de ce côté, tandis que c'est tout l'opposé pour les invertébrés; et il ne faut pas attribuer cela à un effet mécanique, à la grosseur du vitellus qui n'a rien de constant, à l'englobement précoce de ce vitellus qui a lieu chez les poissons et les reptiles, à la contraction des muscles qui n'existent pas du côté du vitellus dans les premiers temps de la vie embryonnaire. C'est ici affaire de *type* primordial : les pattes, les ailes même s'inclinent vers l'extérieur du cordon nerveux dans les nymphes qui n'ont plus de vitellus qui puisse agir mécaniquement sur elles; nous avons cru entrevoir plutôt quelque rapport entre ces deux dispositions opposées et la précocité des centres nerveux, leur coalescence rapide primordiale, leur grand développement chez les vertébrés, circonstances qui pourraient courber vers la face interne de leur cordon, et la carène, et ses appendices latéraux.

§ VI. *Des phénomènes de l'épigénèse chez les mammifères, et des fonctions de la vie intra-utérine.*

A. Formations. Nous avons déjà vu comment l'ovaire des vertébrés à mamelles sécrète dans ses vésicules graafiennes l'ovule de Baër, et nous avons pensé que cet ovule était formé d'un vitellus, malgré sa grande ressemblance avec la vésicule purkinienne des ovipares. Quand même on penserait, avec Purkinje, qu'il n'y a pas rupture de sa vésicule dans la cicatricule de la poule, qu'il n'y a point là de *colliquamentum* destiné à former le blastoderme, mais que ce blastoderme ne serait dû qu'à un aplatissement de la vésicule primitive arrivée à la surface du vitellus, l'analogie entre elle et le globule baërien des mammifères ne saurait être soutenue, puisque, d'une part, on assure avoir aperçu la vésicule purkinienne même dans ce globule (1), et que nous voyons plus tard celui-ci communiquer avec l'intestin du fœtus, comme le vrai vitellus des oiseaux avec le leur, et bien plus encore puisque nous le voyons, chez les mammifères, s'isoler de l'embryon, s'en séparer tout-à-fait et périr d'atrophie. Continuons donc à considérer ce globule détaché de l'ovaire comme un vitellus très-petit, *réduit aux dimensions de la cicatricule des ovipares, et susceptible comme elle d'un certain accroissement.*

L'ovule utérin de la chienne, observé au 8e jour après la fécondation par Prévost et Dumas, est ellipsoïde, encore libre, et son adhérence est d'un à deux millimètres au plus en diamètre, en partie couvert d'un écusson pulpeux, granuleux, marqué vers une de ses extrémités d'une tache blanche circulaire qu'ils comparent à la cicatricule des ovipares, et qui paraît être effectivement un vrai blastoderme, tandis que l'écusson paraît n'être qu'un commencement de chorion. Au bout de quel-

(1) Si toutefois Coste n'a pas été trompé par la concentration des rayons lumineux sur la paroi de l'ovule opposée au jour, comme semblerait l'indiquer sa figure.

ques jours l'œuf devient adhérent, il est allongé en pointe obtuse à ses deux extrémités, sa surface est cotonneuse, le chorion est formé et villeux (Baër); et nul doute qu'il n'absorbe dans l'utérus des matériaux nutritifs plus activement encore que le vitellus des oiseaux n'absorbe l'albumen, car il grossit très-rapidement et fournit à l'embryon les matières de son développement. Sur l'œuf du chien, comme sur celui du lapin, l'embryon apparaît au centre d'un blastoderme qui rappelle complétement celui des oiseaux. De même, on y voit les deux cordons de l'axe cérébro-spinal avec leur sillon intermédiaire, les épaississements qui les environnent, les noyaux du corps des vertèbres, etc. Ce rapprochement peut être suivi plus loin, quand on compare, comme nous l'avons fait déjà, des embryons déjà formés et séparés du vitellus par un étranglement plus ou moins considérable.

Parmi les figures données par divers observateurs, celle de Baër, pour l'embryon du chien, est surtout recommandable en ce qui concerne la formation des organes internes; on y reconnaît la même disposition première du cœur, de l'aorte, de l'intestin, etc. Nous n'avons donc pas à nous occuper ici de ces développements primordiaux. Quant à ceux qui suivent ces premières périodes, il est évident, d'après les différences de structure des animaux adultes, qu'ils ne doivent pas rester les mêmes.

1° C'est dans les ouvrages spéciaux de Tiedemann, de Serres, de Rolando, qu'il faut voir comment s'élèvent de la moelle allongée les vésicules des hémisphères cérébraux, des lobes optiques et du cervelet, qui représentent si bien dans les premiers temps l'encéphale des oiseaux et des reptiles; comment, plus tard, s'allongent d'avant en arrière le corps calleux, la voûte à trois piliers; à quelle époque les calottes se plissent en circonvolutions : celle du cervelet de très-bonne heure, celle du cerveau beaucoup plus tard, celle des lobes optiques peu ou point; quand et comment leurs cavités se remplissent en partie de substance grise, aussi-bien que le canal formé en arrière par la réflexion et la soudure des cordons de la moelle épinière; quand et comment s'ajoutent aux faisceaux spinaux les éminences olivaires, le pont de Varole; comment la moelle, qui occupait d'abord toute la longueur du canal vertébral, se raccourcit proportionnellement chez l'homme, etc., etc.

2° En ce qui concerne le cœur et les gros vaisseaux, J.-F. Meckel nous montre qu'il est d'autant plus volumineux que l'embryon est plus jeune; qu'à une certaine époque il y a communication entre les deux ventricules vers leur base (probablement jusqu'à la fin du 2e mois chez l'homme), ce qui donne à penser que le droit est plutôt une production du ventricule gauche comme dans la théorie de Coste et Delpech pour le poulet, que de l'oreillette droite comme dans celle de Rolando, Prévost et Dumas; que l'artère pulmonaire se forme aussi plus tard que l'aorte (à la 8e semaine seulement), dont elle n'est qu'un dédoublement aussi-bien que le canal artériel; que le canal veineux n'est vraisemblablement qu'un reste de la disposition primitive du système vasculaire, lorsque, le foie n'existant pas, la veine porte et la veine cave inférieure ne formaient qu'un seul tronc (1).

3° Suivant le même anatomiste, les poumons ne se forment que très-tard (6e ou 7e semaine); ils se sous-divisent en lobules à mesure qu'ils grandissent, mais ils sont tout-à-fait solides. D'après nos observations sur des fœtus humains de trois à cinq mois, les lobules de ces viscères sont composés de trois à quatre rameaux aveugles formés par les divisions des bronches.

4° Pour les intestins, nous rappellerons seulement qu'ils grandissent ici beaucoup, d'abord contenus et faisant hernie dans la base du cordon ombilical, mais sans entraîner le vitellus qui reste, au contraire, vers l'extrémité opposée du cordon, fixé entre les membranes de l'œuf.

5° Les corps de Wolff existent dans l'embryon humain (Wrisberg, Rosenmuller, Dzondi) et les autres mammifères (Müller); et il paraît, d'après ce dernier anatomiste, qu'ils ne contribuent à former l'épididyme que par leur canal excréteur, et non par leurs tubes ou cœcums, ainsi que d'autres l'avaient pensé. Quant à la descente des testicules qu'on a si bien observée chez l'homme, elle ne doit nous arrêter qu'un instant; on sait, depuis Hunter, qu'elle est due à la rétraction d'un cordon cellulo-fibreux et musculaire (*gubernaculum*) qui, du tes-

(1) Je ne sais trop comment Meckel a compris la chose, mais il me paraît facile de comprendre la formation de la veine porte toute différente qu'elle paraît être des autres vaisseaux Les branches intestinales et les branches hépatiques n'ont été d'abord que des ramifications d'un tronc commun, la veine ombilicale terminée par le canal veineux. L'un et l'autre s'étant oblitérés, les branches sont restées en regard et ont constitué un arbre à ramifications opposées comme les racines aux rameaux.

ticule situé au-dessous du rein, s'étend jusque dans le scrotum en passant à travers les ouvertures aponévrotiques de l'abdomen. En ce qui concerne les organes génitaux externes, il en a été suffisamment question lors du parallèle que nous avons fait des deux sexes : nous avons dit que les apparences communes étaient alors assez exactement celles du sexe féminin.

6° Les membres nous offriront encore quelques considérations de plus que celles du paragraphe précédent ; il s'agira ici de leur direction. Dans le principe, les quatre patelles qui les représentent ont la même direction, leur face palmaire regarde le corps, le bord pollicien est tourné vers la tête, le digitalien vers la queue.

En grandissant, le membre abdominal a tourné, par une simple flexion et adduction de la cuisse, le genou du côté céphalique, et naturellement alors le pied s'est trouvé avoir sa plante en arrière, son pouce en dedans ; au contraire, le coude s'étant fléchi du côté caudal par flexion et adduction du bras, la paume de la main se serait trouvée tournée en avant, situation défavorable à la progression et qui n'a pu être corrigée que par la décussation des deux os de l'avant-bras, qu'on observe surtout dans les quadrupèdes dont le poignet n'a que des mouvements de ginglyme. Les os de la jambe sont restés parallèles comme le sont ceux de l'avant-bras dans les reptiles dont le coude est tourné en dehors ; c'est la torsion du poignet même qui achève de tourner les doigts en avant. Ces notions rendent raison des contrastes apparents qu'on remarque dans la situation de parties évidemment analogues dans les membres antérieurs et les postérieurs, soit vaisseaux, soit nerfs, soit muscles, mais il est inutile de nous y arrêter davantage.

7° Nous ne croyons pas devoir non plus parler minutieusement de la constitution première des tissus élémentaires, objet d'ailleurs peu connu ; on sait que tout est d'abord fort mou et comme gélatineux ; que la peau mince, incolore et transparente ne se caractérise guère comme membrane épaisse et opaque, que vers le milieu de la grossesse ; que le tissu cellulaire est comme une sorte de glu et que la graisse ne se montre que long-temps après la plupart des autres organes (à cinq mois chez l'homme); que les muscles, bien que contractiles vers le 3e mois, et jouissant alors, d'après nos expériences, d'une irritabilité qu'ils conservent par fois un jour encore après la mort, ne montrent pourtant qu'un mois ou six semaines plus tard leur texture caractéristique; que les os se solidifient par degrés, comme il a été dit au sujet des sécrétions interstitielles, et que, chez l'homme, c'est vers la 6e semaine que se montrent les premiers points d'ossification, d'abord dans la clavicule, puis les mâchoires, ensuite et graduellement l'humérus et le fémur, le tibia, les os de l'avant-bras, le péroné.

Une dernière remarque sera relative à l'iris que nous avons vu être fendu à sa partie postérieure chez les oiseaux et les reptiles ; ici, au contraire, ce diaphragme se montre non percé comme chez l'adulte, mais fermé par une membrane vasculaire dite *membrane pupillaire*, qui par la rétraction des anses de vaisseaux qui s'y répandaient (J. Cloquet) se déchire chez l'homme, vers le 7e mois de vie intra-utérine. Nous rappellerons à cette occasion que l'iris apparaît de très-bonne heure, qu'il signale l'œil par sa couleur, et que cet organe est proportionnellement bien plus petit chez les mammifères que chez les ovipares, remarque déjà faite par Harvey.

B. Fonctions. Parmi les fonctions qui s'exécutent chez le fœtus, il en est un certain nombre qui ne diffèrent point de celles de l'adulte, ou dont les spécialités ne méritent pas d'arrêter le physiologiste: telles les sensations bornées au toucher, les mouvements purement automatiques, les exhalations et sécrétions interstitielles ou cavitaires, etc. Il est d'autres fonctions sur lesquelles on peut faire des conjectures sans certitude, parce que la structure connue des organes auxquels on les rattacherait, ne rend bien évidemment raison de rien : telles sont celles qu'on peut supposer au thymus, à la glande thyroïde, aux capsules surrénales qui s'atrophient ou diminuent après la naissance, et semblent devoir remplir durant la vie intra-utérine quelque office étranger à la vie extérieure Que ce soient des organes de dépuration, d'hématose ou d'une sorte de chylification, rien ne le prouve d'une manière valable.

Occupons-nous donc de ce qui est ici plus important à la fois et plus positif, comme aussi plus spécial, savoir : l'alimentation, la dépuration et la circulation du sang.

a. L'*alimentation du fœtus ou de l'embryon*, c'est-à-dire du produit non encore pourvu de tous ses principaux organes, ne peut se faire de la même manière. 1° Evidemment, tant que l'embryon ne fait pas un notable relief sur son blastoderme, tant qu'il est appliqué sur une vésicule vitelline (ombilicale) plus volumineuse que lui, tant qu'il n'a encore pour vaisseaux que sa veine et son artère vitellines, il ne peut se nourrir qu'à la manière de l'embryon des oiseaux, c'est-à-dire de la matière du vitellus. L'absorption qu'opèrent les villosités du chorion dans l'exsudation pseudo-membraneuse, molle encore et demi-liquide dont les entoure l'utérus, accumule l'*albumen* entre cette membrane et la vésicule vitelline; celle-ci l'absorbe à son tour pour la transmettre, soit hématosée dans ses vaisseaux, soit en nature dans son intestin par le canal vitellin. Cet état exclusif n'est pas de longue durée; bientôt à ces sources de nutrition s'en joignent de plus abondantes; les vaisseaux ombilicaux s'étendent dans les villosités du chorion, comme ils le sont dans l'allantoïde du poulet; un cordon ombilical se forme, et peu à près un véritable placenta apparaît. Je renvoie à la description de l'œuf des mammifères (voy. *Placenta*) pour l'intelligence de l'absorption qui s'établit alors, soit du sang maternel, soit d'une humeur lactescente exhalée par l'utérus, telle qu'on la trouve à la surface de la caduque et dans l'épaisseur même des cotylédons utérins, chez les solipèdes, les ruminants, etc.

b. Nous avons vu que si la mère fournit du sang, ce n'est du moins que pour servir de matériaux à la formation de celui du fœtus: l'élaboration de celui-ci se complète de deux manières, par la *respiration* et la *dépuration*.

On a attaché beaucoup d'importance à la première de ces deux fonctions; on s'est tourmenté pour savoir comment elle s'opérait avant la formation du placenta; on a voulu recourir alors à l'existence de branchies incapables d'agir et qui n'agiraient que dans des milieux non oxigénés. Rien ne prouve que l'accession de l'oxigène soit alors d'une si absolue nécessité, quand l'épigénèse est à son *maximum* et agit par des forces bien supérieures à celles qui régissent la nutrition durant la vie ordinaire. Plus tard même le fœtus ne vit-il pas avec du sang noir, bien qu'on lui suppose avec raison une sorte de respiration branchiale dans le placenta, respiration dont nous avons expliqué le mécanisme en parlant de cet organe.

La dépuration est également peu considérable dans le premier principe; elle le devient bientôt davantage, soit à l'aide des reins, soit à l'aide des corps de Wolff et de l'allantoïde, qui ne nous paraît rien moins qu'un réservoir de matière nutritive, quoi qu'on en ait pu penser. Nous en dirons autant de l'eau de l'amnios pour des raisons énoncées ci-dessus (1). Qu'on en ait trouvé dans l'estomac, aussi bien que des poils, des excréments même, ce n'est pas une raison pour les croire alimentaires, et le méconium qu'on a cru être le résidu de leur digestion, n'est qu'un mélange de mucus et de la bile

(1) Monro observe que la quantité de méconium accumulée pendant toute la vie intra-utérine ne dépasse pas celle des excréments qu'un nouveau-né produit en un jour. On peut ajouter à cela que si le fœtus se nourrissait d'eau de l'amnios, comme le nouveau-né de lait, il devrait uriner davantage encore, car cette humeur est plus aqueuse; il se trouverait donc dans la nécessité de boire perpétuellement sa propre urine. Si l'on y avait un peu réfléchi, on aurait senti combien cela est absurde.

sécrétée par le foie ; la couleur et la consistance l'indiquent assez, et la chimie y a découvert une matière verte soluble dans l'alcool, toute semblable à la résine de la bile, qui, comme elle, colore l'eau en jaune ; les alcalis lui enlèvent également une matière d'un jaune brun (Payen). Le méconium existe chez des monstres sans bouche, il ne manque que quand le foie est lui-même absent (Tiedemann). Tout cela indique que le foie joue un rôle actif chez le fœtus, et ce n'est pas sans raison qu'on l'a regardé comme un puissant organe d'hématose. Cela est d'autant plus vraisemblable, qu'une bonne partie du sang apporté du placenta par la veine ou les veines ombilicales, se répand dans le foie à travers les rameaux de la veine porte, avant de rentrer dans la veine cave inférieure par les hépatiques. Aussi le foie est-il un organe proportionnellement très-volumineux chez le fœtus des mammifères ; Philippe Béclard estime son poids égal à celui du reste du corps dans l'embryon humain ; il reste très-prépondérant jusqu'à mi-terme, et ses deux lobes ne cessent guère qu'alors d'être égaux et symétriques. A la naissance, il fait encore de $^1/_{18}$ à $^1/_{20}$ du poids total du corps ; c'est encore à peu près le double de son poids proportionnel chez l'adulte. Si le résidu de son action, le méconium, n'est pas dans les premiers mois aussi semblable à la bile que dans les derniers, s'il est moins consistant, moins coloré, c'est une preuve de plus que cet organe est alors plutôt dépurateur que sécréteur ; c'est quand la naissance approche qu'il commence à préluder aux fonctions qu'il aura plus tard à remplir pour concourir à la digestion.

c. *Circulation du sang.* Par cela même que le sang maternel ne passe pas en substance au fœtus, la circulation de celui-ci ne saurait dépendre de celle de la mère; aussi l'auscultation, le toucher du cordon ombilical sorti de l'utérus dans certains accouchements, font-ils aisément connaître que les battements du cœur et des artères sont de beaucoup plus rapides chez le premier que chez la deuxième. Il y a plus, la survie des enfants extraits de la matrice par l'opération césarienne pratiquée sur la mère morte, prouve que cette indépendance va plus loin que ne le prouverait une différence de vitesse, et qu'elle est telle que nous l'avons expliqué précédemment à l'article *Placenta.*

En décrivant les changements qu'éprouve le cœur dans le poulet, nous avons donné une idée des changements que la circulation éprouve à diverses époques, et en parlant du développement des vaisseaux ombilicaux postérieurement aux vitellins, nous avons dû faire naturellement soupçonner qu'il en résultait aussi quelques changements, non dans l'ensemble mais dans les détails. En effet, que le sang arrive d'abord au fœtus dans la veine-porte par la veine vitelline ou plus tard par l'ombilicale; qu'il retourne à ses annexes par l'artère vitelline, branche de la mésentérique supérieure, ou par les deux artères ombilicales, branches ou continuation des iliaques primitives : cela ne change rien à l'ensemble des circuits qu'il décrit dans l'intérieur de l'embryon; aussi ces deux ordres de vaisseaux peuvent-ils fort bien subsister ensemble, et trouve-t-on à la naissance d'un grand nombre de mammifères, des carnassiers surtout, les vaisseaux omphalo-mésentériques encore perméables, tandis que, à part les cas rares (comme nous l'avons vu une fois), ils sont de bonne heure oblitérés chez l'homme.

La circulation du fœtus des mammifères et de l'homme est donc à peu près la même chez les oiseaux, une fois que le cœur a pris la forme conoïde et multiloculaire qu'on lui connaît chez l'adulte ; mais, malgré cette ressemblance extérieure, il existe encore dans le cœur de notables particularités qui sont surtout la perforation de la cloison des oreillettes, l'épaisseur à peu près égale des parois des deux ventricules (du moins chez l'homme), et il y en a aussi dans les artères (canal ou canaux artériels, artères ombilicales, canal veineux et veine ombilicale) qui ressortiront assez de la description succincte que nous allons donner du mode de circulation aujourd'hui généralement admis pour le fœtus ; nous laisserons à dessein de côté les longues discussions de Tauvry, de Lemery et autres, nous en tenant à peu près à ce qui avait été établi par Harvey, et confirmé d'une manière seulement un peu trop exclusive par Sabatier : c'est l'affaire de quelques mots.

Dans les villosités placentales, les ramuscules en réseau de la veine ombilicale reçoivent par anastomose le sang des artères du même nom, qui se revivifie par endosmose et par exosmose au moyen d'un contact *médiat* avec le sang maternel ou d'autres principes analogues, et qui se charge de matière nutritive par le même procédé. Ce sang est porté au fœtus le long du cordon ombilical, une partie enfile le canal veineux et arrive dans la veine cave inférieure ou postérieure ; une autre se répand dans le foie et retourne à la veine cave par les veines hépatiques, après s'être plus complétement hématosée ; le tout arrive en regard du trou de Botal, et dirigé par la valvule d'Eustachi, passe en majeure partie dans l'oreillette gauche, ne répandant qu'une petite portion de son superflu dans la droite. La valvule du trou de Botal empêche ce sang de refluer quand l'oreillette gauche le pousse dans son ventricule, d'où il est chassé dans la crosse de l'aorte. De là, il est, en majeure partie, envoyé à la tête et aux membres supérieurs ; il en revient dans la veine cave supérieure ou antérieure qui le jette dans l'oreillette droite. La voie la plus directe à ce dernier jet de sang, c'est celle du ventricule droit, d'où, passant dans l'artère pulmonaire, il donne quelque peu aux poumons, dont les veines ne rapportent conséquemment presque rien à l'oreillette gauche ; le courant principal poursuit son trajet en enfilant le canal artériel (double chez les oiseaux), et à sa suite l'aorte descendante. Ce gros vaisseau, qui, de plus, a reçu une partie de ce que le ventricule gauche avait poussé dans sa crosse (1), nourrit les viscères et les membres abdominaux ; le résidu de leur nutrition est rendu au torrent circulatoire

(1) On peut croire que le courant parti du canal artériel est entouré par une nappe de celui qui vient de l'aorte ascendante ou de la crosse, que par conséquent c'est cette nappe qui se répand dans les branches latérales pour nourrir les viscères ; tandis que le courant central du sang déjà employé dans les parties céphaliques sort en entier par les artères ombilicales qui sont la vraie continuation du tronc aortique. Toutefois il est certain que l'accroissement un peu plus lent des parties postérieures comparées aux antérieures, peut être attribué à la différence du sang qu'elles reçoivent, mais l'influence des masses nerveuses y est pour bien plus encore.

par la veine porte et par la veine cave inférieure qui le mêlent au sang fraîchement arrivé du placenta; mais, en outre, l'aorte descendante renvoie aussi au placenta la moitié au moins du sang qu'elle a reçu; ce sang, mélangé de parties nutritives et de parties épuisées, parcourt les artères ombilicales le long du cordon, pour aller exhaler sans doute partie de ses principes et en absorber d'autres dans les villosités placentales, ainsi que nous le disions en commençant la description de ce circuit.

Un mot encore sur le sang du fœtus. Nous venons de le voir partout mélangé à des degrés divers de particules non nutritives, dont il se débarrasse aussi dans bien des émonctoires différents (placenta, foie, reins, transpiration cutanée), aussi est-il partout d'une couleur foncée à peu près uniforme; toutes ces particularités le rapprochent déjà de celui des reptiles et des poissons; il s'en rapproche encore par le volume de ses globules plus grands que chez les mammifères adultes, et par sa composition chimique (Siegward, cité par J. Müller); il est en effet plus séreux et moins fibrineux. La quantité de fibrine serait, d'après ce chimiste, moitié moindre du fœtus humain à l'adulte : il contiendrait de la gélatine ou bien d'albumine chez le premier, selon Fourcroy.

Pour les physiologistes qui croient la caloricité sous l'empire de la respiration, une suite naturelle de l'état de choses qui vient de nous occuper serait une température moindre chez le fœtus que chez sa mère, et le fait a été véritablement constaté. Les expériences d'Autenrieth et Schüz, relatées par Müller dans sa dissertation sur la respiration du fœtus, donnent à celui-ci trois degrés de moins (Réaum.) qu'à la mère, et le fœtus mort prenait une température plus élevée que le fœtus vivant ; mais, chose assez singulière, cette élévation se faisait remarquer même chez le fœtus tué, après avoir été enlevé du corps maternel. C'est dans l'espèce du chat que ces observations ont été faites. Ce qui résulte de tout cela du moins, c'est que le fœtus a sa température propre, qu'elle est inférieure à celle de l'adulte ; mais cela peut aussi bien dépendre de toute autre cause que de sa respiration moindre, car la caloricité du nouveau-né qui respire très-amplement reste néanmoins inférieure à celle de l'adulte, comme l'a si bien prouvé W. Edwards, et surtout résiste beaucoup moins aux influences extérieures. Ce savant distingué a constaté de plus, sous ce rapport, une remarquable différence toute relative au degré de perfection organique des nouveau-nés. « Les mammifères qui naissent les yeux fermés, et les oiseaux qui éclosent sans plumes, produisent si peu de chaleur, qu'ils se comportent à l'air comme les animaux à sang froid. »

Ceci nous conduit à dire quelques mots des changements qui surviennent à la *naissance*, et d'abord de ceux qui l'ont amenée.

Est-ce à la maturité du fœtus qu'il faut attribuer son expulsion? En quoi consiste cette maturité? La première question ne permet pas le doute en ce qui concerne les ovipares, et l'induction nous conduit à penser qu'il en est de même des vivipares. Par la même induction, c'est moins dans le fœtus que dans ses annexes que nous devons chercher ces conditions de maturité. En effet, nous voyons, chez les premiers, l'albumen et le vitellus consommés, l'allantoïde desséchée, etc. ; et pour les seconds, nous pouvons remarquer combien il y a (de même au reste que chez les ovipares) de différences d'espèce à espèce relativement au degré de force, de vigueur et à la taille des nouveau-nés; il vient d'en être question tout à l'heure, et on peut comparer le petit passereau au poussin, le petit chat au jeune veau, au jeune cobaie, qui courent en naissant pour ainsi dire. Mais voyez ce qui se passe chez les marsupiaux, et vous aurez plus que jamais la preuve que ce n'est pas au fœtus qu'il faut demander principalement ces conditions de maturité. C'est donc dans le placenta des mammifères qu'elles existent surtout, mais jusqu'ici on ne les y a pas assez bien cherchées pour les connaître. Nous n'ignorons pas qu'on les place aussi dans les organes mêmes de la mère, et c'est ce que font d'ordinaire les accoucheurs; mais outre les analogies invoquées plus haut, nous ne voyons pas qu'il y ait rien de fixe, quant au degré d'extensibilité de l'utérus qui varie selon la quantité d'eau de l'amnios, ni quant à son organisation qui, dès les premiers mois de la gestation, ne suffit que trop bien à l'expulsion de son contenu. Ces conditions, si elles existent (jumeaux, accouchement prématuré plus fréquent), sont du moins fort secondaires. Dans le fœtus même, si la maturité n'est pas valable comme cause de la naissance, elle l'est du moins comme condition d'une vie extra-utérine plus facile. La valvule du trou de Botal a grandi assez pour pouvoir le couvrir totalement, la valvule d'Eustachi s'est réduite et le sang des deux veines caves commence à se mêler dans l'oreillette droite; les canaux artériels et veineux commencent à se rétrécir, les artères pulmonaires à s'élargir; aussi, quand la circulation placentale s'entrave ou s'arrête, se développe-t-il à l'instant chez lui un instinct nouveau; on le voit exécuter, même encore enfermé dans son amnios, des mouvements d'inspiration. Béclard l'avait vu sur une chatte et croyait y trouver une preuve de l'intussusception de l'eau de l'amnios: nous l'avons observé sur la souris. Il n'est donc pas étonnant que, dans quelques circonstances favorables, mais bien rares, le fœtus puisse, avant d'être sorti des organes maternels, les membranes de l'œuf étant amplement déchirées, faire quelques inspirations, pousser même quelques vagissements. Libre de toutes ces entraves, il respire amplement et semble par ses cris, dans l'espèce humaine, vouloir dédommager ses organes respiratoires de leur longue inaction. Alors la circulation du sang éprouve un changement nécessaire; les poumons dilatés, physiologiquement activés, appellent à eux le sang du tronc artériel pulmonaire, et affaiblissent ainsi, pour l'annuler bientôt, le courant du canal artériel; ils renvoient à l'oreillette droite une masse de liquide suffisante pour soutenir la valvule du trou de Botal, et réaliser ainsi la cloison intermédiaire aux deux oreillettes, en faisant équilibre au sang contenu dans l'oreillette droite. Celui-ci d'ailleurs presse avec moins de force, car sa masse n'est plus augmentée par l'affluent de la veine ombilicale actuellement supprimé ; par la même raison, le canal veineux s'oblitère, le système de la veine porte se sépare du système général. D'un autre côté, l'aorte inférieure ne recevant plus de sang du canal artériel, n'est remplie que par celui qui est parti du ventricule gauche et a donné déjà aux artères céphaliques et brachiales; mais si l'abondance de son courant est diminuée ainsi, elle n'en perd plus rien comme auparavant, car les artères ombilicales, au lieu d'en emporter la majeure partie au-dehors, se réduisent au rôle d'artères nutritives du troisième ordre. La circulation devient ainsi telle que nous l'avons décrite ailleurs chez l'adulte.

Nous n'ajouterons rien à ce que le simple bon sens apprend des changements établis dans la locomotion, les sensations, les excrétions, la digestion; nous ne parlerons pas non plus de ce qui est relatif aux phénomènes ultérieurs d'accroissement, de proportions, etc. Long-temps, on le sait, la tête reste grosse, les yeux grands, etc.; mais les permutations ultérieures sont lentes et graduelles, et au fond peu considérables; il n'en est pas ainsi de celles dont il nous reste à parler pour un certain nombre d'animaux seulement.

§ VII. *Des phénomènes épigénétiques postérieurs à l'éclosion; des métamorphoses.*

A. Revue générale. Les détails du sujet que nous annonçons sous ce titre ont été maintes fois traités par les naturalistes et appartiennent, en effet, uniquement à l'histoire naturelle en ce qui concerne les phénomènes extérieurs; nous ne devons nous occuper que du mécanisme de la métamorphose, des phénomènes organiques et physiologiques qui s'y passent, considérés toutefois d'une manière assez générale encore.

Les changements de livrée, de coloration, les mues épidermiques sans changement de forme, ont été suffisamment indiqués en leur lieu pour les vertébrés, et ne constituent que des changements ou des rénovations de parties tout extérieures en réalité, quoiqu'elles comprennent parfois toute l'épaisseur de la peau (voy. *Puberté, Sécrétions interstitielles, etc.*) Il y a bien là véritable épigénèse, production de peau, d'épines, de poils, etc., mais peu ou point de changements dans les parties essentielles et constituantes du corps. Chez les ténias, les myriapodes, les annélides, l'accroissement du corps par des anneaux successifs (1) est bien aussi un phénomène épigénétique, mais qui ne change rien ou presque rien aux parties premièrement existantes; l'apparition des organes génitaux à la dixième mue ne pourrait guère passer pour un phénomène d'évolution, mais bien d'épigénèse. Dans les longues guirlandes que laissent pendre les diphyes, il y a, selon nous, un assemblage d'organismes successivement décroissant; mais les deux premiers sont si volumineux et au premier abord si différents des autres, qu'on n'en a point aperçu l'identité. Si nous avons raisonné juste, chaque nœud de la guirlande est destiné à devenir, par une sorte de métamorphose,

(1) Aux observations de Degeer et de Savi sur ce sujet, on a récemment ajouté celle-ci, que c'est pour les lithobies et géophiles du moins, entre le dernier et l'avant-dernier anneau, que le nouveau segment se produit (Gervais).

un de ces corps principaux, et à mourir après une certaine durée en abandonnant la tige commune.

Ici se place une singularité du même genre, mais à résultats différents; je veux parler des comatules qui, selon Thomson, libres à l'état adulte, seraient, dans le jeune âge, portées sur une tige articulée comme les encrines. Au contraire, d'après Burmeister, les cirrhipèdes naissants sont libres et vagants dans les eaux, tandis que, adultes, ils sont, comme on sait, fixés sur un pédicule; ils perdent alors les yeux et les tentacules qu'ils avaient dans le jeune âge, et prennent une coquille qu'ils ne possédaient pas et un nombre double de pieds. Les adultes sembleraient donc ici moins bien partagés que les nouveau-nés, au contraire de ce qui a lieu dans la plupart des métamorphoses.

Au reste, il en serait de même aussi de plusieurs espèces de lernées, si mal pourvues de membres, et surtout de membres réguliers à l'état adulte, que Latreille a cru pouvoir les placer parmi les vers intestinaux, malgré leurs prochaines analogies avec les pandares, dichelestions, cécrops et autres crustacés syphonostomes de l'ordre des pœcilopodes. Les observations de Nordmann ont montré qu'elles n'arrivent à cette apparente imperfection que par des métamorphoses considérables, qui ne sont, comme l'a dit M. Edwards, que le complément de celles de l'embryon; de nombreuses pattes articulées ont disparu avec l'âge; d'autres se sont allongées, soudées par le bout; des segments distincts se sont confondus, etc.

Les crustacés proprement dits eux-mêmes paraissent des permutations variées ; ainsi le jeune argule a les organes locomoteurs tout différemment formés et disposés que l'adulte, et une partie même reste quelque temps cachée sous les téguments (Jurine fils). De même les cyclopes naissants n'ont que quatre pattes, plus tard ils en ont deux de plus (Jurine père); sur ces particularités avaient été fondés deux genres à part, comme des espèces avaient été créées pour l'argule foliacé. Milne Edwards a donné la description et la figure des différences de forme pour le tronc, et de nombre pour les membres chez divers isopodes à leurs différents âges; d'où était résulté également la création de plusieurs genres ou espèces qu'il faut rapporter à un seul type. Chez les décapodes, on remarque que la queue ou mieux l'abdomen étant plus grand, plus étendu chez les jeunes brachyures, plus court et plus fléchi chez les jeunes macroures, tend à faire confondre les individus appartenant à ces deux grandes divisions; ce n'est aussi qu'à un âge déjà assez avancé (un pouce de long pour l'écrevisse) que paraissent les organes génitaux. Si l'on en croit Thomson, les crabes et le *cancer mœnas* en particulier subiraient bien d'autres métamorphoses; c'est, assure-t-il, une zoe dans son premier âge, un mégalope dans le 2e. Ces faits ne sont pas encore généralement admis comme positifs.

On ne peut regarder que comme métamorphoses fort peu considérables, celle des araignées mâles lors de la mue qui met à découvert les organes copulateurs de leurs palpes, et permet à leurs pattes, à leurs mandibules, de prendre une longueur excessive; mais les acariens nous offrent pour la plupart de véritables métamorphoses. Un grand nombre, en effet, ne naît qu'avec six pattes au lieu de huit; et le plus souvent la larve hexapode diffère tellement de l'adulte, que Latreille avait fait une tribu à part pour tous ces prétendus genres qu'il faut supprimer comme double emploi. J'ai récemment trouvé même des ixodes à six pattes; Degeer avait déjà vu naître les mites du fromage avec ce nombre de pieds, et nous en avons vu apparaître le complément dans le dermanysse des oiseaux. Là, l'équivoque était facile à éviter à cause de la brièveté de l'état de larve et de la similitude qu'a cette larve avec l'adulte; il n'en est pas ainsi de celle des trombidions qui vit long-temps en parasite sur les faucheurs, etc., de celle du limnochare qui se fixe sur les gerris (1), de celle des hydrachnes qui s'attache aux nèpes et autres insectes aquatiques, et dont toutefois Swammerdam avait constaté déjà la métamorphose. Je m'arrêterai un instant sur les particularités physiologiques de celle-ci, parce qu'elles nous prépareront à ce que nous doivent offrir les insectes. Une petite larve à six pattes ciliées sort de l'œuf, nage librement jusqu'à ce qu'elle rencontre un animal sur lequel elle puisse se fixer en parasite, s'y attache par son suçoir armé de palpes crochus, et y reste dès-lors suspendue et immobile. Dans cet état son ventre s'allonge, se renfle, le tout devient pyriforme et incapable de mouvements; les six pattes se réduisent à un fourreau vide, paraissent excessi-

(1) Chose assez remarquable que la larve vive à l'air libre et l'animal parfait dans l'eau; il en est de même des diplodontes. (*Nob.*)

vement exiguës relativement à la taille qu'a prise cette nymphe suçante, et souvent même se détachent et ne laissent de visible que leur hanche : alors elle constitue l'achlysie d'Audouin.

En examinant attentivement les choses et suivant par degrés ces changements, nous nous sommes convaincu que les pattes et les palpes se retiraient en dedans, abandonnant leur fourreau cutané. Quand les nymphes commencent à grossir, on trouve sous la peau une double rangée de moignons blancs transversalement placés, gros, courts, pulpeux, s'allongeant et se recourbant peu à peu en avant en se coupant d'articulations; il y en a cinq paires, l'antérieure destinée aux palpes est toujours la moins avancée, la postérieure est la plus développée, et pourtant c'est celle qui a dû se former de toutes pièces durant cette opération. Cette disposition rappelle complétement ce que nous a offert le fœtus des araignées, et bien plus l'embryon même des vertébrés supérieurs. Une masse blanche, impaire, est le rudiment des organes génitaux; le bec se forme un peu plus tardivement. A la maturité, l'animal brise sa vieille peau et sort de cette dépouille avec huit pieds; mais il lui faudra passer par une mue avant que les organes génitaux soient mis à nu : alors ses membres se retireront de nouveau en dedans et subiront sous la peau un grand accroissement de longueur, il n'y aura plus de formations nouvelles, et pourtant elles seront d'abord courtes, épaisses, informes, ce qui indiquerait une nouvelle élaboration. C'étaient pourtant bien les mêmes parties qui s'étaient déjà montrées au-dehors, car une mutilation faite avant la mue s'est reproduite avec exactitude après cette rénovation.

B. Insectes. Nous venons de voir l'épigénèse embryonnaire se continuer par la production de quelques membres de plus, et en même temps se montrer des phénomènes d'évolution patente par l'élaboration nouvelle qu'ont subie des membres déjà précédemment formés. Nous trouverons des phénomènes du même genre dans les métamorphoses des insectes.

a. Dans quelques-unes ce sont *les phénomènes d'évolution* qui prédominent ; aussi les partisans exclusifs de cette doctrine en avaient-ils tiré bon parti. La chenille dont le changement en chrysalide est tout proche, nous montre sous la peau, quand on l'enlève avec précaution, toutes les parties du papillon futur, comme l'a soupçonné Malpighi, et l'ont démontré Swammerdam et Réaumur. Cette opération n'est pas d'ailleurs bien difficile, et l'on peut retrouver sans peine les antennes repliées, contournées sous la calotte crânienne, les deux parties de la trompe également enroulées à plat au-devant de la tête, les six pattes du papillon ratatinées, transversalement striées (Réaumur), et néanmoins encore pliées en plusieurs sens et logées ainsi en paquet dans les crochets ou pattes antérieures de la chenille ; enfin, les rudiments des quatre ailes en petites masses épaisses, collées sur les côtés du corps dans l'intervalle des segments thoraciques et jusque dans la base des pattes correspondantes de la chenille.

On peut assurément conclure de là que la chenille n'est alors qu'un papillon masqué, et comme on peut dégager tous ses membres, les allonger librement, on peut penser que la chrysalide ne doit son immobilité et l'emmaillottement de toutes ses parties réduites à de simples reliefs, qu'à la condensation (1), à l'organisation d'une matière d'abord liquide, mais qui lui a fait une nouvelle peau. C'est ce dont conviennent même les plus chauds partisans de l'évolution, et dont on ne peut douter quand on voit la nymphe à membres détachés des hyménoptères, des coléoptères, dont toutes les parties sont pourtant encore enveloppées d'une membrane toute comparable à l'*amnios*, que nous avons décrite pour l'embryon de la mante; et l'on ne peut pourtant douter que ce ne soit une vraie peau quand on la considère dans les nymphes agiles des orthoptères, des névroptères. Or, si cette peau s'est formée ainsi de toutes pièces, de même sans doute se sont formées celles qu'avaient fait tomber les mues précédentes, et l'on ne peut dire, pour ces peaux, qu'il y a eu dans le premier âge emboîtement de toutes les enveloppes futures, premier point à mettre hors de cause. Quant aux membres du papillon, existaient-ils avec une forme différente dans la chenille, et les faits que nous venons d'exposer sont-ils probants à cet égard? Ils ne le sont que pour la dernière période; ce n'est qu'alors qu'on a pu mutiler les pattes du papillon en mutilant les crochets de la chenille (Réaumur). Toutefois, il est vrai de dire que les unes ont pris la place des autres, et ont dû se former de leurs éléments comme nous l'avons vu précé-

(1) Je ne dis pas : ou desséchement, car la solidification se fait sous la peau de la chenille, au milieu de l'humidité; il n'y a desséchement et durcissement qu'à l'air libre, mais la membrane existait avant.

demment dans les hydrachnes; mais il y a eu aussi certainement de nouvelles parties de formées, l'épigénèse ne s'est pas bornée à des peaux, les ailes n'existaient certes pas en rudiment visible au moins dans la chenille avant sa dernière mue, c'est-à-dire celle qui a précédé sa métamorphose en nymphe, et il y a aussi formation de nouvelles trachées, car on trouve le reste des anciennes dans la dépouille même de la chenille (Réaumur).

Mais, pour ne parler que de ce qui est positif, disons que la métamorphose est une opération très-complexe, dans laquelle les phénomènes peuvent être rapportés à divers modes.

1° Au développement, à la transformation simple, à l'évolution en un mot : ainsi, les antennes si petites de la chenille peuvent devenir celles si grandes du papillon ; les mandibules peuvent se réduire au contraire presque à rien, tandis que les maxilles et les palpes labiaux acquièrent aussi des dimensions considérables et une forme toute nouvelle. Les pattes, composées seulement de quatre articles principaux, se couperont, en s'allongeant, d'articulations bien plus nombreuses. Les yeux, auparavant composés d'un petit nombre de stemmates isolés, présentent une masse d'innombrables ocelles. Les segments du thorax et de l'abdomen, jusque-là presque égaux, se sont aussi modifiés suivant l'usage auxquels ils vont être appelés désormais. Le métathorax et le mésothorax, destinés à porter et à mouvoir des ailes, prennent une prépondérance notable et proportionnée à l'activité des appendices locomoteurs qui leur appartiennent. L'intestin même a considérablement changé, et c'est dans le mémoire de Dutrochet qu'il faut voir combien, en général, l'appareil digestif de la larve diffère de celui de l'animal parfait. Nous en avons dit quelque chose déjà à l'occasion de la digestion ; au lieu d'un long et large cylindre presque uniforme, on trouve dans le papillon un estomac court, pyriforme, accompagné d'une vésicule de même figure et suivi d'un intestin très-grêle que termine un court renflement ; l'épiderme, ou la muqueuse intérieure, a été rejeté préalablement avec les derniers excréments (Réaumur). Tout cela se passe de même pour l'abeille, et de plus Meckel dit qu'il se forme chez elle un second rang de vaisseaux urinaires (ou biliaires) ; il n'y en avait qu'un dans la larve. Enfin, les organes génitaux, représentés d'après Heroldt par un corps réniforme très-exigu, prennent de tels accroissements qu'ils équivalent à une épigénèse complète. Les ovaires en chapelet que Réaumur a cru voir dans la chenille, n'étaient sans doute que quelques portions des canaux biliaires.

2° Au nombre des parties de formation nouvelle nous avons compté les ailes, et il faut y joindre les trachées. Déjà la chrysalide en avait laissé à la peau de chenille, le papillon en laissera de plus complètes encore attachées aux stigmates de la peau de chrysalide, et il en est de même des orthoptères, des hémiptères et névroptères (1) qui passent à l'état parfait. Leurs vieilles trachées, tirées hors du corps

(1) Dans les nymphes d'œshne qui passent à l'état parfait, le sac branchial du rectum est rendu par l'anus avec ses branchies, et reste adhérent à l'enveloppe cutanée.

à travers les nouveaux stigmates, sont remplacées par des trachées vésiculeuses.

3° D'autres parties, au contraire, ont disparu, comme les cœcums sécréteurs de la soie, les fausses pattes abdominales, les tentacules de la chenille du machaon, des dicranures, la queue du sphinx, etc. Quelques-unes n'ont disparu qu'en apparence : ainsi le nombre des ganglions nerveux s'est réduit; de treize ganglions plus ou moins bilobés qu'on pouvait compter à la chenille, on pourrait n'en compter que huit ou neuf au papillon, mais on voit encore sur plusieurs les traces d'une soudure ou fusion qui ailleurs est devenue insensible; un seul y a diminué sans s'atrophier totalement, et c'est à tort qu'Heroldt a supposé pour deux une atrophie complète.

Or, tous les changements intérieurs dont il vient d'être parlé n'existaient pas encore quand la chenille est devenue chrysalide; le papillon imparfait avait donc besoin d'une élaboration interne qui donnât à ses organes leurs formes, leur disposition, et à ses membres leur fermeté normale. Tout cela se fera dans le repos d'une vie obscure et comparable à celle de l'embryon dans l'œuf, mais qu'il ne faut pas toutefois regarder comme suspendue, comme nulle pour ainsi dire; car la chrysalide respire, elle transpire même, comme Réaumur s'en est assuré en recueillant le produit de la vapeur qu'elle exhale, et qu'il estime à la 20e partie de son poids; elle sent, elle se meut, mais elle ne prend point d'aliments, ne rend point d'excréments et peut supporter ainsi des jeûnes de plus d'une année. Il est vrai que, comme les animaux hibernants, elle consomme la graisse abondamment amassée dans son intérieur avant sa transformation. Pendant ce temps, le sang incolore dont elle était remplie semble aussi disparaître, employé sans doute à la nutrition; la bouillie dont étaient formés ses organes prend de la consistance, ses muscles se condensent, ses tendons se fixent, ses membres se durcissent; quelques parties même croissent et beaucoup sans occuper en apparence plus d'espace. Les ailes ne s'élargissent point visiblement dans la chrysalide, il semble qu'elles s'épaississent; mais ce n'est qu'à l'aide d'un froncis très-serré et qui est plus sensible chez les œshnes, les cigales à côtes épaisses.

Lors de l'éclosion, on voit l'animal parfait sortir avec des ailes présentant en miniature la disposition des couleurs de l'adulte, mais écartées, incapables de servir au vol et presque ridicules, elles sont encore molles et flexibles, elles s'étalent à vue d'œil, leurs rides s'effacent, elles prennent l'ampleur voulue pour la perfection de l'espèce et presque en même temps la fermeté convenable; leurs deux feuillets membraneux, d'abord très-aisément séparables, s'unissent de la manière la plus intime, et leur membrane desséchée devient parfois assez fine pour iriser la lumière. Est-ce une érection vitale, est-ce un afflux d'air dans les trachées qui produit ce déplissement? Ce qu'il y a de sûr, c'est que ce n'est pas la dessiccation seule, car il arrive au contraire qu'un dessèchement trop prompt arrête à demi ou supprime tout-à-fait cette expansion. On observe quelque chose d'analogue chez d'autres animaux à leur sortie de l'œuf. Le jeune brochet croît, dit-on, instantanément de plus d'un tiers dans le moment; et, en général, quand on voit un lézard, une couleuvre, un poulet nouvellement nés, on a peine à comprendre qu'ils aient pu être logés dans la coquille qu'on a encore sous les yeux, tant ils y étaient pelotonnés. Mais ici il y a bien positivement un gonflement considérable; il est même universel et se remarque notamment à la tête et au corselet, au ventre même des libellules à mesure qu'elles se dégagent de leur vieille peau; cela va du simple au double. Outre des phénomènes tout pareils pour la tête et le corselet, il y a aussi alors des changements de forme assez remarquables dans l'abdomen des agrions et des œshnes, qui devient cylindrique et long, de plat et court qu'il était dans la nymphe.

b. L'*épigénèse* prédomine au contraire, et préside presque seule aux phénomènes de la métamorphose des diptères et autres insectes à pupe ou nymphe coarctée. Ici, à aucune époque, la larve ne présentera sous ses téguments les germes visibles de la mouche future, et cependant ses organes intérieurs, les respiratoires par exemple (voy. *Respiration*), diffèrent bien plus de ceux de l'adulte que dans les lépidoptères, les coléoptères, etc. Il y a donc ici un changement considérable, une production réelle de pattes dont il n'y avait pas de vestige, d'une trompe avec des pièces nombreuses dont il n'existait pas de germe visible, car les crochets de la bouche sont caducs. Enfin Réaumur lui-même, qui s'était montré, pour la chenille, si grand partisan de l'évolution, convient ici de la nécessité d'admettre que l'insecte parfait se forme par un travail tout épigénétique dans l'intérieur de sa pupe, qui n'est qu'une chrysalide non dépouillée de la peau de larve qui s'est durcie et desséchée pour lui faire un sorte de coque; il le prouve non-seulement par le raisonnement, mais par une série de dissections qui ne sauraient laisser de doute (*tom. IV, pag.* 299). On y voit les pattes *naître* et grandir *sur la boule allongée*, comme dans l'œuf d'araignée, d'écrevisse; aussi pourrait-on raisonnablement dire de la pupe ce qu'on a dit moins rationnellement de la larve, *c'est un second œuf;* tout s'y passe comme dans l'œuf primitif; il semble qu'arrêté à l'état embryonnaire, à celui d'un vitellus intestinal, enveloppé d'une couche cutanée et musculaire, l'animal, après avoir grandi, ait besoin de rentrer dans un nouvel œuf pour achever son épigénèse. Et cette supposition se change en réalité, quand on voit la femelle de quelques-uns de ces insectes garder le tout dans leur corps jusqu'à l'éclosion définitive : la pupe des pupipares n'est qu'un œuf comparable à celui des reptiles ovo-vivipares; seulement peut-être leur œuf, outre l'incubation intérieure qu'ils lui font subir, grandit avec l'embryon qu'il renferme. C'est ce qui a lieu pour l'hippobosque et les diptères parasites et souvent sans ailes qui l'avoisinent; c'est aussi, à ce qu'il paraît, le cas du pou commun, dont la lente est, d'après Kirby et Spence, une véritable pupe.

C. Batraciens. « Dans ces trois modes à la fois, destruction, formation, modification, et non dans un seul, consiste tout le mécanisme de la métamorphose. Il y a à la fois épigénèse et évolution; il y a simultanément formation concentrique et excentrique; il y a tantôt unité primitive ou fusion primordiale d'os qui en représentent plusieurs, tantôt fusion secondaire ou soudure, par les progrès de l'accroissement, de pièces originairement séparées.» Telles sont les expressions que nous dictait, dans un autre ouvrage, le résultat d'une étude minutieuse, et qui vont se justifier dans les détails que nous croyons devoir présenter ici. Nous parlerons surtout des batraciens anoures qui subissent les métamorphoses les plus considérables; les urodèles nous fourniront seulement quelques additions.

Nous avons vu précédemment le fœtus de grenouille naître avec des rudiments de branchies externes; elles grandissent un peu, se ramifient, puis s'atrophient et disparaissent dès que le corps du jeune têtard commence à prendre la forme globuleuse qui le caractérise. Alors les branchies jugulaires, cachées aux deux côtés du cœur dans un sac branchial, se développent davantage, il y a donc eu là une petite métamorphose, petite mais réelle, car cette disposition de branchies externes subsiste jusqu'à la métamorphose définitive chez les salamandres, et toute la vie même chez les pérennibranches (protée, etc.). Pour achever ce qui concerne les branchies des anoures, disons que quand arrive le moment de la transformation en animal parfait, les branchies internes se flétrissent à leur tour, s'atrophient et disparaissent par absorption; que même les arceaux cartilagineux qui les portent se ramollissent, se liquéfient, s'absorbent également, tandis que leurs supports deviennent parties constituantes de l'hyoïde. Voilà des destructions et des modifications ; il y a de plus sinon formation, du moins perfectionnement progressif des poumons qui reçoivent déjà l'air long-temps avant la suppression des branchies. Tout cela ne peut, comme on pense, avoir lieu sans de grands changements dans l'appareil circulatoire. Il est d'abord en tout semblable à celui des poissons chez les têtards de salamandre et de grenouille, c'est-à-dire que le cœur fournit un tronc divisé en huit branches ou demi-arcades, quatre de chaque côté pour les branchies et le poumon, et que de ces mêmes branchies naissent d'autres demi-arcades qui, en se réunissant, forment l'aorte après avoir donné quelques branches à la tête. Les vaisseaux qui forment les demi-arcades du système cardiaque et du système aortique, ne communiquent d'abord ensemble que par des anastomoses capillaires dans les filets branchiaux ; plus tard une courte anastomose s'établit entre les deux arcades du même niveau vers la naissance de la branchie, et cette anastomose grossissant par degrés amène, quand la métamorphose s'opère, une continuité complète entre les deux branches qu'elle réunit : ainsi se forment deux arcades complètes (une de chaque côté) qui représentent la crosse unique de l'aorte chez les mammifères et les oiseaux. Il reste de plus quatre demi-arcades constituant deux troncs céphaliques et deux pulmonaires. Le reste s'est oblitéré (Rusconi, Martin-Saint-Ange).

Un double changement, qu'on peut rapporter à l'évolution, s'opère aussi de la manière la plus remarquable dans les organes digestifs. Le vitellus englobé dans l'abdomen s'allonge par degrés dans les têtards des urodèles (Siebold) et des anoures (Dutrochet); il finit par s'effiler en s'allongeant d'une façon singulière, au point de devenir un tube membraneux de calibre assez égal et qui a jusqu'à treize pouces de long dans le têtard de la grenouille; aussi est-il roulé en spirale pour occuper le moins de place possible dans son abdomen globuleux. Arrive le moment où le batracien herbivore va devenir insectivore; et pendant quelques jours de jeûne obligé, comme nous l'allons voir, le tube digestif se raccourcit au point de n'avoir plus qu'un pouce sept lignes de longueur (Dutrochet), mais en même temps il a pris beaucoup d'épaisseur, de ténacité, il est devenu puissamment musculaire, et des renflements ont distingué de l'intestin grêle et de l'œsophage l'estomac et le gros intestin jusque-là non délimités.

J'ai parlé d'un jeûne forcé, c'est qu'en effet le têtard a commencé par perdre son bec corné, il ne pourrait plus couper ou racler les substances végétales qui le nourrissaient naguère, et sa bouche est encore trop étroite pour laisser passer la langue qui plus tard saisira les insectes; d'ailleurs elle est encore trop courte pour remplir cet office. Les muscles maxillaires, les cartilages même sont aussi dans un état de mollesse qui facilite leur transformation, leur accommodement aux nouvelles formes que prendra le squelette, car la tête va se raccourcir, les mâchoires surtout vont se reculer en arrière de manière à porter leur articulation tout près de l'épaule. La peau se fendra largement alors pour en faciliter l'écartement; la peau, en effet, ne se détache pas ici de la larve comme chez les insectes, les arachnides, les crustacés, et Swammerdam a été trompé par une fausse induction quand il a représenté, lui d'ordinaire si scrupuleux observateur, le têtard se dépouillant de son enveloppe extérieure comme d'un déguisement pour apparaître en batracien parfait. La peau gélatineuse, épaisse, transparente du têtard, qui forme a elle seule les rebords de la rame caudale, qui recouvre même les yeux, qui enveloppe tout l'animal et en adoucit les reliefs, sous laquelle se forme graduellement la peau du batracien futur, reconnaissable à son pigment argenté ou coloré, ne s'enlève pourtant ni par lambeaux ni en une seule tunique; elle s'amincit par degrés, se condense par résorption, semble se changer en épiderme lors de la métamorphose, et si elle se détache ce n'est que plus tard, comme l'épiderme ordinaire, avec le reste de cet épiderme et par une véritable mue. C'est alors seulement qu'elle pourrait entraîner, comme dans la figure donnée par Swammerdam, des fourreaux de membres thoraciques et abdominaux qu'elle ne revêt pas encore.

En effet, véritable amnios, comme l'appellent Spallanzani et Dutrochet, cette couche comme couenneuse n'enveloppe point les pattes, ainsi que nous le verrons tout à l'heure.

Mais une disparition bien plus étonnante, c'est celle de la queue tout entière; cette partie si musculeuse, qui assimilait si fort le têtard à un poisson, à un petit squale, comme l'observe Carus, qui contenait un étui cartilagineux, logeant un prolongement de la moelle épinière, que nourrissaient de gros et nombreux vaisseaux, que recouvrait même immédiatement une peau fine, à pigment et continue à celle du tronc ; ce membre qui faisait naguère une portion considérable de la masse proportionnellement au reste du corps, comme il continue à le faire chez les urodèles, se fane au contraire chez les anoures, se flétrit, se ratatine et finit par disparaître en quelques jours, non par sphacèle, mais par une résorption graduelle qui sans doute nourrit l'animal durant le jeûne rigoureux qu'il subit alors; et la cause de ce remarquable phénomène n'est point un étranglement de la moelle nerveuse, car l'ossification ne produit point cet effet; nous nous en sommes assuré. La portion de moelle qui doit disparaître s'amincit graduellement dans toute sa longueur et ne se sphacèle pas plus que le reste de la rame caudale. Cette destruction totale me paraît s'expliquer par le même changement dans la circulation et la respiration qui a lieu à la naissance des mammifères, changement qui arrête le sang dans les artères ombilicales d'un enfant nouveau-né, même sans ligature (1).

Jusqu'ici la part de l'épigénèse a été bien faible dans les phénomènes de la métamorphose des batraciens, mais elle devient frappante et offre un de ces exemples les plus manifestes en ce qui concerne les quatre membres proprement dits, ou appendices thoraciques et abdominaux. Le têtard est encore fort jeune que déjà l'on voit poindre à droite et à gauche au-dessus de l'anus un bourgeon de couleur pâle,

(1) L'hémorrhagie n'a lieu que quand la respiration s'établit mal ou s'embarrasse; c'est une observation très-exacte de Bichat.

rudiment du membre abdominal; il est placé là dans un enfoncement entre la saillie du ventre et la base de la queue tout contre le rachis; bientôt ce bourgeon se montre comme pédiculé, c'est une palette ovale, fort étroite au point d'insertion; puis le pédicule s'épaissit, s'allonge, se coude, et la palette proportionnellement moins large offre des festons qui sont le rudiment des cinq doigts; ceux-ci s'allongent promptement et le membre se montre d'abord pendant, ensuite mobile, mais peu utile à cause de sa petitesse; il est mieux formé et sert un peu à la progression quand la métamorphose est voisine. C'est aussi l'époque où apparaissent brusquement les membres thoraciques, parce qu'ils rompent alors les téguments qui les tenaient enfermés dans la cavité branchiale, où ils se sont formés et développés, comme les abdominaux, en commençant tout près du rachis immédiatement derrière la tête. Sur les larves de salamandres aquatiques, ce membre thoracique apparaît extérieurement dès les premiers moments de la formation qui suivent immédiatement, précèdent même peut-être un peu l'éclosion hors de l'œuf. Ces membres sont déjà longs et grêles qu'un faible bourgeon annonce à peine les abdominaux; les uns et les autres croissent rapidement en longueur, aussi les doigts sont-ils d'abord d'une ténuité arachnoïde. Voilà des objets qu'on peut voir aisément, que rien n'avait précédés visiblement quoique tout le reste du jeune animal fût très-facile à explorer, et qui parlent en conséquence hautement pour l'épigénèse.

Revenons aux têtards de batraciens anoures. J'ai

dit que la peau gélatineuse ne recouvrait pas les membres qui nous occupent ; et en effet, les cuisses semblent en sortir, et la vraie peau est d'abord si mince, si incolore, qu'on a pu la croire tout-à-fait nue (Dutrochet); le contraire se montre à mesure que le têtard grandit. Pour les membres antérieurs on a cru la même chose, avec d'autant plus de raison qu'ils semblent crever les téguments pour apparaître au-dehors; mais en réalité ils sont garnis de leurs téguments futurs, et il n'y a rupture que de la peau amniotique. La peau véritable qui couvre la gorge se replie en dedans et devient muqueuse pour former le sac branchial, abandonnant la peau gélatineuse qui passe directement sur le ventre; et n'offre qu'une petite ouverture au côté gauche (1). C'est du prolongement intérieur de cette peau gutturale que naît celle du bras; mais comme elle s'épaissit assez brusquement, il en résulte autour de l'aisselle une entournure long-temps visible, en dessous surtout: il en est de même de la cuisse. Mais la trace de l'entournure du bras, de même qu'un raphé transversal sous la gorge, dépendent encore, dans le premier âge de l'état parfait, de l'adhésion qui, après la sortie des pattes, s'établit entre le bord ou pli postérieur du sac branchial et le devant du thorax: ce raphé s'efface généralement à la longue.

Nous ferons remarquer encore ici quelques phénomènes relatifs aux lois de l'épigénèse : ainsi, on trouve dans la jambe et l'avant-bras les deux os

(1) Dans les salamandres et tritons, le bord de la peau gutturale ou opercule est libre entièrement ; aussi la cavité branchiale communique-t-elle librement au-dehors par une large fente transversale ; il m'a paru en être de même chez le très-jeune têtard des batraciens anoures.

cartilagineux bien séparés ; il n'y a coalescence qu'au moment de l'ossification ; et quant aux mouvements centripètes et centrifuges de formation, nous en trouvons un exemple en quelque sorte contradictoire dans celle de l'épaule, dont la ceinture commençant à se former près du rachis suit une marche centrifuge, puis rapproche ses pièces claviculaires au-devant du thorax par un mouvement centripète bien évident ; preuve de plus, avec tant d'autres, qu'il ne faut pas être exclusif en théorie là où l'observation se montre favorable à des doctrines différentes.

Résumé de la sixième partie.

Il nous paraît utile, après avoir considéré en détail et comparé, autant que possible, un à un les phénomènes de la propagation dans les principaux groupes d'animaux connus, d'offrir à nos lecteurs un tableau rapide de la série de ces mêmes phénomènes envisagés dans chacun de ces groupes isolément présentés, afin d'épargner un travail difficile à ceux qui voudraient étudier cette fonction chez quelque ordre d'animaux pris à part. La méthode que nous allons suivre eût été peu physiologique et par conséquent peu fructueuse, d'ailleurs monotone et entachée de répétitions sans nombre, si nous l'eussions suivie dans nos descriptions détaillées.

A. Monadaires. C'est surtout pour les animaux de ce sous-règne que la spontéparité devient évidente, et par le raisonnement et par l'expérience; c'est aussi parmi eux qu'on retrouve des exemples nombreux de fissiparité longitudinale et transversale, et de gemmiparité intérieure (volvoces, etc.) ou extérieure (hydres); mais nulle part, dans les vrais monadaires, il ne paraît y avoir de génération sexuelle, ni par conséquent d'œufs véritables; les œufs ciliés et nageurs des éponges peuvent-ils, en effet, être considérés comme des œufs plutôt que comme des gemmes?

B. Dans le sous-règne des *actiniaires* ou *radiaires.* Il n'est pas douteux que, dans beaucoup de polypes à polypiers, l'accroissement de l'ensemble, et partant la multiplication des individus qui le composent, ne se fassent par gemmation. Mais chez les méduses, mieux encore chez les échinodermes ou astéristes, on trouve des ovaires considérables qui doivent faire croire à l'hermaphrodisme. Les œufs sont même quelquefois pondus en masses régulières, comme dans les capsules des sertulaires; parfois ils sont incubés et éclosent dans l'intérieur du corps (s'il n'y a pas alors gemmation), comme le montrent les actinies.

C. Les *téniaires* ou *helminthes* paraissent devoir être regardés souvent comme spontépares (intestinaux). On ne peut guère se refuser à reconnaître la gemmiparité dans les cœnurus, et la fissiparité est positive pour quelques espèces de planaires, de dérostomes.

D'un autre côté, il n'est pas douteux que la propagation sexuelle n'existe chez presque tous les téniaires. L'hermaphrodisme paraît certain pour les ténias et botriocéphales ; l'androgynisme est positif pour les planaires, les douves, et les ascarides, les vibrions, les échinorhynques nous présentent tous des sexes séparés. L'accouplement même a été observé directement chez un certain nombre d'espèces. La plupart pondent des œufs dont un grand nombre doit être perdu, comme chez les ténias dont l'hermaphrodisme est assez peu efficace pour rester douteux ; quelquefois ils éclosent dans le corps de la mère et constituent l'ovo-viviparité du cucullan, de la filaire de médine, du vibrion de la colle, etc. Plusieurs téniaires ont des œufs à plusieurs germes, tels l'ascaride du crapaud, celui du taupe-grillon, qui contiennent souvent deux à trois vitellus ; les planaires en ont sept à huit et plus dans chacune de leurs capsules ou œufs composés.

D. La génération des diphyaires est peu connue ; je soupçonne que leurs longues guirlandes ne sont que des séries de jeunes individus agrégés, que l'on peut regarder aussi comme des zoonites plutôt que des individus. Chacun d'eux ou plusieurs à la fois éprouvent à leur tour, à l'un des bouts de la chaîne dont ils deviennent momentanément les chefs, une métamorphose avec développement considérable ; puis ils se détachent et périssent. Cela n'est point sans doute applicable aux physalies.

E. Les *hélicaires* ou *mollusques* sont diversement partagés quant à leur mode de propagation.

Les ascidies, les biphores, les lingules, comme les bivalves ou ostréistes, sont hermaphrodites et ovipares ; les ascidies sont peut-être aussi gemmipares, et ceci devient à peu près certain pour les ascidies composées, escares, flustres, cristatelles, plumatelles, etc. Les œufs de celles-ci contiennent d'ailleurs plusieurs embryons déjà agrégés, de même que ceux des biphores en renferment aussi plusieurs déjà accolés en forme de chaîne.

Les hélicistes ou gastéropodes sont quelques-uns dioïques, pour le plus grand nombre androgynes. L'accouplement y est manifeste, prolongé, et la fécondation réciproque presque toujours; une vésicule paraît recevoir le sperme pour féconder les œufs au passage: ces œufs pondus en assez grande quantité sont quelquefois incubés intérieurement, de sorte qu'il y a ovo-viviparité. L'embryon y englobe de bonne heure son vitellus, qui croît comme lui par degrés ; la limace seulement ne le fait rentrer que tard dans son corps dont il est séparé par un étranglement, mais c'est toujours du côté du dos. Le fœtus exécute dans l'œuf un mouvement de rotation long-temps avant l'éclosion ; la coquille l'y couvre déjà la plupart du temps.

Les hyalistes ou ptéropodes paraissent s'écarter peu des mollusques dont il vient d'être question ; mais les loligistes ou céphalopodes sont tous dioïques, cependant on ignore s'ils s'accouplent. Le sperme du mâle est accompagné d'une multitude de cylindres à ressort très-singuliers ; les femelles sont ovipares et pondent des œufs assez nombreux et en grappes. L'embryon est séparé du vitellus par un étranglement, et le pédicule de ce sac communique avec l'œsophage en passant entre les tentacules céphaliques.

F. Dans les *astacaires* ou *articulés* la diversité est encore assez considérable, car les balanistes ou cirrhipèdes se montrent encore hermaphrodites comme les mollusques bivalves ; leurs œufs très-nombreux donnent naissance à des petits très-agiles et qui ne se fixent qu'après une métamorphose remarquable.

Chez les crustacés, la métamorphose n'est pas suffisamment prouvée pour les écrevisses et les crabes; elle l'est davantage dans les cyclopes, argules, etc. On sait que les crustacés sont en général dioïques (exception : apus?); que le mâle diffère notablement de la femelle par l'étroitesse de sa queue, etc. ; qu'il a une double verge protégée par une paire d'appendices cornés, destinés à faciliter la copulation ; que la femelle produit beaucoup d'œufs et les porte souvent attachés sous son abdomen (cyclope, lernée, écrevisse), quelquefois sur son dos (daphnies). Dans l'œuf le vitellus est considérable, l'embryon s'y forme en plaque comprenant les centres nerveux et les membres qui s'allongent et se plient du côté opposé au vitellus, lequel est bientôt enveloppé totalement par la paroi dorsale du tronc.

Il en est de même de l'œuf des arachnides et des insectes : chez les uns et les autres le mâle diffère souvent beaucoup de la femelle ; presque toujours il est plus petit, plus agile, plus svelte, plus coloré, mieux armé. L'accouplement a lieu ; celui des araignées est particulier, en ce que l'organe copulateur du mâle est porté sur les palpes maxillaires. La femelle pond des quantités d'œufs quelquefois innombrables; souvent elle les enveloppe d'un nid, les couve même. Certaines espèces sont ovo-vivipares (scorpions, pucerons, etc.) La métamorphose est peu de chose chez les arachnides, chez quelques insectes aussi ; mais chez d'autres elle est des plus remarquables, et l'animal n'est jamais pubère (à part les pucerons) qu'à l'état parfait quand il en est susceptible (les pous semblent n'être que des larves d'hémiptères, les puces des nymphes agiles de diptères).

Les julistes ou myriapodes sont aussi dioïques et ovipares; il n'y a pas de vraie métamorphose chez eux, mais addition de nouveaux segments au corps par une épigénèse prolongée. C'est la même chose chez les annélides ou lombricistes qui en diffèrent beaucoup quant à la propagation proprement dite.

Les annélides sont généralement androgynes; l'accouplement est suivi d'une fécondation réciproque; les œufs en quantité médiocre sont souvent volumineux et contiennent plusieurs vitellus : ce vitellus est très-promptement englobé par l'embryon dont il forme l'intestin. Quelques espèces (naïdes, néréides) sont fissipares.

G. Les *hominiaires* ou *vertébrés*. Jusqu'ici nous avons vu toujours l'embryon englobant tôt ou tard le vitellus par son côté dorsal, c'est-à-dire du côté opposé au sens de la flexion du membre; maintenant ce sera constamment le contraire, le vitellus et l'embryon se regarderont toujours par le côté vers lequel les membres s'inclinent, se prolongent et se fléchissent; et par suite, le canal alimentaire qui était obligé de croiser, de traverser la chaîne des centres nerveux pour accommoder son ouverture avec les appendices céphaliques destinés à la mastication, restera tout parallèle à l'arbre cérébro-spinal. Soit comme cause ou comme effet, soit comme coïncidence indépendante, nous retrouverons aussi dans tous les invertébrés une coalescence, une fusion primordiales très-marquées, soit dans les systèmes intérieurs, comme le nerveux, le circulatoire, soit même dans l'ensemble du corps où la segmentation ne sera plus représentée que par celle du rachis. Dans tous les vertébrés, au reste, nous trouvons les sexes séparés.

Dans les poissons osseux, nous trouvons encore les ovaires unis par continuité aux oviductes, du moins en général; les œufs qui sont innombrables sont fécondés sans accouplement, par irroration. Pourtant il y a quelques exemples d'ovo-viviparité qui supposent une fécondation intérieure. L'œuf fécondé prend de l'accroissement par absorption de l'eau et du mucus environnant, l'embryon s'y forme sur le vitellus et ne tarde pas à l'englober en entier dans son ventre. On ne connaît point, dans cet œuf, d'allantoïde ni d'amnios proprement dit.

Les squales sont tantôt ovo-vivipares, tantôt ovipares, et leurs œufs sont peu nombreux, très-grands, quadrilatères à angles prolongés en cirrhes fendus. Il y a chez eux accouplement, et les mâles portent de grands appendices canaliculés qui servent ou à conduire des verges molles ou à retenir les femelles. Le fœtus a dans l'œuf des branchies externes visibles.

Aux batraciens commencent visiblement les oviductes à pavillon ouvert librement dans l'abdomen et bien séparé de l'ovaire. Celui-ci est une grappe pourvue de très-nombreux vitellus, qui sont fécondés au fur et à mesure que leur ponte s'effectue, le mâle étant alors uni à la femelle. Dans les salamandres, le sperme épanché par le mâle s'insinue même dans le corps de la femelle; aussi y en a-t-il d'ovo-vivipares. L'embryogénie est toute semblable à celle des poissons; on voit le vitellus devenir le tube digestif. Le têtard qui sort de ces œufs est pisciforme, et il a une métamorphose, nulle chez le protée, la sirène, assez légère chez les salamandres et tritons, considérable chez les anoures, à subir avant de devenir un vrai reptile. Les mâles diffèrent des femelles par des couleurs plus vives, une taille moindre, des membres plus longs, parfois un pouce renflé et verruqueux aux pattes de devant, et par une voix plus ou moins éclatante.

Les serpents, lézards, crocodiles et tortues ont un véritable accouplement; il y a deux pénis dans la plupart des deux premiers ordres, un seul canaliculé profondément dans les deux derniers. Les œufs sont médiocrement nombreux, parfois couvés intérieurement (ovo-vivipares); plus souvent l'incubation n'est que commencée. Les phénomènes embryologiques diffèrent peu de ceux des oiseaux.

Les oiseaux offrent souvent entre les individus des deux sexes de grandes différences pour la richesse du plumage et la vivacité du chant; le mâle, plus petit chez les rapaces, est généralement plus fort que la femelle ; il l'est beaucoup plus chez les oiseaux polygames. Tous, à très-peu d'exceptions près, font des nids, couvent leurs œufs, et conduisent ou alimentent leurs petits. Il y a accouplement, le plus souvent par simple apposition; l'intromission s'observe chez les palmipèdes, l'autruche. Le nombre des œufs est médiocre, l'incubation est toujours extérieure. L'ovaire contient des vitellus qui y acquièrent tout leur développement et s'y forment une cicatricule due à la rupture d'une petite vésicule intérieure, une cicatricule même avant la fécondation, et qui est par degrés arrivée jusqu'à la surface; ce vitellus rompt le sac ou calice dans lequel il était retenu, et passe dans l'oviducte où il s'entoure de l'albumen, du chorion et de la coque. Dans la cicatricule se forme une production membraneuse, le blastoderme, base du poulet. Là, à mesure que celui-ci grandit, il s'entoure d'un amnios et se détache du vitellus auquel il ne tient plus que par un pédicule ombilical traversé par le canal d'une allantoïde chargée de vaisseaux sanguins, et par le canal du vitellus couvert aussi d'un réseau vasculaire. Ce vitellus, aussi bien que le blanc qu'il absorbe, diminue de plus en plus et finit par rentrer dans le ventre quand l'éclosion approche ; il communiquait avec l'intestin grêle, et l'allantoïde avec le cloaque.

Enfin, chez les mammifères ou hoministes, on trouve aussi quelques caractères extérieurs, qui distinguent les sexes, soit dans le pelage, dans la voix, soit dans les mœurs et la force. La puberté temporaire ou permanente se prononce par une turgescence, une sorte d'inflammation des organes génitaux, un suintement parfois sanguin comme chez la femme. Le mâle est quelquefois polygame, quelquefois constant dans ses amours, plus souvent vagabond. L'accouplement a toujours lieu avec intromission. Le nombre des petits est médiocre; souvent il n'y en a qu'un seul dans les grandes espèces; la mère le nourrit de lait sécrété dans ses glandes mammaires. Les ovaires sont composés de vésicules dites de de Graaf, dans le liquide desquelles nage un ovule de Baër. Cet ovule fort petit sort par la rupture de la vésicule au temps de la conception, il grossit dans la trompe et l'utérus où il se féconde par le contact du sperme, et devient un vitellus ou vésicule ombilicale qui sert de base à un blastoderme et à un embryon fort semblable à celui de l'oiseau. Cet embryon s'en détache de bonne heure, s'en éloigne, et le vitellus s'atrophie au lieu de rentrer dans le ventre; les vaisseaux vitellins s'oblitèrent comme le canal vitellin qui servait à sa communication avec l'intestin grêle. A mesure que l'étranglement se forme entre lui et l'embryon, celui-ci s'entoure d'un amnios, et le tout s'était déjà préalablement entouré d'un albumen, d'un chorion et d'un épichorion; peu après une vésicule allantoïde se forme et s'étend dans l'albumen entre le chorion et l'amnios, elle est sans vaisseaux notables et communique avec la vessie. Les vaisseaux ombilicaux, ou vaisseaux nourriciers qui succèdent aux vitellins, vont se rendre dans le chorion et s'épanouissent dans les villosités de cette membrane. Ces villosités forment des masses plus ou moins considérables (placenta, cotylédons), et absorbent une matière nutritive et même du sang fournis par des vaisseaux ramifiés dans la membrane caduque ou épichorion, vaisseaux de formation nouvelle et qui font suite à ceux de la matrice. Le fœtus devenu assez fort pour téter, assez bien organisé pour respirer, est chassé au-dehors par les contractions de la matrice.

Des exceptions remarquables sont fournies par les monotrêmes que l'on soupçonne d'être ovipares, et par les marsupiaux dont le fœtus est porté dans la poche et suspendu aux mamelles avant l'entier perfectionnement de ses formes extérieures.

FIN DU TOME TROISIÈME.

ERRATA DU TOME II.

Page	Ligne	
221	32	triocère *lisez* criocère
226	32	et ces deux *lis.* et si ces deux
239	7	(Edwards, *nob.*) *lis.* d'Edwards (*nob.*).
240	10	*lisez* dans la gorge. Ouverts dans le fond de la bouche, ces sacs
244	1	en s'étendant, *lis.* en se tendant,
249	25 et 26	*au lieu de* au *lisez* un
263	23	et assez courtes *lis.* assez courtes et
265	2	la gravité *lis.* sa gravité
270	5	et sa complexité *lis.* mais sa complexité
281	7	armés de dents et de crochets *lis.* ou de crochets
300	24	très-courtes *lis.* très-écartées
303	32	la sarcopte *lis.* le sarcopte
323	24	le pandore *lis.* le pandare
325	10	autostomes *lis.* autastomes
337	8 et 12	pentastomes *lis.* pentatomes
338	20	qui meuvent *lis.* que meuvent
347	7	des arcs bronchiaux ; *lis.* des arcs branchiaux ;
405	2	suppositions de *lis* dans l'état actuel de
—	18	humeur renouvelée *lis.* humeurs renouvelées
—	20	Il n'y a pas d'ailleurs *lis.* Il n'y a d'ailleurs que
430	7	vertébrés. *lis.* invertébrés.
445	10	bilobiés, *lis.* bilabiés,
449	5	contenant, *lis.* ramenant,
469	6	amphinomes *lis.* amphiumes
473	3	sa vie ; *lis.* la vie;
482 et suiv.		Poiseuille *lis.* Poiseuille
489	29	Vanck, *lis.* Nuck,
503	11	suc *lis.* sac

Page	Ligne	
513	*note*	ceux de l'homme de *lis.* ceux de l'homme ont
516	25	(Read-Clunny) ; *lis.* (Reid-Clanny);
538	10	émarginales ; *lis.* émarginules;
544	*note*	pulpe. *lis.* palpe.
547	*id.*	Dans l'atlante de Perou, *lis.* de Péron,
549	19	(eylaïs, extendeur) *lis.* (*eylaïs extendens*)
550	24	*Rectifiez ainsi la phrase* : Certaines nymphes de tipules, logées dans des cocons incomplets et en forme de nasse, portent etc.
552	31	avec l'air intérieur, *lis.* avec l'air extérieur,
558	8	larves d'oryptères *lis.* larves d'ocyptères
563	7	Le siphon *lis.* Ce siphon
565	*note*	Lachut *lisez* Lachat
—	—	parents *lis.* parasite
569	10	Escholtz *lis.* Eschscholtz
570	*note*	les cottus, *lis.* les cottes,
575	2	et l'inspiration *lis.* et l'expiration
—	*note*	ils n'affectent *lis.* ils n'affaissent
587	—	Jurine *lis.* Jurin
588	—	ou accélération *lis.* , son accélération

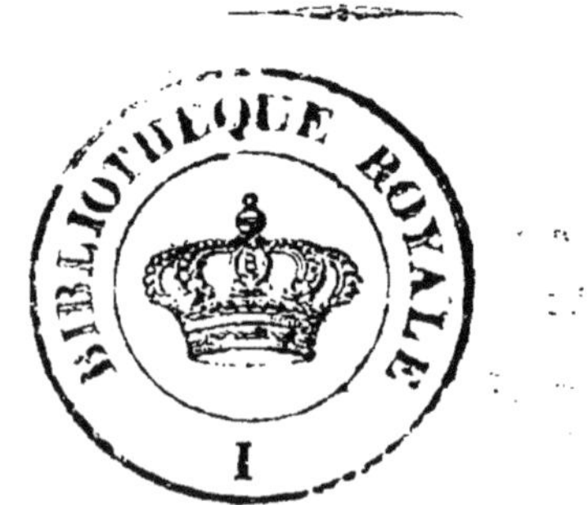

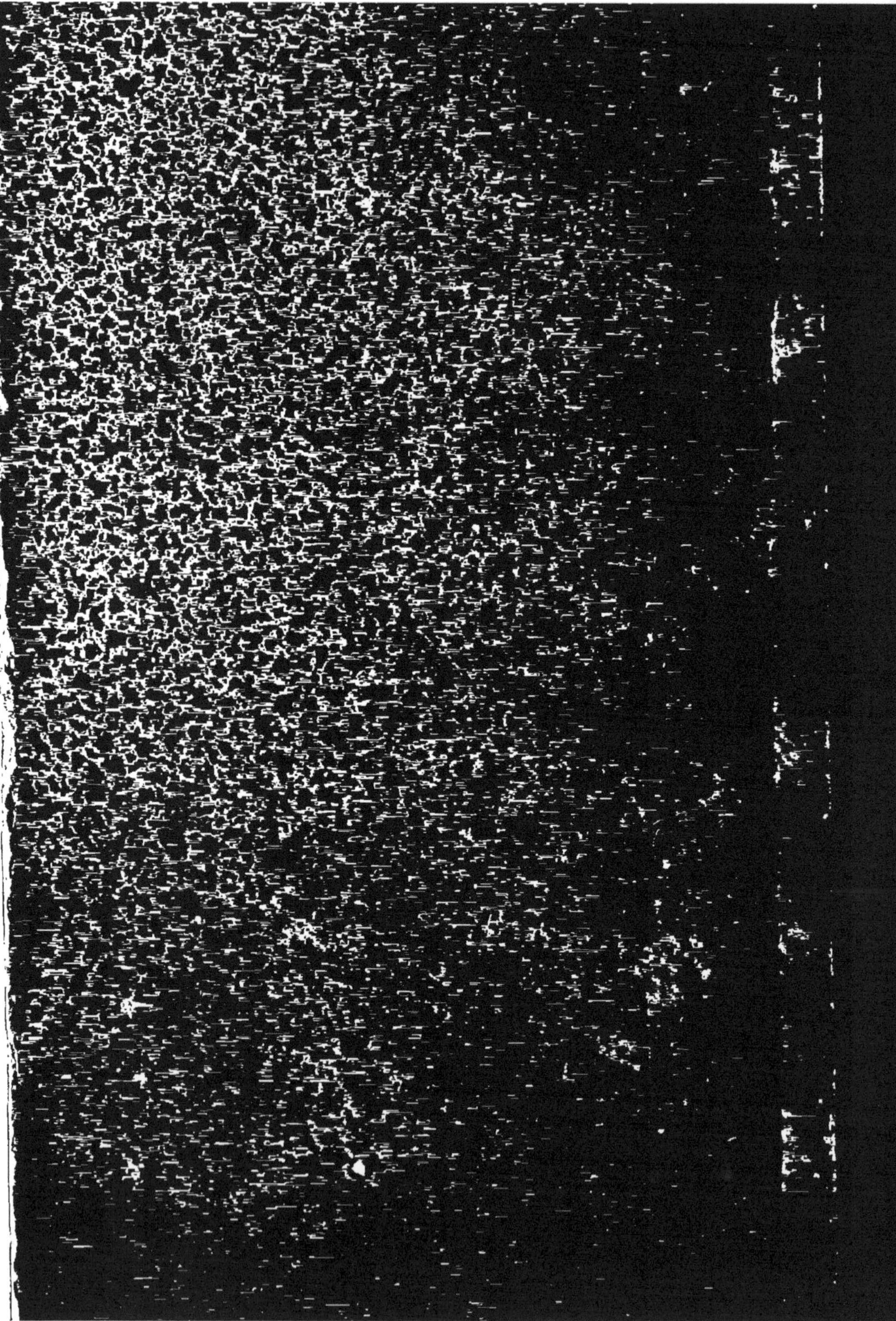

www.ingramcontent.com/pod-product-compliance
Ingram Content Group UK Ltd.
Pitfield, Milton Keynes, MK11 3LW, UK
UKHW012144240726
13966UKWH00001B/135

9 782013 400060